Thieme

Katathym-imaginative Psychotherapie (KiP)

Hanscarl Leuner

Fortgeführt von

Eberhard Wilke

7., unveränderte Auflage

4 Abbildungen

Georg Thieme Verlag
Stuttgart · New York

Bibliografische Information
der Deutschen Nationalbibliothek

Die Deutsche Nationalbibliothek verzeichnet diese Publikation in der Deutschen Nationalbibliografie; detaillierte bibliografische Daten sind im Internet über http://dnb.d-nb.de abrufbar.

Anschrift des Verfassers:

Dr. med. Eberhard Wilke
Mittschiffs 5
23570 Lübeck

Die 1. bis 5. Auflage erschien unter der Herausgeberschaft von Hanscarl Leuner (†)

1. Auflage 1970
2. Auflage 1981
3. Auflage 1982
4. Auflage 1989
5. Auflage 1994
6. Auflage 2005

1. schwedische Auflage 1984
1. englische Auflage 1985
1. italienische Auflage 1988
1. niederländische Auflage 1990
1. tschechische Auflage 1994
2. tschechische Auflage 1999
1. russische Auflage 1994
3. tschechische Auflage 2007

Rüdigerstraße 14
70469 Stuttgart
Deutschland
Telefon: + 49/(0)711/8931-0
Unsere Homepage: www.thieme.de

Printed in Germany

Umschlaggestaltung: Thieme Verlagsgruppe
Umschlaggrafik: Martina Berge, Erbach
Satz: typoscript GmbH, Kirchentellinsfurt
Druck: Grafisches Centrum Cuno GmbH & Co. KG

ISBN 978-3-13-464407-4 1 2 3 4 5 6

Vorwort zur 6. Auflage

Hanscarl Leuner, der Begründer der Kathathym-imaginativen Psychotherapie, ist im Jahre 1996 gestorben. Die Ausgestaltung und kontinuierliche Fortentwicklung des therapeutischen Umgangs mit Imaginationen war ein wesentlicher Teil seines Lebenswerkes. Früh hat er begonnen, einen Kreis von Ärzten und Psychologen um sich zu versammeln, die ebenso wie er selbst von der diagnostischen Relevanz und therapeutischen Wirksamkeit innerer Bilder überzeugt waren. Diese Gemeinschaft von Dozenten und Lehrtherapeuten der KiP stand nun vor der Aufgabe, seine Schriften zu revidieren und fortzuführen.

Das vorliegende Buch über die Grundstufe der KiP ist zu Lebzeiten Leuners in fünf Auflagen erschienen, zuletzt 1994. Es ist in sechs Sprachen übersetzt worden und somit ein grundlegendes Werk, in dem vieles, was das Verfahren der KiP auszeichnet, in prägnanter Form und anschaulich beschrieben wurde.

Leuner war ein Mensch und Psychotherapeut von sehr feinfühliger Intuition, dabei stets voller Ideen; dies ist im Originaltext zu spüren. Deshalb wurde seine Diktion und auch die Ich-Form des Textes beibehalten, die Kasuistiken wurden unverändert übernommen. Die diagnostischen Schlussfolgerungen des Originaltextes bedurften allerdings im Lichte moderner Ich-Psychologie und Objektbeziehungstheorie in vielen Fällen der Modifikation und Ergänzung. Auch war es notwendig, an manchen Stellen von der Leuner'schen Nomenklatur abzuweichen, weil die Weiterentwicklung des Verfahrens neue Benennungen mit sich gebracht hat. Z. B. bezeichnete Leuner ein bestimmtes Therapeutenverhalten der Grundstufe als „übendes Vorgehen". Diese Bezeichnung ist missverständlich und wird heute ersetzt durch „Empathisches Begleiten", was der therapeutischen Situation besser entspricht und sie genauer kennzeichnet.

Wir haben versucht, die notwendigen und sinnvollen Veränderungen so behutsam vorzunehmen, dass die spezifische Leuner'sche Schreibart gewahrt wurde, der Text aber dort, wo es um Schlussfolgerungen und theoretische Erörterungen geht, auf einem modernen Stand ist.

Vielen Personen möchte ich danken für die intensive und freundschaftliche Mitarbeit an diesem Projekt, so Ulrich Bahrke, Halle/S., Wilfried Dieter, München/Wien, Leonore Kottje-Birnbacher, Düsseldorf, Wolfgang Ladenbauer, Wien, Wolfram Rosendahl, Halle/S., Ulrich Sachsse, Göttingen, Harald Ullmann, Karlsruhe. Gedankt sei auch Heide Fritsch und Petra Schelling aus Göttingen, sowie Götz Biel aus Eutin.

Bad Malente, im September 2004 *Eberhard Wilke*

Einleitung

E. Wilke

Die Katathym-imaginative Psychotherapie (KiP) gehört zur großen Gruppe psychodynamischer Psychotherapien und somit zu den psychotherapeutischen Verfahren mit der breitesten Anwendung (Reimer/Rüger 2000). Sie ist ein Behandlungsverfahren, welches in seinem theoretischen Hintergrund an der Psychoanalyse orientiert ist, sich aber in seinem Behandlungssetting deutlich von ihr unterscheidet. Psychodynamische Psychotherapien im Allgemeinen und die KiP im Besonderen haben Wirksamkeitsnachweise erbracht, die heutigen Standards entsprechen (von Wietersheim 2001).

Die KiP impliziert eine Handlungsorientierung, denn im imaginativen Feld wird durchaus gehandelt, zumindest im Sinne von Probehandlungen. Die KiP bevorzugt den Begriff „psychodynamische Psychotherapie“ in Abgrenzung vom Begriff der „tiefenpsychologisch fundierten Psychotherapie“, der ursprünglich eher ein kassentechnisch begründeter Begriff war und auch in Abgrenzung vom Begriff der „analytisch orientierten Psychotherapie“, welcher die Vorstellung impliziert, es handele sich um eine – in welcher Weise auch immer – verkürzte Form von Psychoanalyse. Die KiP versteht sich aber als Verfahren, welches nicht weniger, sondern in vielerlei Hinsicht mehr bieten kann als ein überwiegend verbales Verfahren, nämlich die Möglichkeit gezielter und wirksamer Konfliktzentrierung und die Möglichkeit der Steuerung regressiver Prozesse. Es ist ein Verfahren, in dem Symbolisierungsprozesse angeregt, unterstützt und durch ein ganz bestimmtes technisches Repertoire gefördert werden können. Diese Reifung von Symbolisierungsprozessen ist aus psychodynamischer Sicht eine wesentliche Voraussetzung für strukturelle Änderungen der Persönlichkeit, sofern diese überhaupt erreichbares Ziel einer psychodynamisch konzipierten Psychotherapie sein können. Übereinstimmung herrscht in der KiP mit der Psychoanalyse in der Annahme, dass es ein dynamisches Unbewusstes gibt, dass die Dimensionen von Übertragung und Gegenübertragung das therapeutische Geschehen entscheidend bestimmen und dass Widerständen eine große Beachtung gebührt, auch wenn mit ihnen anders umgegangen wird als in der Psychoanalyse.

In den letzten zehn Jahren haben Imaginationen als Medium psychotherapeutischer Prozesse eine zunehmende Bedeutung gewonnen, insbesondere im Kontext von Traumatherapien. Dass Imaginationen eine wirksame Bühne darstellen können, wenn es um Veränderung intrapsychischer und interpersoneller Prozesse geht, ist keine neue Erkenntnis. Heilende Imaginationen waren schon früher zentraler Bestandteil uralter Heilungsrituale.

Die KiP hat einige Besonderheiten, durch die sie sich von anderen Verfahren unterscheidet, die ebenfalls mit Imaginationen arbeiten (Kottje-Birnbacher, L. in Reimer/Rüger 2000, S. 153).

- Imaginationen sind nicht dasselbe wie Visualisierungen. Visualisierungen sind willentlich erzeugte und gesteuerte Vorstellungen, die in der Hypnotherapie eine große Rolle spielen (Revenstorff, 1985). Dabei werden optische Vorstellungen und verbale Kommunikationen angeregt, nicht aber das Spüren in anderen Sinnesmodalitäten und auch keine Handlungsvollzüge, während beim Imaginieren ein „katathymes“, eben nicht willentlich gesteuertes Erleben in allen Sinnesmodalitäten entsteht.

- Die KiP arbeitet auf einem psychodynamischen Verständnishintergrund; die in ihrem Verlauf entstehenden Symbole werden als Darstellungen innerer Objektbeziehungen verstanden. Es wird in der KiP aber nicht nur das in der Imagination Erlebte im Nachhinein verstanden und aufgearbeitet (wie bei der Traumarbeit der Psychoanalyse), sondern die wichtigste Arbeitsebene ist die Symbolebene selbst. Im Verlauf der Imagination entsteht ein Dialog mit dem Therapeuten und hier ist die wesentliche Ebene von Veränderung und des Erlebens und Verhaltens.
- Im Verlauf einer KiP sollen sich Imaginationen individuell und kreativ entfalten. Sie werden nicht systematisch geplant bzw. angeleitet. Das unterscheidet die KiP deutlich von der Verhaltenstherapie, bei der z. B. bei der systematischen Desensibilisierung erst eine Reizhierarchie festgelegt wird und dann in Entspannung eine schrittweise Konfrontation angeregt wird. Es gibt in der KiP durchaus ähnliche Vorgehensweisen im imaginativen Feld; hier sorgt der Therapeut allerdings innerhalb einer sich spontan entwickelnden und symbolisch verschlüsselten Imagination für eine angemessene Reizdosierung.
- Von der Oberstufe des Autogenen Trainings und auch von der aktiven Imagination nach C. G. Jung unterscheidet sich die KiP vor allem durch das dialogische Prinzip, bei dem der Therapeut jederzeit mit dem Patienten in Kontakt ist, ihn unterstützen und anregen kann, während der Tagtraum im Patienten entsteht. Der Therapeut begleitet den Tagtraum sozusagen „in statu nascendi“.

Inhaltsverzeichnis

1. Kapitel Einführung in die Katathym-imaginative Psychotherapie (KiP) und Voraussetzungen für ihre Anwendung

Dieses Seminar über die Grundstufe der KiP wendet sich zunächst vor allem an Interessenten, die das Verfahren kennen lernen wollen. Dabei ist in erster Linie an Psychotherapeuten aus den Heilberufen, Ärzte und psychotherapeutisch tätige Psychologen, gedacht. In zweiter Hinsicht wendet es sich an Leser, die sich beruflich oder außerberuflich für Psychotherapie interessieren. Das Ziel dieses Seminars kann es jedoch nicht sein, eine Weiterbildung zur Anwendung der KiP am Patienten oder am Klienten zu bieten. Psychotherapie ist nicht aus Büchern zu erlernen, ebenso wenig wie, aus später noch zu erörternden Gründen, die Anwendung der KiP. Die Ausbildung in Psychotherapie muss, neben Wissensvermittlung und Anleitung durch qualifizierte Dozenten, auch die Selbsterfahrung in der jeweiligen Methode und die Supervision der im Rahmen des Trainings durchgeführten Probebehandlung beinhalten. Die Einhaltung dieser Regeln ist für die Weiterbildung zum Therapeuten in der KiP deshalb so wichtig, weil dieses Verfahren eine tief greifende Wirkung entfaltet. Im Vergleich mit den üblichen, rein verbal orientierten Behandlungsmethoden hat es sowohl für den Patienten als auch für den begleitenden Therapeuten eine weit größere Verbindlichkeit. Darüber kann auch die unten beschriebene, scheinbar einfach anzuwendende Technik nicht hinwegtäuschen. Die KiP ist eine in keiner Weise indifferente Methode.

Aufgabe dieses Seminars

Geschichte der Katathym-imaginativen Psychotherapie

Die Geschichte des Verfahrens reicht bis in das Jahr 1948 zurück. Damals wurde ich (Hanscarl Leuner) auf einen unsystematischen und ohne weitere Konsequenzen veröffentlichten Versuch von Happich (1932) aufmerksam, Imaginationen zu therapeutischen Zwecken einzusetzen. Happich wandte seine imaginativen Übungen bald zu religiösen Meditationen an. Mein erstes Interesse galt damals Versuchen, die tiefenpsychologische Symbolik, also die Symbolik des Traumes, einer experimentellen Nachprüfung zu unterziehen. Mir lag daran, den Skeptikern unter meinen Fachkollegen diesen sehr wichtigen Bereich der psychischen Abbildungsvorgänge auf einem von ihnen anerkannten wissenschaftlichen Niveau zu vermitteln. Meine langjährigen, z. T. systematischen Experimente mit dem Tagtraum führten 6 Jahre später (1954) zu einer ersten programmatischen Publikation. Dem Verfahren gab ich die wissenschaftliche Bezeichnung „Experimentelles Katathymes Bilderleben“ (EKB)*.

* kata, griech. = gemäß, abhängig von; thymos, griech. = Seele, hier gemeint Emotionalität – der Begriff „katathym“ wurde von H. Maier (1912) in die deutschsprachige Psychiatrie eingeführt, um die Abhängigkeit von Emotionen und Affekten zu kennzeichnen

Im Verlauf dieser Experimentalreihe wurde deutlich, dass mit neurotischen Patienten regelmäßig durchgeführte Tagtraumsitzungen eine überraschende therapeutische Wirksamkeit entfalten. Eine solche war bis dahin nicht beschrieben, und systematische Untersuchungen der von mir angestrebten Art waren noch nicht durchgeführt worden. Grundlegungen, Methode und Ergebnisse der Psychotherapie mit dem Katathymen Bilderleben wurden 1955 unter dem Begriff eines „Klinischen Verfahrens der Psychotherapie" in mehreren Arbeiten publiziert. Die Technik des experimentellen Ansatzes wirkte sich beim therapeutischen Vorgehen allerdings eher störend aus, wurde doch immer deutlicher, dass hier die freie Entfaltung spontan auftauchender Gefühle und Affekte und die von ihnen abhängigen kreativen Imaginationen weit fruchtbarer für die Entwicklung des therapeutischen Prozesses sind. Deshalb sprach ich von 1964 an einfach vom „Katathymen Bilderleben" (KB) und später auch vom „Symboldrama". Letztgenannter Begriff hat sich vor allem in Schweden und in Holland durchgesetzt. In englischer Sprache ist das Verfahren als „Guided Affective Imagery" bekannt geworden (Leuner 1969). Diese Bezeichnungen sagen bereits Wesentliches über das Verfahren aus. Die Abhängigkeit der imaginierten Bilder von der Gefühlswelt wird im ersten und im letztgenannten Begriff deutlich, der Umgang mit Symbolen nach Art einer dramatischen Erlebnisentfaltung im zweitgenannten.

Begriffliches und Name des Verfahrens

1992 wurde der Name des Verfahrens geändert. Die Bezeichnung Katathymes Bilderleben (KB) bleibt bestehen als Bezeichnung für den imaginativen Prozess als Kernstück des Gesamtverfahrens, welches nunmehr Katathym-imaginative Psychotherapie (KiP) genannt wird. Hierdurch wird auch in der neuen Namensgebung kenntlich gemacht, dass es sich nicht nur um eine technische Variante, sondern um ein weitgehend eigenständiges Therapieverfahren handelt, das die Kriterien der tiefenpsychologisch fundierten Psychotherapie erfüllt.

Im folgenden Text werden beide Bezeichnungen nebeneinander verwandt.

Technik der KiP

Was nun eigentlich ist Katathym-imaginative Psychotherapie? – Technisch gesehen beruht das Verfahren darauf, dass bei dem entspannt auf der Couch liegenden oder in einem bequemen Sessel sitzenden Patienten vom Therapeuten tagtraumartige Imaginationen angeregt werden. Das gelingt unter Vorgabe vager Vorstellungsmotive überraschend leicht, wie noch zu zeigen ist. Sehr bald stellen sich dabei szenische Abfolgen ein, die sich zunächst überwiegend als Landschaftsbilder und Bilder der Begegnung von Tieren und Menschen darstellen. Der Imaginierende kann sich in seiner Fantasie in diesem sich häufig zu quasi realem Erleben ausweitenden dreidimensionalen Raum bewegen, als handle es sich um reale Strukturen. Der Patient oder Klient wird angehalten, die aufsteigenden Bildinhalte unmittelbar dem neben ihm sitzenden Therapeuten mitzuteilen. Dieser kann darauf Einfluss nehmen und den Tagtraum begleiten oder nach bestimmten Regeln strukturieren und beeinflussen. Die empathisch einfühlende Begleitung des Therapeuten ist bei diesem dialogischen Vorgehen von großer Bedeutung. Damit hebt sich die Katathym-imaginative Psychotherapie von autistischen Imaginationstechniken, wie z. B. Bildmeditation, aktive Imagination (Jung 1948) und der Oberstufe des Autogenen Trainings, ab.

Das Besondere der KiP liegt darin, dass die Imagination im Moment ihres Entstehens, sozusagen in „statu nascendi“, dem Therapeuten verbal mitgeteilt wird und insofern einen Zwischenraum zwischen dem Therapeuten und Patienten bildet. Es entsteht sozusagen ein Dreieck, bestehend aus Patient, Therapeut und Tagtraum. In diesem Dreieck stellt das Übertragungs- und Gegenübertragungsgeschehen einen wesentlichen Parameter dar.

Konzept der KiP

In ihrem Konzept geht die KiP von der Tradition der europäischen Tiefenpsychologie aus. Sie erkennt in den Inhalten des Tagtraumes die symbolischen Darstellungen von unbewussten bzw. vorbewussten Konflikten. Die Kompromissbildung zwischen affektiv-triebhaften Impulsen und Abwehrvorgängen spiegelt *aktuelle* emotionale Probleme ebenso wider wie bis in die früheste Kindheit zurückreichende, *genetische* Wurzelformen der Konflikte.

Lehrbarkeit der KiP

Das Verfahren ist aus didaktischen Gründen in 3 Stufen gegliedert worden: Grundstufe (in diesem Band dargestellt), Mittel-und Oberstufe (in Leuner 1987). Mit den Möglichkeiten der Grundstufe und mit den in diesem Band beigefügten Ergänzungen aus der Mittelstufe können Behandlungen mit begrenztem Ziel durchgeführt werden. Der Umstand, dass das Symboldrama von Beginn an als ein methodisch übersichtliches, gut lehrbares Verfahren konzipiert worden ist, entspricht seiner praxisnahen Bedeutung. Der therapeutische Schwerpunkt liegt, neben Kriseninterventionen, auf der Psychotherapie mit bis zu 80 Sitzungen.

Hierüber hinaus wurde das Verfahren auch als Langzeittherapie weiterentwickelt.

Struktur des KiP

Die Struktur des gesamten Verfahrens geht aus Tab. **1**, S. 4 hervor. Sie gibt einen Überblick über die verschiedenartigen technischen Ansätze, Begleittechniken und therapeutische Interventionsstrategien. Die als Basis zu betrachtende Technik der Grundstufe ist stärker pragmatisch orientiert als die folgenden Stufen und hat, verglichen mit den anderen, einen stärker protektiven Charakter in der Begleitung des Patienten.

Dieses System der KiP beruht auf 2 Grunderfahrungen:

1. Der Mensch kann fantasiegetragene Imaginationen entfalten, wie sie nicht nur als Nachttraum, sondern auch als Tagesfantasien bekannt sind. Durch seine Reflexionsfähigkeit, u. a. aber durch seine Imaginationsfähigkeit vermag sich der Mensch immer wieder von neuem aus sich heraus zu entwerfen und sich in einem subtilen dialektischen Prozess gegenüberzutreten.
2. Aufgrund der empirischen Beobachtungen der fantasiegetragenen Imaginationen haben sich eine Reihe von Regeln und häufigen Abläufen herauskristallisiert. Sie gehorchen dem Primärvorgang nach Freud („magisches Denken“). Vom Therapeuten sinnvoll genutzt, können die Imaginationen den therapeutischen Prozess mithilfe nicht interpretierender Interventionen entscheidend fördern.

Abgrenzung von anderen Verfahren

Die Stellung der KiP im Spektrum der heute bekannten Psychotherapieverfahren lässt Beziehungen und Abgrenzungen erkennen, die hier kurz genannt werden sollten: Vom Konzept her wurzelt es in der *Tiefenpsychologie* und der

Tabelle **1** Die Katathym-imaginative Psychotherapie (KiP) im Überblick (modifiziert nach Leuner)

	Standardmotive	Struktur*	therapeutische Techniken	Interventionen
Grundstufe	1. Wiese 2. Bachlauf 3. Berg 4. Haus 5. Waldrand	br. m. br. m. br.	I. empathisches Begleiten II. Entfaltung kreativer Imaginationen Malen imaginativer Inhalte	a. Versöhnen b. Nähren
Mittelstufe	6. Beziehungsperson 7. Sexualität (Rosenbusch) (Mitgenommenwerden, Kutsche, Auto) 8. Aggressivität (Löwe) 9. Ich-Ideal	n. n. n. n.	III. Assoziatives Vorgehen IV. Nachttraum V. Fokussierung akuter Konflikte VI. Inspektion des Körperinneren VII. Aktivierung positiv getönter narzisstischer Szenen VIII. Durcharbeiten IX. Übertragungsanalyse	c. Schrittmacher d. Symbolexposition e. Symbolkonfrontation
Oberstufe	10a. Höhle 10b. Sumpfloch 11. Vulkan 12. Foliant	br. n.	X. Kombination mit konventioneller Psychoanalyse	e. Erschöpfen und Mindern f. Magische Flüssigkeiten
musikalisches KB (mKB)	(Fokussierung 1.–8. möglich)		III. Assoziatives Vorgehen	
KiP in Gruppen	(Fokussierung 1.–8. möglich)		Typ 1: individuelle Phantasien Typ 2: Gruppenphantasien	Feedbacktechniken

* br.: breit; m.: mittelbreit; n.: eng

Anerkennung der unbewussten Psychodynamik (der Symbolik des Traumes, der Triebimpulse des Es, der Abwehrformationen des Ich, der Instanz des Über-Ich, der regressiven Vorgänge). Die angewandte Technik hat jedoch eigenständigen Charakter.

Abzugrenzen ist die KiP von imaginativen Techniken im Verlauf z. B. einer Verhaltenstherapie, einer Hypnotherapie, insbesondere vom imaginativen Prozess, wie er für die Oberstufe des Autogenen Trainings bekannt ist, wobei der Imaginierende zunächst allein seinen inneren Bildern nachspürt, um diese dann erst später mit der Gruppe auszutauschen und über sie zu reflektieren. Hier ergibt sich eine unterschiedliche Übertragungs-Gegenübertragungskonstellation (s. o.). Auch bei der aktiven Imagination C. G. Jungs imaginiert der Analysand zunächst für sich allein und berichtet erst später über das Wahrgenommene.

Praktisch kann jedes Konzept der Tiefenpsychologie, z. B. auch die daseinsanalytische Methode, der Bearbeitung des Tagtraummaterials zugrunde gelegt werden. – Wesentliche Anregungen verdankt die KiP der Lehre von C. G. Jung, wenngleich das Verfahren heute ganz überwiegend der Psychoanalyse im Sinne von Freud und seiner objektbeziehungstheoretischen Weiterentwicklungen verbunden ist.

Voraussetzungen zur Anwendung

Das bisher Gesagte lässt auf die Voraussetzungen schließen, die für das Erlernen und die Ausübung der KiP unerlässlich sind: eine Grundlage in allgemeiner Tiefenpsychologie und ergänzend in klinischer Psychologie. Maßstab für den Arzt sind Kenntnisse und klinische Erfahrungen, die für den Zusatz „Psychotherapie" gefordert werden und für den Psychologen analog für den psychologischen Psychotherapeuten.

Obgleich die Durchführung der KiP zunächst sehr einfach erscheinen mag und ihre Erprobung für den Lernenden durch Anregung der eigentümlichen Imaginationen leicht und damit verführerisch sein kann, muss hier eine deutliche Warnung ausgesprochen werden. Die KiP ist ein starkes therapeutisches Instrument. Nur der damit psychotherapeutisch Erfahrene kann die Indikation zu seiner Anwendung stellen. Nur er kennt die notwendigen einleitenden Schritte und vermag die Belastbarkeit seines Patienten einzuschätzen. Er ermisst die „Dosierung" von frei werdenden negativen Affekten wie Angst, Verlassenheit und von gelegentlich aktivierten regressiven, frühkindlichen Frustrationen. Diese hier nur andeutungsweise skizzierbaren Umstände haben dazu geführt, dass die Organisationen in den deutschsprachigen Ländern, die die Weiterbildung zum Therapeuten mit der KiP betreiben*, nur professionell kompetent vorgebildete Berufsgruppen zulassen: psychotherapeutisch vorgebildete Ärzte, klinische Psychologen, Kinder- und Jugendlichentherapeuten sowie voll ausgebildete Psychoanalytiker. Immer wird gefordert, dass eine ergänzende Ausbildung in tiefenpsychologischer Schlussfolgerung, Gesprächsführung und empathischer Einfühlung in den Patienten gewährleistet sein soll.

* Siehe Anhang II

Wichtiges Element der Ausbildung zum KiP-Therapeuten ist eine Lehrtherapie, die überwiegend im Einzelsetting, aber z.T. auch im Gruppensetting vorgenommen wird und in deren Verlauf der Lernende mit seinen eigenen imaginativen Abläufen, deren innerer Dynamik und emotionaler Bedeutung vertraut wird. Daneben besteht ein umfangreiches theoretisches Curriculum, in dem die Theorie der Symbolisierung und die Theorie regressiver Prozesse eine zentrale Stellung einnehmen.

therapeutische Zielsetzung

Zu charakterisieren ist noch die psychotherapeutische Zielsetzung der Grundstufe des Symboldramas. Im Gegensatz zu stärker pragmatisch orientierten Methoden wie Hypnose, Entspannungsverfahren und vor allem Verhaltenstherapie zielt selbst die relativ einfache Technik der Grundstufe weniger auf die Bearbeitung der Symptomatik im eigentlichen Sinne ab. Vielmehr liegt es im Wesen der KiP, dass die unbewusste pathogene Psychodynamik bearbeitet wird. Dieser Anspruch ist bei der Grundstufe allerdings begrenzt. Bereits durch eine Kurzpsychotherapie von bis zu 20 Sitzungen werden häufig kompensatorische Ausgleichsvorgänge im Rahmen der Abwehrmechanismen des von neurotischen Fehlprägungen eingeengten Ich offensichtlich. Der Symptomdruck lässt nach, der Patient stellt sich in seinem Verhalten um, fühlt sich wohler und sieht in diesen Fällen keinen Anlass, die Behandlung fortzusetzen. Eigentümlicherweise halten diese Kurztherapien häufig einer mehrjährigen Katamnese stand (vgl. auch S. 7f.). – Unser Verfahren bewegt sich also in einem breiten Mittelfeld zwischen mehr symptomatisch orientierten Therapieformen und der Psychoanalyse, die den besonders hohen Anspruch einer „charakterbeeinflussenden Wirkung" hat. Trotz dieser begrenzten Zielsetzung der Grundstufe leistet ihre Technik unter klinischen Gesichtspunkten vergleichsweise Beträchtliches. Das zeigt sich besonders auch darin, dass auch Patienten behandelt werden können, die einer konfliktaufdeckenden Therapie nicht oder nur mangelhaft zugänglich sind: die stark intellektualisierenden Patienten und diejenigen, die auf ein operatives Denken im Rahmen des psychosomatischen Syndroms (Alexithymie) eingeengt sind. Aber auch die gegenteilige Gruppe schlichter Menschen mit eingeschränkter Verbalisierungsfähigkeit, die bislang in Introspektion ungeübt sind, kann durch die KiP erreicht werden. Diese von vielen Autoren immer wieder hervorgehobenen klinischen Erfahrungen sichern der KiP einen festen Platz in der Praxis der Psychotherapie. Das zeigt sich in der Anerkennung des Verfahrens durch die Bundesärztekammer in Deutschland und die Ärztekommission in der Schweiz, die es neben anderen zur Aus- und Weiterbildung der Ärzte in Psychotherapie anerkannt haben. Die Anerkennung der KiP für die Kassenärztliche Abrechnung gemäß den Psychotherapie-Richtlinien der KBV kommt hinzu.

Leistungen der KiP

Diese Feststellungen leiten über zu einer Darstellung der Leistungen des Verfahrens. Der Initiator eines neuen therapeutischen Verfahrens hat die Pflicht zu zeigen, ob dieses mehr leistet als andere und worin die spezifischen Aspekte der therapeutischen Leistungen liegen. Das wäre am besten durch den Vergleich mit anderen therapeutischen Methoden zu dokumentieren. Leider stößt eine vergleichende Therapieforschung nach strengen wissenschaftlichen Gesichtspunkten bald an Grenzen. Meine Arbeitsgruppe und

Effizienzkontrollen

ich haben durch eine Reihe klinischer, z.T. kontrollierter Studien an randomisierten Gruppen von Patienten die Leistungen des Verfahrens zu dokumentieren versucht. Ich verweise auf die Untersuchungen von Wächter und Pudel (1980) mit einer Kurztherapie von 15 Sitzungen und Kulessa und Jung (1979, 1980) mit einer Kurztherapie von 20 Sitzungen und Nachuntersuchungen in beiden Fällen, die zu äußerst ermutigenden Ergebnissen geführt haben. Dies umso mehr, als zwei Drittel der Patienten unter chronischer Symptomatik seit 5 bis mehr als 10 Jahren gelitten hatten. Es liegen Studien vor über die ambulante Behandlung der Pubertätsmagersucht (Klessmann und Klessmann 1978), einer Gruppe von Patienten mit Colitis ulcerosa (Wilke 1979) und über eine Gruppe von Patientinnen und Patienten mit funktionalen Genital- und Sexualstörungen (Roth 1980), ein Sammelreferat über alle publizierten Einzelfälle hat Sturm (1984) vorgelegt. Einen weiteren großen Überblick über klinische Ergebnisse vermittelt Leuner (1994).*

Einzelfall-beispiele

Ich verzichte bewusst darauf, in diesem Seminar statistisches Zahlenmaterial vorzulegen und methodische Fragen diesbezüglich zu diskutieren, stattdessen beschränke ich mich auf die Wiedergabe von 4 kasuistischen Berichten aus der ärztlichen Praxis. Aus Raumgründen ist die Darstellung stark gekürzt, selbst wichtige anamnestische Angaben sind nur andeutungsweise wiedergegeben. In den ersten 3 Fällen handelt es sich um einfach strukturierte Menschen, bei denen eine tiefenpsychologische Anamnese in der üblichen Weise nicht erhoben werden konnte. Eine Reihe sehr instruktiver ausführlicher Falldarstellungen, die als Lehrbeispiele dienen können, sind im Ergebnisband II (Leuner u. Lang 1982) und in anderen Bänden nachzulesen, die im Literaturverzeichnis aufgeführt sind.

Fall 1 (1)**

Herzneurose

Der 35-jährige Werkmeister einer VW-Werkstatt erlitt 1 Jahr vor Beginn der Behandlung einen banalen Arbeitsunfall, der mit einer Schrecksituation verbunden war. Unmittelbar darauf stellten sich Schwindel, allgemeine Schwäche und Mattigkeit, Schweißausbrüche, Kollapsneigung und Angstzustände ein, verbunden mit Herzklopfen. Es bestand also das Bild einer Herzneurose. Arbeitsversuche nach vorübergehender Schonung verstärkten diese Beschwerden. Der Patient war schließlich weinerlich, konnte nicht mehr lesen, die Wohnung nicht verlassen und fürchtete, dass er an seinen Herzbeschwerden sterben müsse. Am Ende bestand ein depressives Syndrom mit psychosomatischen Beschwerden bei deutlich hysterischen Strukturanteilen der Person. Ein knappes Jahr nach Beginn dieser Beschwerden, die – wie gesagt – zur Arbeitsunfähigkeit geführt hatten, kam der Patient in unsere ambulante Behandlung. Die psychogene Ursache wurde – nicht zuletzt auch, weil alle internen Befunde unauffällig waren – schnell deutlich. Die Therapie nahm 26 Einzelsitzungen im Symboldrama – einmal wöchentlich durchgeführt – in Anspruch. Obgleich der Patient eine sehr schlichte Persönlichkeit war und nicht die geringsten Einfälle zu den in der KiP erlebten Inhalten zu bringen vermochte, durchlief er doch die wesentlichen Phasen einer typischen Behandlung auf der Grundstufe, verlor seine Beschwerden gegen Ende weit-

* In einer groß angelegten naturalistischen Studie konnte von Wietersheim 2002 die Wirksamkeit des Verfahrens generell nachweisen
** Die Ziffern in Klammern beziehen sich auf das Verzeichnis der Beispiele auf Seite 195

gehend und nahm seine Arbeit wieder auf. Er war vor allem fähig, seine passive Erwartungshaltung aufzugeben, sein Recht zu fordern und sich zu seinen eigenen Gunsten erfolgreich durchzusetzen. Bei der katamnestischen Nachfrage nach 8 Jahren berichtete er, dass er nie wieder krank gewesen sei. Symptome der bekannten oder anderer Art waren ausgeblieben. Arbeitsfähigkeit hatte ohne Unterbrechung bestanden.

Fall 2 (2)

Depression

Eine 52-jährige intelligente Hausfrau erkrankte 2 Jahre vor der Aufnahme an einer reaktiv erscheinenden Depression, nachdem sie Nachricht vom Tode einer ihr nahe stehenden Cousine erhalten hatte. Die bald darauf einsetzende Pflege ihres kranken und häufig nörgelnden Ehemannes strengte sie übermäßig an. Nun traten Schwindelzustände hinzu. Eine otologische Untersuchung blieb ohne Befund. Im Anschluss an die dabei durchgeführte Subokzipitalpunktion dekompensierte die Patientin jedoch mit psychogenen Beschwerden. Sie klagte über hochgradige Kopfschmerzen und konnte den Haushalt nicht mehr versorgen. Sie wurde immer nervöser, und bald traten Magenschmerzen auf. Es entwickelte sich ein neurasthenisches Bild mit innerer Unruhe, Anspannung, Zittern der Glieder, Mattigkeit, Reizbarkeit und Herzpalpitationen. Ein 5-wöchiger Krankenhausaufenthalt und eine Kur von 4 Wochen blieben ohne Erfolg. Schließlich musste sie in unsere psychiatrische Klinik aufgenommen werden. Hier bot die Kranke ein ausgeprägt agitiert-depressives Zustandsbild mit starkem hypochondrischen Akzent. Die Persönlichkeitsstruktur war deutlich hysterisch mit zwanghaften Zügen. Die typische Behandlung mit Neuroleptika und Tofranil, begleitet von Aussprachen, führte innerhalb des 7 Wochen dauernden Klinikaufenthaltes nur zu einer geringfügigen Besserung, kurz vor der Entlassung wurde die Patientin rückfällig. Um schließlich noch einen letzten therapeutischen Versuch bei diesem für eine Psychotherapie zunächst ungeeignet erscheinenden Fall zu machen, übertrug ich einer jungen Kollegin, die sich aus Ausbildungsgründen in die KiP eingearbeitet hatte, die weitere Behandlung auf dem Boden der Grundstufe. In 10 Tagen wurden 9 Sitzungen von 45 Minuten Dauer abgehalten. Bei der Patientin kam es dabei zeitweilig zu stärkeren Abreaktionen an einem biografisch wesentlich erscheinenden Material. Sie konnte nun – zwar noch labil, aber doch wesentlich gebessert – in Begleitung des Ehemannes nach Hause entlassen werden. Die depressive Verstimmung und die hypochondrischen Klagen waren verschwunden. Auch das neurasthenische Bild, das die Patientin beeinträchtigt hatte, war weitgehend zurückgetreten. Sie war zweifellos noch nicht „geheilt", und eine längere ambulante Psychotherapie von insgesamt 160 Stunden musste angeschlossen werden. Immerhin war die Patientin nach der kurzen Behandlung von 9 Sitzungen so weit stabilisiert, dass sie sich mit der belastenden Realsituation ihrer Ehe konfrontieren konnte. Mithilfe der Grundstufe der KiP war es also überraschend möglich geworden, das inzwischen subchronische und anderen Therapien unzugängliche Krankheitsbild soweit zu kompensieren, dass die Patientin sich weitgehend selbst steuern konnte. Nachbeobachtung nach 2 Jahren: Die Patientin war frei von depressiven Verstimmungen, eine Umstellung in ihrem Verhalten gegenüber ihrer Lebenssituation und ihrem Partner ist ihr gelungen.

Fall 3 (3)*

Phobie

Eine 38-jährige berufstätige Patientin war seit mehr als einem Jahr arbeitsunfähig wegen anfallsartiger Zustände von Platzangst mit Tachykardie und Kollapsneigung, die bald zu einem allgemeinen phobischen Syndrom führte. Unter einem larmoyanten Bild und hypochondrischen Klagen wurde sie in eine auswärtige Nervenklinik aufgenommen. Schwitzen, Absterben der Hände, Herzklopfen usw. waren die vegetative Begleitsymptomatik. Ein ehemaliger Mitarbeiter von mir behandelte die Patientin mit der Grundstufe des Symboldramas. Nach nur 8 Sitzungen innerhalb von 4 Wochen verschwand ein Teil der Symptome der schwer kranken Patientin und damit zugleich ein Teil ihrer neurotischen Fehlerwartungen.

Unter einer guten Übertragung begann sie bald – ihre Angst bekämpfend – körperlich zu üben und meldete sich in einer Gymnastikschule an. Während des körperlichen Trainings überwand sie die Restsymptome und bat um Entlassung aus der Klinik, um ihre Arbeit wieder aufzunehmen.

In diesem Fall gelang es in relativ wenigen Sitzungen, eine „laute", aber doch schon ein Jahr bestehende Symptomatik zu bessern und der Eigeninitiative der Patientin die Führung zu überlassen. Solche Möglichkeiten einer Kompensation der Neurose sind heute auch von der psychoanalytischen Kurztherapie bekannt.

Fall 4 (4)**

Zwangsneurose

Ein 19-jähriger Konditor suchte den Therapeuten in seiner nervenärztlichen Praxis auf. Er klagte darüber, dass er in seinem Beruf als Konditor schwer behindert sei. Er könne sich den Arbeitskollegen gegenüber nicht durchsetzen, werde leicht verlacht, sei stark kontaktgehemmt und ohne jegliche Beziehung zum anderen Geschlecht. Nach seinen Schilderungen und seinem Auftreten handelte es sich um eine allgemein stark eingeengte, ängstliche Persönlichkeit mit deutlicher Zwangsstruktur. Am meisten behinderte ihn ein Zwangsdenken, das ihn fast dauernd begleitete. In diesem Zwangsgedanken musste er Gott verfluchen und seine engsten Beziehungspersonen mit Schimpfnamen belegen, was bei ihm schließlich Schuldgefühle auslöste. Die Symptomatik bestand seit seinem 13. Lebensjahr, also etwa 6 Jahre.

Die vom Autor durchgeführte Psychotherapie mit der KiP nahm insgesamt 45 Sitzungen in Anspruch. In ihrem Verlauf entwickelten sich die hauptsächlichen Motive des Panoramas der Grundstufe, das Motiv der Bergbesteigung, des Bachverlaufes und des Hauses Schritt für Schritt, z. T. unter dramatischen und auch stark regressiven symboldramatischen Abläufen. Sie signalisierten den Durchbruch von aggressiven Impulsen, die vehemente Lösung von der Mutter-Imago und den Aufbau eines neuen Ich-Ideals mit Lockerung autoritärer Gewissensinstanzen.

* Herrn Prof. Dr. G. Barolin, seinerzeit noch an der Städt. Nervenklinik „Rosenhügel" in Wien, danke ich für die freundliche Überlassung dieser Krankengeschichte

** Gekürzt, entnommen einer Publikation von W. Koch (1969)

Am Ende der Behandlung boten alle diese Motive nicht nur ausgeprägte Wandlungsphänomene, sondern auch eine Entwicklung zu relativ harmonischen und unauffälligen Szenen, die weitgehend frei von fixierten Bildern waren, d. h. von Bildern, die starr, stereotyp und scheinbar unwandelbar immer wieder auftauchten. Der Autor leitet daraus die Annahme eines tieferen Strukturwandels der Person des Patienten ab. Klinisch entwickelte der Patient eine erfreuliche Kontaktbereitschaft, er gewann eine ständige Beziehung zu einer Freundin, verließ die Mutter und zog nach München, wo er die Meisterprüfung ablegte und in einer weithin bekannten Konditorei eine gut bezahlte Stellung einnahm. Das Zwangsdenken war praktisch verschwunden. Die Nachuntersuchung nach 4 Jahren zeigte, dass der Erfolg der Therapie konstant war und darüber hinaus sozial eine eigenständige Weiterentwicklung im persönlichen und beruflichen Bereich stattgefunden hatte.

Schwerpunkt-indikationen

Zusammenfassend kann man schon jetzt etwas über den Schwerpunkt der Indikationen der Grundstufe des Symboldramas sagen (vgl. auch die prognostischen Gesichtspunkte auf S. 161).

Die Grundstufe ist wirksam auch bei einfach strukturierten, wenig gebildeten Personen, die „charaktergepanzert“ sein können, ebenso bei Patienten mit einem psychosomatischen Syndrom, die unter Umständen nicht in der Lage sind, selbst eine differenzierte Vorgeschichte zu berichten. Das Symboldrama vermag sie allmählich für die unbewusste Welt der Bilder und die damit verbundenen Gefühle aufzuschließen. Ein gewisses Ausmaß an hysterischen Strukturanteilen ist für die Behandlung günstig. Günstig ist ebenfalls, wenn die Symptomatik nicht länger als 3 Jahre besteht. Ungünstig ist hingegen, wenn eine breite neurotische Deformierung des Charakters (Charakterneurose) vorliegt.

2. *Kapitel* Das Grundprinzip

Nach welchem Grundgedanken, nach welchem psychologischen Prinzip arbeitet die KiP?

historischer Versuch

Oberstufe autogenes Training

szenische Abfolge

Ich-Nähe

Ich-Ferne

Es gibt ein sehr einfaches Experiment, das der Schweizer Psychotherapeut und Nervenarzt Frank durchgeführt und über das er 1913 ein Buch geschrieben hat. Es veranschaulicht neben den Versuchen von Silberer (1909), dass die Psyche offensichtlich den spontanen Drang hat, sich selbst in ihrer optischen Fantasie bildhaft darzustellen. Veranlassen wir einen Gesunden, oder einen neurotischen Patienten, auf der Couch möglichst entspannt und locker zu liegen und seine Augen zu schließen. Er soll sich einfach passiv hingeben, nichts wollen und nichts erwarten. Haben wir mit dem Betreffenden Geduld und lassen ihn 10 Minuten oder eine halbe Stunde in unserer Gegenwart so verharren, ereignet sich früher oder später etwas Spezifisches: Er wird unruhig. Die Augenlider flattern ein wenig, die Arme beginnen sich in kurzen, unkoordinierten Zuckungen zu bewegen, ebenso vielleicht die Beine. Unabhängig von dieser motorischen Unruhe kann er uns auch berichten, dass er vor seinen Augen eigentümliche, spontane optische Erscheinungen wahrnimmt. Er kann sie dann häufig als abstrakte Muster beschreiben, zunächst vielleicht nur ganz zarte Gebilde wie etwa kleine Kugeln, Stäbchen oder Kreise, die sich gegebenenfalls allmählich zu geometrischen Figuren zusammenschließen. In eindrucksvoller und akribischer Weise hat sie J.H. Schultz in seiner Darstellung der tiefen Entspannung des voll eingeübten autogenen Trainings beschrieben. Wichtig ist zu wissen, dass derartige optische Phänomene von selbst entstehen können. Dieser Prozess kann sich fortsetzen. Im weiteren Verlauf entwickeln sich mehr und mehr Bruchstücke von Bildern, die zunächst vielleicht noch sinnlos erscheinen, sich aber allmählich zu einer szenischen Bildabfolge zusammenschließen. Je nach Veranlagung erscheinen diese Szenen schließlich in leuchtenden Farben. Sie können sich auch zu grotesken, traumartigen Gebilden verdichten und werden dann schließlich plastisch und lebendig beobachtet, sodass Nuancen unterschieden werden können. Im Endstadium können vollständig ausgebildete optische Imaginationen vor den Augen des Betreffenden stehen. In ihrer Hochform entsprechen die Imaginationen inneren Anschauungen von Wahrnehmungscharakter. Der Betreffende vergisst dabei jedoch niemals, dass es sich nicht um reale Erscheinungsweisen handelt. Insofern steht der beschriebene Vorgang im Gegensatz zum Nachttraum oder zu den Halluzinationen der Geisteskranken. Dort ist die kritische Stellungnahme im Allgemeinen aufgehoben, und die Betreffenden glauben, es handele sich um reale Vorgänge. Die imaginativen Wahrnehmungen können wie ein „inneres Kino" erscheinen. Ohne innere Beteiligung können die Bilder als etwas Ichfremdes am inneren Auge vorüberziehen. Aber unter der Entspannung des Versenkungszustandes, der sich allmählich von selbst einstellt (vgl. unten), werden zu dem szenischen Inhalt passende Stimmungen, Gefühle und Affekte wach, etwa Heiterkeit, wenn der Patient eine Blumenwiese imaginiert, Beruhigung angesichts eines Sonnenunterganges oder aber Ängstlichkeit und Furcht vor auftauchenden unangenehmen Landschaften oder bedrohlichen Gestalten. Die hier in dem „einfachen Experiment" angeschnittene Bewusstseins- und Erlebnisebene kennzeichnen Happich (1932) und Heiss (1956) als „Bildbewusstsein".

Bildbewusstsein

Früher herrschte die Vorstellung, dass diese Bewusstseinskategorie nur einem gewissen Kreis von Personen ohne weiteres zugänglich sei. Man sprach von eidetisch, d. h. optisch begabten Menschen. Die jahrzehntelange Arbeit mit der Katathym-imaginativen Psychotherapie hat jedoch gezeigt, dass bei einem außerordentlich großen Prozentsatz, beinahe eigentlich jedem Menschen, das Bildbewusstsein erweckt werden kann (vgl. S. 77). Spontan sind diese Erscheinungen übrigens auch bekannt als so genannte „Schlummerbildchen", die beim Einschlafen auftauchen können und vielen Menschen geläufig sind. Die hier beschriebene voll entwickelte Imagination bezeichnen wir als „katathyme Bilder". Ihre Eigenart liegt in ihrer Farbigkeit, Plastizität und Gefühlsgetragenheit im Gegensatz zu den einfachen Vorstellungen, die wir im Alltag haben.*

Schwelle zum Schlaf

In der Praxis finden wir nicht selten Zwischenstufen, die zwischen der reinen Vorstellung und dem voll ausgeprägten katathymen Bild stehen. Therapeutisch wirkungsvoll sind bereits Bilder, die noch etwas blässlich und leicht vergänglich sind. Sie haben keineswegs den Charakter jener Wahrnehmung, die man laienhaft gern als „Sehen" bezeichnet. Aber auch die noch viel blasseren Vorstellungen bei geöffneten Augen sind therapeutisch wirksam, wenn sie nur mit innerer Aufmerksamkeit verfolgt und von Emotionen begleitet werden.

„Sehen" – „Vorstellen"

Hier ist allerdings anzumerken, dass künstlerisch empfindsame oder optisch anderweitig begabte Personen ausgeprägte Imaginationen durchaus zu ihrem alltäglichen Erfahrungsgut rechnen. Stärker rational eingestellte, zur Gefühlsregression weniger neigende oder häufig schizothyme Menschen erreichen die Ebene des Bildbewusstseins hingegen oft erst unter Schwierigkeiten. Insofern lassen sich, was die Leichtigkeit und Lebendigkeit der Bildproduktion betrifft, Schwerpunkte erkennen. Die Bedingungen, unter denen das Erleben solch innerer Bilder schwer fällt, sind vielfältiger Natur und hängen häufig mit individuellen Momenten innerhalb der Person zusammen. Nicht selten fließen persönliche Gefühlsbeziehungen zum Therapeuten ein, Übertragung und Gegenübertragung werden wirksam. Bezeichnenderweise entwickeln sich die katathymen Imaginationen am besten in Gegenwart eines „Begleiters" durch diese Innenwelt, also des anwesenden erfahrenen Therapeuten.

Typologie?

* Begrifflich bedarf es folgender Klärung: Unter „Vorstellung" verstehen wir mit Jaspers das Phänomen, dass der Mensch optische Inhalte vor sich hinstellen kann. In ihrer typischen Form sind sie jedoch blass, drohen zu verschwinden und bedürfen, um erhalten zu bleiben, der willentlichen Anstrengung. Unter Imagination verstehen wir dagegen in unserem Zusammenhang die noch zu schildernde Erscheinungsweise der Farbigkeit, Plastizität, Dreidimensionalität und inneren Autonomie der im leichten Versenkungszustand entstandenen optischen Erscheinungen. Sie sind autonom und willentlich kaum beeinflussbar, bleiben auch spontan vor Augen stehen oder entwickeln sich weiter. Synonym mit dem Begriff „Imagination" wird in diesem Zusammenhang von „Bild", „katathymem Bild", gesprochen

Die Manifestation frei aufsteigender innerer Bilder ist in der Psychotherapie schon früh bekannt geworden. Bereits der erste von Breuer u. Freud in den Studien zur Hysterie (1895) beschriebene, bekannte Fall der Anna O. gab überraschende Einblicke in das optische Szenarium einer Frau mit hysterischer Neurose. Die Patientin hatte die Eigenschaft, in einem von selbst aufgetretenen hypnoiden Dämmerzustand lange Serien von Tagträumen abzuwickeln, die sie als ihr „Privattheater" bezeichnete. Bei jedem nachmittäglichen Besuch von Breuer berichtete sie im spontanen Trancezustand davon. Dieser ging als kluger Nervenarzt auf diese Szenerie jeweils bis ins Einzelne ein und stimulierte den weiteren Verlauf. Freud selbst war es, der über eine Reihe von Jahren (1882–89) anstelle der Anwendung von Hypnose zum Gewinnen unbewussten Materials bei seinen Patienten durch Druck auf die Stirn optische Phänomene hervorrief und sie diese nicht nur genau beschreiben ließ, sondern auch Einfälle des Patienten dazu anregte. Er beschrieb einige wichtige Eigenschaften des Tagtraums (Freud 1895, S. 282 f.). Benannt wurde bereits der Schweizer Psychotherapeut Frank, der in Anlehnung an den gleichen Begriff bei Breuer sein Buch 1913 als „Kathartische Methode" bezeichnete. Kretschmer nahm diese Anregungen auf und sprach von „Bildstreifendenken", soweit es sich um den selbstständigen filmstreifenartigen Ablauf der inneren Bilder handelt. Im Schrifttum verstreut finden sich danach immer wieder hier oder dort Autoren, die diese Phänomene scheinbar neu entdeckten, auf ihre Weise beschrieben und empfahlen, sie der Psychotherapie zugänglich zu machen. Ausführliche Forschungen darüber wurden jedoch nicht angestellt. Eine Ausnahme bildet der französische Ingenieur Desoille (1945), der den Tagtraum auf pragmatische Weise lenkte und damit auch therapeutische Wirkungen erzielen konnte. Ich habe seine Arbeit erst sehr spät kennen gelernt.

„Privattheater"

Freud

Kretschmer

Desoille

Zur Einordnung ist vielleicht noch hervorzuheben, dass die katathymen Bilder den so genannten hypnagogen Visionen der psychiatrischen Fachsprache nahe stehen bzw. mit diesen z. T. identisch sind. Bezeichnenderweise lassen sich derartige optische Erscheinungen auch in Hypnose und in dem leichten hypnoiden Zustand des autogenen Trainings hervorrufen. Erfahrungen haben aber gezeigt, dass es keinesfalls erforderlich ist, regelmäßig einen solchen stärker veränderten Bewusstseinszustand zur Einleitung des Katathymen Bilderlebens zu erzeugen. Schon die einfache Aufforderung, sich in bequemer Position ein bestimmtes, vom Therapeuten angeregtes Motiv vorzustellen, kann zu voll ausgeprägten katathymen Bildern führen.

hypnagoge „Visionen"

spontane Manifestation des KB

Dichterische Zeugnisse, die bis ins Altertum zurückreichen, können uns mancherlei Einblicke in spontane Imaginationen geben. – Goethe beschreibt in „Drang und Verwirrungen", als er Friederike zum letzten Mal gesehen hatte und von Sesenheim fortritt: „Ich sah nicht mit den Augen des Leibes, sondern des Geistes mich selber denselben Weg zu Pferde wieder zurückkommen in einem Kleide, wie ich es nie getragen: es war hechtgrau mit etwas Gold. Sobald ich mich aus diesem Traum aufrüttelte, war die Gestalt ganz hinweg. Das wunderliche Trugbild gab mir in jenen Augenblicken des Scheidens einige Beruhigung."

dichterische Zeugnisse

Der französische Dichter Micheaux beschreibt in seinem Buch „Unseliges Wunder" eine Welt der Innenschau, die ihm Spaß bereitet. Die deutsche Dich-

Belletristik

Autonomie der Imaginationen

terin Marie-Luise Kaschnitz berichtet in ihrem Essay „Das Haus meiner Kindheit“, wie statt dieses Hauses sich imaginäre Landschaften mit scheußlichen und Angst erregenden Inhalten aufdrängen. Einen interessanten Überblick über den Tagtraum in der Belletristik hat Riedel (1974) gegeben. – Dichter und Schriftsteller hatten seit jeher eine viel innigere Beziehung zur Welt katathymer Imaginationen als Menschen, die sich ausschließlich ihren nüchternen Alltagsgeschäften widmen. Umgekehrt entfalten Letztere im Verlauf einer KiP nicht selten überraschend gestalterische und kreative Fähigkeiten, denen in der sprachlichen und malerischen Darstellung etwas Künstlerisches anhaftet. Die dichterischen Zeugnisse interessieren uns nicht nur von ihrer Sprache her, sondern weil wir auch hier die Charakteristika der katathymen Bilder wiederfinden: die Lebendigkeit der Szenen und Lebhaftigkeit der Farben, den eigenständigen Verlauf auch gegen den Willen des Betreffenden und das häufig starke emotionale Engagement in Übereinstimmung mit den Inhalten. Hier, wie auch im KB zu therapeutischen Zwecken, vermag sich der Betreffende fast immer wie in einer realen Landschaft zu bewegen. Er kann Handlungen ausführen, Reisen unternehmen, Personen begegnen, ja er kann beinahe wie in einer zweiten Welt quasi-real handeln. Umgekehrt aber können auch jene fantastischen Gebilde auftauchen, die wir aus Märchen, Sagen, Mythen und selbstverständlich auch vom Nachttraum her kennen.

katathymes Panorama

Bedeutungsgehalte

Autosymbolismus

In der Regel ist die Fantastik der katathymen Erlebnisse jedoch nicht so ausgeprägt, wie es der Uneingeweihte zunächst erwartet. Landschaftsbilder werden bei der spontanen Ausgestaltung des Tagtraumes bevorzugt. Diese freizügig entwickelte Landschaft des Bilderlebens wurde als „katathymes Panorama“ bezeichnet, das nach allen Richtungen hin durchstreift werden kann. In diesem Zusammenhang drängt sich immer mehr die Frage auf, welche Bedeutung man katathymen Bilderlebnissen eigentlich zuschreiben soll. Wer unvoreingenommen in die Welt des Bildbewusstseins eingeführt wird, neigt anfangs dazu, in ihr sinnlose oder fantastische Zeugnisse zu sehen, die mit der eigenen Person kaum etwas zu tun haben. So lehnt er es eher ab, darin irgendeine Beziehung zu eigenen seelischen Hintergründen zu erblicken. Oft fehlt ihm zunächst auch jener Grad an innerer, gefühlshafter Beteiligung, der für ein späteres Stadium typisch ist, und verdeutlicht, dass die Bilder Bezug zum eigenen Ich haben. Dieser Bezug wird noch ausgeprägter und damit auch evidenter dadurch, dass die katathymen Inhalte sich früher oder später auf mancherlei Weise von selbst entschlüsseln können. Das kann geschehen, indem der Betreffende Einfälle zur subjektiven Bedeutung eines Bildes hat oder indem ein Bild sich so entwickelt, dass eine Gestalt das Gesicht z. B. eines nahen Angehörigen annimmt. An recht einfachen Vorgängen hat Silberer (1912) in der Frühzeit der Psychoanalyse gezeigt, dass die hier infrage stehenden Imaginationen dem Gesetz des „Autosymbolismus“, wie er es nannte, gehorchen.*

* Ich spreche hier natürlich nur von der tiefenpsychologischen Seite der Imaginationen. Ihnen kommen noch weitere Determinanten zu, z. B. wenn das KB in den Dienst des kreativen Prozesses gestellt wird (Landau u. Leuner 1976). Silberer konnte zeigen, dass die im Schwellenzustand des Einschlafens auftauchenden autosymbolischen Imaginationen in unbewussten und vorbewussten Bereichen des Gefühlslebens wurzeln

Beispiel

Das folgende *Beispiel* einer jungen Ärztin zeigt, dass sich in den Bildern eine dem Menschen eben gerade nicht bewusste und auch dem Bewusstsein nicht so leicht zugängliche Ebene seiner Psyche äußern kann. Bei sorgfältiger Beobachtung ihrer Bilderzeugnisse und Einfälle dazu kann sie dann mit einem Male erschlossen werden.

Autosymbolismus

Die junge Kollegin, die an einem Krankenhaus arbeitete, nahm im Nachtdienst einen Patienten auf, der einen vital bedrohlichen Kreislaufkollaps hatte. Vor der Trage des Patienten stehend, musste sie in akuter Not entscheiden, was zu tun wäre. Fieberhaft überlegte sie, was diagnostisch infrage käme und was sie zunächst zu verordnen hätte. Um sich besser konzentrieren zu können, schloss sie für einige Momente die Augen. Da erschien angesichts der Verantwortung im Zustand der inneren Anspannung deutlich das Bild einer Landschaft, die sofort von einem breiten Strom überschwemmt wurde. Das Wasser stieg in beängstigender Weise höher und höher. Seine Massen überfluteten Wiesen und Felder, flossen in die Häuser hinein, und schließlich versank alles, Bäume, Häuser und Landschaft, in den Fluten. Hinterher wunderte sie sich selbst über diese blitzschnell abgelaufene Imagination. Sie schien ihr sinnvoll als Ausdruck ihrer inneren Erregung, die sie selbst nur andeutungsweise gespürt hatte, glaubte sie sich doch nüchtern und gefasst, in ärztlicher Routine handelnd. Nachdem sich der Zustand des Patienten später gebessert hatte, schloss sie fast instinktiv – gewissermaßen um nun zur Gegenprobe in sich „hineinzuschauen" – nochmals die Augen. Wieder erschien eine ganz ähnliche überschwemmte Landschaft. Die Fluten gingen nun aber zurück, und unter den abfließenden Wassern tauchten bald große, lichte Wiesen im Sonnenschein auf. Eine maigrüne Birkenallee führte durch das heitere, freundliche und beruhigende Bild.

Silberer

Der Autosymbolismus, den Silberer im Schwellenerleben des Einschlafens beschrieb, wird uns hier in einer Wachsituation eindrucksvoll vor Augen geführt. Dazu ist zu bemerken, dass die Kollegin zweifellos überdurchschnittlich optisch eingestellt war mit einer Begabung für Malerei. Parallel zum Steigen und Abebben der inneren Erregung wandelt sich das Bild von der überschwemmten Landschaft. Es bedarf keiner großen Symbolkenntnis: Das Bild – wie häufig im Bilderleben – zeigt eine deutlich erkennbare Allegorie der Überschwemmung durch das Wasser, die auf die emotionale Erregung hinweist. Wir erkennen zugleich, dass die bewusste innere und äußere Gelassenheit der Ärztin sich deutlich von der bewusstseinsfernen emotionalen Verfassung abhebt.

imaginative Selbstdarstellung der Psyche

Auch aus diesem Beispiel wird deutlich, dass das Symboldrama natürliche, im Seelenleben bereitliegende Fähigkeiten aufgreift. Auf diesem Grundprinzip der imaginativen Selbstdarstellung der Psyche aufbauend, bestand bei der Entwicklung der KiP die Aufgabe darin, die vielfältigen Möglichkeiten der Bildimaginationen zu erforschen und für die Therapie nutzbar zu machen.

Gesetzlichkeiten des Traumes

Von den katathymen Bildern zum Traum ist es nur ein kurzer Schritt. Besonders Kretschmer (1975) hat anhand des spontanen Bildstreifendenkens gezeigt, dass in den optischen Imaginationen die Gesetzlichkeiten des Traumes, wie sie zuerst Freud aufgestellt hat, wiederkehren. Wir können die Kategorien des Primärvorganges mit den Funktionen der Verschiebung und der Verdichtung wiederfinden, z. B. kann ein Affekt, der im Realleben einer Person gegenüber besteht, auf Gestalten der Bildebene verschoben werden. Man spricht deshalb von Symbolgestalten des Katathymen Bilderlebens. Wir finden dann auch Menschengestalten mit Tierfiguren verdichtet. Eine unserer Patientinnen beobachtete z. B., wie sich aus einem Loch mühsam eine Schildkröte herausarbeitete, deren Gesichtszüge sich in die ihres Vaters verwandelten, wie sie sie als kleines Mädchen kannte. Oder aus einem Wald trat die Gestalt eines Studenten, der aber gleichzeitig die Haltung und den Gang des autoritären Vaters des Patienten hatte. Die Beziehung zum Traum sieht man ferner darin, dass der Zeitbegriff aufgehoben ist. Zukunft, Gegenwart und Vergangenheit verschmelzen miteinander; man erlebt nur punktuelle Gegenwart. Auch der Satz vom Widerspruch ist aufgehoben, wie schon das obige Beispiel der Verdichtung deutlich macht: Die Schildkröte kann nicht zugleich der Vater sein. Schließlich sind in der Imagination alle Fantasien möglich: Man kann fliegen, Räume überspringen, sich auflösen, und Gestalten können miteinander verschmelzen.

Symbolgestalten

Primärvorgang

seelische Abbildungsvorgänge

Diese seelischen Abbildungsvorgänge können sich fortlaufend wandeln. Ein deutliches Beispiel war die Imagination von der überschwemmten Landschaft der innerlich erregten jungen Kollegin: Nachdem diese sich beruhigt hatte, trat die Landschaft wieder in frühlingshafter Frische und Klarheit hervor. Unter dem sich vollziehenden Autosymbolismus wandeln sich also die katathymen Bilder kontinuierlich gemäß dem Strom der sich jeweils wandelnden Stimmungen, Gefühle und Affekte. Psychologisch betrachtet steht das Symboldrama deshalb den projektiven Testmethoden nahe. Bekannt sind Zeichentests, der Rorschach-Test und der thematische Apperzeptionstest (TAT) von Murray (1943). Allen gemeinsam ist ein gegebenes Material, das durch die inneren psychologischen Strukturen und gefühlsbedingten Motive eine ganz individuelle Gestaltung erfährt. Daraus können wichtige Rückschlüsse auf die Persönlichkeit des Betreffenden gezogen werden. Dementsprechend kann das KB mit seinen fantasiegetragenen Imaginationen als Form einer projektiven Selbstdarstellung gelten. Gegenüber den bekannten Testverfahren hat es den Vorzug, dass ihm durch Art der Vorlage keine Grenzen gesetzt sind; so schlägt sich auch der feinste Wandel innerer Regungen sofort in Veränderungen des Bildes nieder. Diesen trägheitslosen Ablauf der Projektionen habe ich als *mobile Projektion* bezeichnet. Für den Nachttraum trifft das Phänomen der mobilen Projektion selbstverständlich auch zu.

projektiver Mechanismus

mobile Projektion

Unterschied zum Nachttraum

Der Duktus und die Eigenart der bildhaften Ausdrucksweise des katathymen Tagtraumes weisen erhebliche Unterschiede gegenüber denen des Nachttraumes auf. Diese sind, vom psychodynamischen Aspekt her betrachtet, meines Erachtens relativ belanglos. Unter phänomenologischen Gesichtspunkten sind dennoch gewisse Unterschiede zwischen beiden auffällig. Die Kontinuität des Tagtraumes ist oft besser gewahrt. Er bleibt stärker thematisch zentriert, seine Inhalte sind meistens simpler und erinnern nicht selten an volksliedhafte oder märchenhafte Ausdrucksformen. Freud (1900) sieht im Tagtraum und in der Fantasie die „sekundäre" Bearbeitung als vorherrschend an. Auf mögliche Ursachen einzugehen erübrigt sich an dieser Stelle.

Unsere Patienten können die Imaginationen, die sie sich leicht merken, anschließend oft anschaulich malen und zeichnerisch darstellen, sodass wir –

abgesehen vom therapeutischen Wert dieser Gestaltungen – auch einen Niederschlag der Imaginationen für spätere Vergleiche besitzen (s. Abb. **1** u. **2**, S. 59 f.).

3. Kapitel Behandlungstechnik – Die methodischen Schritte

Ziel der sofortigen Anwendung

Um das Katathyme Bilderleben zu einem Instrument der klinischen und praktischen Psychotherapie zu entwickeln, stellte sich mir – im Gegensatz zu den unsystematischen Methoden der Imagination – die Aufgabe, methodisch klare und nachvollziehbare Behandlungsschritte zu entwickeln. Mit ihrer Hilfe wird es Therapeuten erleichtert, die Pforten zum Bildbewusstsein des Patienten zu öffnen und ihn durch die Fülle der möglichen Tagtraumimaginationen zu begleiten. Der Patient sollte nicht warten müssen, bis er sich entsprechend entspannt hat und die Bilderlebnisse spontan auftauchen. Vielmehr bringen wir ihn im ersten Schritt gezielt in jene Bewusstseinslage, in der sich der Tagtraum am leichtesten einstellt. Im zweiten Schritt folgt dann die Induktion des katathymen Bildes.

Erster methodischer Schritt

Es hat sich als zweckmäßig erwiesen, den Patienten durch eine einfache und klar strukturierte Anleitung der Entspannung unmittelbar auf die Ebene der kontrollierten Regression zu versetzen (Regression im Sinne der Tiefenpsychologie, d. h. einer der frühen Kindheit entsprechenden emotionalen Funktionsebene verbunden mit einer Lockerung der Abwehr). Im Gegensatz zur Technik der Psychoanalyse betrachte ich es als einen Vorzug, dass in der KiP dieser Schritt unverschleiert und geradewegs vollzogen wird. Der dabei gelegentlich aufkommende suggestive Einfluss soll durch die zu beschreibende Technik auf einem Minimum gehalten werden. Dadurch soll die Abhängigkeit des Patienten vom Therapeuten, wie sie etwa von der Hypnotherapie her bekannt ist, minimiert werden. Ziel der KiP ist vielmehr die Entwicklung der reifen, selbstständigen Anteile des Ich des Patienten und die Förderung seiner Ablösung von den Elternimagines.

Anregungen zur Entspannung

1. *Induktion des Entspannungszustandes* durch den Therapeuten: Der Patient wird gemäß den Formulierungen des Therapeuten aufgefordert, die Entspannung in seiner Gegenwart selbst vorzunehmen. Damit gelingt es schon in wenigen Minuten, den für die KiP nur begrenzt notwendigen Zustand der basalen Entspannung herbeizuführen. Zur Demonstration gebe ich das Transkript einer Tonbandaufnahme wieder.*

* In der Realität einer Therapiestunde wird die Entspannungsinduktion zumeist wesentlich kürzer gefasst, beim „geübten" Patienten kann sie entfallen und ersetzt werden durch den kurzen Satz: „Bitte, versuchen Sie sich zu entspannen. So wie Sie es kennen und wie es für Sie selbst am besten ist – seien Sie dabei ganz bei sich selbst." Hierdurch wird die Autonomie des Patienten schon im Entspannungsprozess betont, ein nondirektiver Prozess wird

Versuch

Platzierung

„Bitte, seien Sie so freundlich und nehmen Sie in dem bereitstehenden Lehnsessel Platz. Setzen Sie sich bitte so bequem wie möglich hin. Sie sollten sich eine Haltung suchen, in der Sie ganz entspannt sitzen können. Am besten gelingt Ihnen das vielleicht mit der Vorstellung, Sie könnten hier ein kleines Nickerchen, wie man so sagt, halten."

Wenn der Betreffende gebeten wird, sich in der Therapie auf eine Couch zu legen, was wir bevorzugen, sind die Anweisungen in etwa analog.

Entspannung (Lehrmodell)

(Ich gebe jetzt im Folgenden die Art der Entspannungsanweisungen modellhaft wieder, wie ich sie beschrieben habe. Es sind keine direkten Suggestionen, dass gewisse Sensationen eintreten werden, wie etwa dass der Arm schwer werde. Vielmehr sind es Aufforderungen an den Betreffenden, durch Hinwendung auf seine Gliedmaßen die Entspannung schrittweise selbst vorzunehmen. Absicht dabei ist, dem Patienten ein Stück Eigenaktivität zu überlassen und alles zu vermeiden, was ihn durch von außen herangetragene Suggestiveffekte vom Therapeuten abhängig machen könnte.)

„Sie sitzen (liegen) also jetzt gelockert, so gelöst und bequem wie möglich im Sessel (auf der Couch). Bitte schließen Sie die Augen. Stellen Sie sich am besten darauf ein, dass Sie sich jetzt etwas dösend ausruhen möchten. Alles, was Sie vorher beschäftigt hat, sollte jetzt gleichgültig sein. Bitte geben Sie sich dieser ruhigen, gelösten Lage völlig hin.

Nun versuchen Sie, Ihre Muskeln zu entspannen. Beginnen Sie bei den Muskeln der Schultern. Lösen Sie bewusst jeden Muskel der Schultern, lockern Sie und lösen Sie jeden Muskel, entspannen Sie jeden Muskel der Schultern. – Das Gleiche übertragen Sie dann auf die Muskeln der Oberarme, lockern Sie auch dort jeden Muskel, dass die Arme allmählich ganz schlaff und locker werden. – Und übertragen Sie das auch auf die Muskeln der Unterarme. Lassen Sie jeden Muskel der Unterarme locker, ganz gelöst, schlaff liegen, bis hinein in die Fingerspitzen; lockern und lösen Sie, entspannen Sie jeden Muskel Ihrer Arme. – Allmählich werden die Arme schlaff, müde und dann später auch ein wenig schwer. – Lassen Sie die Arme so müde und schlaff liegen. – Dann gehen Sie bitte auf die Oberschenkel über. Entspannen Sie bewusst jeden Muskel, lassen Sie den Oberschenkel locker und gelöst. Jeden Muskel der Oberschenkel lockern, lösen, entspannen Sie. – Allmählich gehen Sie auch auf die Unterschenkel über, konzentrieren sich darauf und lösen auch hier jeden einzelnen Muskel. Jede Muskelfaser im Unterschenkel lassen Sie locker, lösen, entspannen Sie. – Schließlich liegen beide Beine locker und gelöst da, ganz locker und gelöst, und werden dann allmählich auch müde. Sie spüren langsam, wie der ganze Körper angenehm gelöst, gelockert und entspannt wird, weil Sie alle Muskeln lösen."

[Fortsetzung von Seite 19]
eingeleitet, der sich in der Imagination fortsetzt, mit einem inneren Such- und Erlebnisprozess beim Patienten, in dessen Verlauf der Therapeut allenfalls Anregungen und Hilfestellungen gibt, aber auch Selbstkonfrontationen fördert, wenn dies sinnvoll erscheint.

(Ergänzung: „Dann achten Sie allmählich auf den Atem; der Leib hebt und senkt sich dabei. Beobachten Sie, wie er sich hebt und senkt, und lassen Sie den Atem frei und locker dahinfließen. Lassen Sie den Atem einmal ganz gelöst und frei und locker dahinfließen. – Damit breitet sich allmählich eine angenehme Ruhe und Gelöstheit des ganzen Körpers aus. – Auch der Kopf darf ruhig etwas dösen, übergeben Sie sich diesem Zustand, geben Sie sich ihm hin.")

Stimmführung

Die Stimmführung ist dabei natürlich, aber doch betont ruhig, langsam, etwas monoton und nicht zu laut, sie soll beruhigenden Charakter haben. Nach Möglichkeit soll in etwas sonorer Stimme unter klarer und deutlicher Aussprache jedes einzelne Wort etwas betont vorgetragen werden. An den Stellen der Gedankenstriche sind Pausen gedacht, die es dem Patienten ermöglichen, sich voll auf die genannten Körperbereiche zu konzentrieren.

Die Anweisungen können naturgemäß an einzelnen Stellen mehrfach wiederholt, und damit kann der ganze Vorgang zeitlich ausgedehnt werden.*

vereinfacht: Aufforderung zur Imagination

2. Alleinige Aufforderung zur Imagination: Die schlichteste und technisch am wenigsten aufwendige Einleitung des Entspannungszustandes kann durch die einfache Aufforderung geschehen, in bequemer Sitz- oder Liegeposition eines der typischen Motive der KiP einzustellen. Als Prototyp dafür eignet sich in der ersten, orientierenden Sitzung der später noch ausführlich beschriebene „Blumentest". Die Imagination einer Blume gelingt relativ zwanglos am Ende der Erhebung der tiefenpsychologischen Vorgeschichte von 1 – 3 Stunden. Der Test soll klären, ob und wieweit der Patient befähigt ist, voll ausgebildete katathyme Bilder zu entwickeln. Diese einfache informelle Bitte an den Patienten im Sitzen ohne Ankündigung des Tagtraumes als einer psychotherapeutischen Methode verhindert die sonst auftretende Erwartungsspannung. In der Tat ist es verblüffend, dass beinahe alle (auch relativ schwer gestörte) Patienten auf diesen Versuch eingehen und sich eine Blume vorstellen können. Der Patient wird dann gebeten, die Blume genau zu beschreiben (S. 77 f.). Auch das gelingt in der überwiegenden Zahl der Fälle, obgleich der in sitzender Position erreichte Entspannungszustand beim nicht trainierten Patienten nicht allzu groß sein kann.

sitzende Position

Korrelation Entspannung – Imagination

Man muss einen Kreisprozess als Ausdruck einer Korrelation von Imaginationen und Entspannung annehmen. Die Aufforderung zur Imagination erhöht die Entspannung, die erhöhte Entspannung vertieft die Imagination im Sinne größerer Farbigkeit und Plastizität und steigert die regressive Versenkung mit innerer „Öffnung" für den begleitenden Gefühlston. Auffällig ist jedenfalls, dass der Patient nach Abschluss dieses Tests häufig einige Zeit braucht, um sich nach dem Öffnen der Augen wieder in der Realität zurechtzufinden. Man hat den Eindruck, als komme er „aus weiter Ferne" zurück, als sei er „entrückt" und vom Inhalt der Imaginationen emotional beeindruckt.

* Der Prozess der psychophysischen Entspannung verläuft in der Regel rascher (s. o.), er dient vor allem dazu, jene Regressionstiefe zu erreichen, in der beim Patienten Imaginationen möglich werden. Diese Tiefe ist von Fall zu Fall – auch von Stunde zu Stunde – durchaus variabel

Zweiter methodischer Schritt

Vorstellungsmotive

Dieser Schritt regt die Bildimaginationen im Zustand der Versenkung an. Statt zu warten, bis sich eine Imagination ausbildet, wird das katathyme Bild unmittelbar angeregt. Dem Patienten wird eine Bildvorstellung empfohlen, ein vage formuliertes Motiv. Es soll immer nur ein Angebot darstellen, ohne Einzelheiten des Bildes zu benennen. In der Regel wird das vorgegebene Vorstellungsmotiv nicht mehr eine blasse, unscharfe, graue und farblose und vom Willen steuerbare optische Erscheinung sein, sondern sich in seiner Ausprägung bald in ein typisches katathymes Bild mit der beschriebenen Deutlichkeit, Farbigkeit, Plastizität und Autonomie verwandeln. Es bleibt dann von selbst im Blickfeld und scheint in einer gewissen Entfernung vor den geschlossenen Augen zu stehen. Hier kann es sein Eigenleben entfalten, und jene schon geschilderte „andere, imaginäre Welt" kann sich entwickeln, in der sich der Betreffende wie in einer imaginären „neuen" Wirklichkeit zu bewegen vermag.

Zwischenstufen „Sehen" – „Vorstellen"

Dass sich vorübergehend Zwischenstufen bei der Ausprägung der Bilder zeigen, wurde bereits gesagt. Der erwähnte Kreisprozess vertieft aber den Versenkungszustand allmählich. Mit zunehmender Übung werden die Bilder nuancierter und nähern sich der Realwahrnehmung noch mehr. Weitere Sinneswahrnehmungen treten hinzu. Der Patient kann beispielsweise auf einer Wiese liegend jeden einzelnen Grashalm sich im Winde bewegen sehen, kann den Wind im Gesicht spüren, die Bienen summen und den Wald rauschen hören, und er blickt gegen die am blauen Himmel ziehenden Wölkchen. Gelegentlich vertiefen sich diese Eindrücke so weit, dass sie nicht nur emotional, sondern auch in der sinnlichen Wahrnehmung supernaturalistisch erscheinen. Ihr Bedeutungsgehalt kann sich damit steigern, und eine Vertiefung des Erlebens von oft ganz banalen Inhalten (auch der eigentlichen Realität) kann die Folge sein. Vieles spricht dafür, dass der hypnoide Zustand sich ohne das Zutun des Therapeuten oder des Patienten dermaßen vertieft, dass sich ein Sachverhalt einstellt, den Oskar Vogt (1896) als „Mikroskop der Seele" charakterisiert hat. Dem liegt die wissenschaftliche Erkenntnis zugrunde, dass sich das Bewusstsein im Zustand psychovegetativer Entspannung auf den im Vordergrund stehenden Inhalt konzentriert und stark einengt. Ich erwähne diesen Umstand, obgleich er die Szenen des Symboldramas keineswegs immer bestimmt. Jedoch sollten Sie sich den Grad der emotionalen Verbindlichkeit des KB und den damit oft gesteigerten Bedeutungsgehalt seiner Inhalte vor Augen führen. Vom Therapeuten wird dementsprechend eine sensible und empathische Führung gefordert.

„Mikroskop der Seele"

empathische Führung

Beschreibung

Nach Einleitung der Imaginationen bitten wir den Patienten – so wie wir es auch in Wirklichkeit tun würden –, die Umgebung des vorgegebenen Motives, etwa einer eingestellten Wiese, genauer zu betrachten. Er möge Einzelheiten der Landschaft beschreiben, und wir fragen ihn schließlich, was er in der imaginierten Landschaft *gerne tun möchte.* – Er kann uns beispielsweise beschreiben, wie die Wiese von einem Wald, von einer Straße oder durch Häuser eines Dorfes usf. begrenzt ist. Er kann uns die Ausmaße der Ausdehnung nennen, und wir fragen ihn schließlich auch nach dem Stimmungsgehalt der Landschaft, der Wiese oder was auch immer er vor Augen haben mag.

Wir legen Wert darauf, dass er seine naiven Gefühle und Stimmungen verbalisiert, mögen sie von der Landschaft ausgehen oder ihn innerlich bestimmen.

Wiesenmotiv

Das Wiesenmotiv hat – wie wir noch sehen werden – als Anfangsmotiv für die KiP große Bedeutung. Daran ranken sich weitere Motive, die naturgemäß mit der Wiese in Verbindung stehen. So mag der Patient beispielsweise einen Bach entdecken, der durch die Wiese fließt. Auch diesen werden wir wieder beschreiben lassen, und wenn er will, kann er sich ihm nähern und mit dem Wasser in einer von ihm gewünschten Weise umgehen: Er kann die Füße hineinhängen oder sich die Stirn mit Wasser benetzen, in den Bach hineinsteigen und darin baden, Fische fangen oder ihn vielleicht in der einen oder anderen Richtung verfolgen.

gewährende Haltung

Manchmal haben die Patienten nur den Wunsch, sich zunächst einmal in der Wiese hinzulegen, um sich im Grase auszuruhen und in den Himmel zu blicken. Gemäß unserem Anliegen, gegenüber dem Patienten eine prinzipiell gewährende Haltung einzunehmen, geben wir Raum für die Erfüllung eigener Wünsche, lassen ihn spontanen Impulsen nachgeben usf. Damit erreichen wir zugleich, dass untergründig schlummernde Verhaltenstendenzen manifest werden und dem fortgeschrittenen Patienten Gelegenheit gegeben ist, das jeweils angebotene Motiv nach eigenen Tendenzen kreativ* zu gestalten (vgl. a. S. 121 ff.).

Bericht des Patienten

Wir regen den Patienten an, uns während der Sitzung über alle auftauchenden Inhalte möglichst fortlaufend zu berichten. Damit steht der Therapeut – im Gegensatz zum Nachttraum – in dauerndem Rapport mit dem Patienten. Er kann auf diese Weise lernen, die Fantasiebilder des Patienten und die ganze Welt seiner Imaginationen in seinen eigenen Vorstellungen optisch „nachzuzeichnen“. Für das tiefere Verstehen und das empathische Mitgehen mit dem Patienten ist dieses Nachzeichnen der Bilder, aber auch das Nachempfinden der begleitenden Gefühle eine wichtige Voraussetzung. – Der Therapeut stellt sich dabei so ein, als ob die vom Patienten berichteten KB-Inhalte tatsächlich Realität seien. Seine fragenden Interventionen und Hinweise, formuliert aus der quasi-realen Perspektive, führen zu weiteren Einzelheiten der katathymen Bilder des Patienten. Neue Inhalte manifestieren oder bestehende intensivieren sich. Im ausgeprägten Falle kommt der Patient in die Lage, nach der Sitzung sogar eine kartografische Skizze oder ein Bild anzufertigen, in welchem die Lage der Teile des katathymen Panoramas dargestellt sind. (Kartografie einer symbolischen „Seelenlandschaft“ vgl. Abb. **1** und **2**, S. 59/60).

Therapeutenverhalten

Teilnehmer unserer seminaristischen Übungen missverstehen die Therapeutenrolle anfangs leicht. Sie glauben, den hier formulierten Anspruch des inneren Mitvollzuges der katathymen Bilder dadurch am besten erfüllen zu können, dass der Therapeut selbst die Augen schließt und mit dem Patienten „vor sich hinbildert“. Dagegen besteht ein wichtiger Einwand. Der Therapeut wird dadurch häufig in seine von unbewussten Impulsen gesteuerte eigene

* Es können allerdings auch Haltlosigkeit, intensive affektive Spannung, z. B. Depressivität oder Aggressivität, oder auch ein Mangel an struktureller Reife deutlich werden.

Bilderwelt dermaßen involviert, dass er nur noch begrenzt oder gar nicht mehr in der Lage ist, sein Therapeutenverhalten zu beobachten und kritisch zu reflektieren. Das ist jedoch eine Grundvoraussetzung für die Begleitung des Patienten im KB. Er muss sich von seinem Patienten auch periodisch kritisch distanzieren können, um dessen katathyme Produktionen zu überdenken, in seinen theoretischen Wissensschatz einzuordnen und damit nach klaren kognitiven und wissensmäßigen Schlussfolgerungen die Begleitung zugunsten des Patienten fortsetzen zu können. Das hat besondere Bedeutung in kritischen Situationen des KB, gegen die der Therapeut durch eben die gewünschte vorübergehende Distanzierung gewappnet sein muss.*

* Die kontinuierliche Wahrnehmung der Übertragungs- und Gegenübertragungsprozesse ist für ein Gelingen der Therapie von zentraler Bedeutung, sie nimmt in der Ausbildung zum KiP-Therapeuten breiten Raum ein.

4. Kapitel Behandlungstechnik – Demonstration der KiP an einer Versuchsperson

Einstellung eines Standardmotives

Ich zeige Ihnen nun den nächsten Schritt, die Einstellung eines Vorstellungsmotives im Zustand der Entspannung, und versuche, bei unserer Versuchsperson das erste Standardmotiv, die Wiese, anzuregen (Tonbandtranskript):

Protokoll einer Sitzung

„Bitte versuchen Sie jetzt einmal, sich eine Wiese vorzustellen. Wenn Ihnen etwas anderes vor die Augen kommt, ist auch das recht. Alles, was kommt, ist recht. – – – Warten Sie ruhig, bis sich etwas vor Ihren Augen einstellt, vielleicht eine Wiese oder auch etwas anderes. – – – Und wenn ein Bild erscheint, sprechen Sie bitte darüber. – – – Aber auch wenn es Schwierigkeiten bereiten sollte, sagen Sie es mir, damit ich vielleicht helfen kann. – – – Sie können auch mit Ihrem Kopf nicken als erstes Zeichen, dass Sie etwas vor Augen haben."

(Der Kollege sitzt offensichtlich entspannt in dem Sessel, das Gesicht erscheint locker. Er atmet ruhig und öffnet dann nach etwa einer halben Minute die Lippen und beginnt, langsam und leise zu sprechen, zunächst etwas schwer verständlich. Bald ist die Stimme aber kräftiger und deutlicher.)

Er sagt: „Ja, ich sehe Gras vor mir, langes und fast hohes Gras. Es bewegt sich sanft im Winde, sonst kann ich aber nichts erkennen."

(„Lassen Sie das bitte einmal ganz auf sich wirken.")

– „Ja, das ist angenehm, ein schönes, sanftes Gras, ein gutes Gefühl." (Pause von einer halben Minute)

(„Versuchen Sie bitte, sich weiter umzublicken, damit Sie auch die Ausdehnung der Wiese, ihre Grenzen und überhaupt alles, was es noch gibt, erkennen können.")

„Ja, jetzt habe ich den Blick gehoben, ich sehe eine saftig grüne Wiese vor mir. Sie ist nicht allzu groß, hier und da sind einige Blumen verstreut. Jetzt wird es deutlicher, ich sehe die blauen Farben und die gelben der kleinen Blümchen. Das Gras erscheint jetzt niedriger, das Ganze hat etwas Liebliches und Freundliches. Die Wiese ist freilich nicht allzu groß. Die Sonne scheint, es ist fast wie im Frühling, alles noch etwas unberührt, ausgesprochen freundlich und heiter. Die Wiese ist rechts und links relativ schmal und eingeengt durch einen Wald von hohen Nadelbäumen. Das Ganze erstreckt sich aber weit nach hinten und scheint hinten breiter zu werden. Ich kann außerordentlich weit blicken. Ganz hinten erhebt sich eine Anzahl von Bergen, in der Ferne vielleicht sogar ein Gebirge mit schneebedeckten Gipfeln." –

(„Es würde mich interessieren zu erfahren, ob es sich bei diesem Bild um eine Ihnen bekannte Landschaft handelt, oder ob sie allein aus der Fantasie geboren ist.“)

„Nein, eine solche Wiese habe ich noch nie gesehen. Das ist etwas ganz Neues. Ich möchte doch sagen, mehr aus der Fantasie.“

(„Können Sie sonst noch etwas erkennen?“)

Protokoll einer Sitzung

„Ja, jetzt sehe ich links vorn einen Einschnitt, es ist – ja es ist wirklich – ein kleiner Bach, der durch die Wiese rinnt. Er ist nicht besonders breit, hat aber ganz klares, sauberes Wasser. Ich hätte fast Lust, daraus zu trinken.“

(„Tun Sie es doch!“)

„Ja, jetzt liege ich schon auf den Knien und stütze mich mit der linken Hand auf dem anderen Ufer ab, der Bach ist höchstens 50 cm breit, und ich schöpfe mit der rechten Hand das Wasser. Es ist schön kühl, angenehm. Ich trinke mit der hohlen Hand; ich reibe das Wasser auch ins Gesicht, es ist angenehm kühl. Ich wiederhole das, eine große Erfrischung! –

Jetzt habe ich genug, die Sonne scheint sehr warm, ich bin müde und möchte mich hinlegen.“

(„Bitte!“)

„Ich liege jetzt auch schon mit geschlossenen Augen auf der Wiese. Die Sonne brennt mir im Gesicht. Das Gras raschelt im Winde, und ich höre die Bienen um mich herum summen. – Jetzt murmelt auch der Bach ein wenig, das Ganze atmet Ruhe und Frieden, und ich wünschte, ich brauchte nie mehr von hier fort. Es ist ein herrliches Gefühl der inneren Ruhe und Heiterkeit. Das ist ganz wundervoll, was Sie hier mit mir machen. Es ist mir auch ganz gleichgültig, dass Kollegen hier herumsitzen und mir zuhören. Ich hatte sie inzwischen schon ganz vergessen.“ –

(„Schauen Sie sich doch bitte einmal um, nachdem Sie diese Ruhe genossen haben, ob nicht irgendwo auch Tiere zu sehen sind.“)

„Ja, ich blicke umher. Nun sehe ich, dass sich die Wiese inzwischen geweitet hat. Dort, wo früher die Grenze des Waldes war, ist jetzt eine Viehkoppel, mit Stacheldraht eingezäunt. Eine Menge Kühe grast in aller Gemütsruhe. Im Hintergrund sehe ich auch ein Pferd. Es stampft unruhig auf und ab und läuft mit wehendem Schweif umher.

(„An dieser Stelle wollen wir zunächst abbrechen. Nehmen Sie nun die Übung zurück nach Art des autogenen Trainings. Bitte ballen Sie beide Fäuste, nun beugen und strecken Sie die Arme dreimal kräftig im Ellenbogengelenk – und bitte ganz tief einatmen und die Augen öffnen. Dann sind Sie wieder vollkommen da, zurückgekehrt aus der inneren Bilderwelt in die Wirklichkeit. Der Kopf ist klar. Sie sind hellwach und wieder frisch.“)

Nachbesprechung

(Der Kollege wird nun gebeten, etwas über sein Erleben zu berichten):

„Ja, das war sehr eigentümlich. Ich war schnell in einer tiefen Entspannung, das hat mir gar keine Schwierigkeiten bereitet. So ähnlich geht es mir auch abends, wenn ich einschlafe, d. h. wenn ich mir vornehme zu schlafen. Das grüne Gras, das ich mir vorstellen sollte, kam ganz von selbst vor die Augen. Einige Mühe hatte ich freilich, es nachher auszuweiten zu einer Wiese. An dieser Stelle stockte es etwas, ich hatte auch einen gewissen Unwillen, vielleicht hätte ich mir viel lieber etwas anderes vorgestellt.* Dann folgte ich aber Ihren Worten. Das Übrige habe ich dann hier geschildert. Besonders verblüfft hat mich die Deutlichkeit der Bilder. Alles wurde, als die Wiese nachher aufgetaucht war, immer deutlicher und plastischer. Ganz klar hatte ich die Farben vor Augen. Nach längerer Zeit war alles um mich herum vergessen, und ich lebte wirklich in dieser Landschaft. Ich spürte deutlich das kühle Wasser, hörte die Bienen summen. Das Ganze war ein äußerst angenehmer Eindruck, und ich war ganz davon erfüllt. Noch jetzt fühle ich mich beruhigt. Auch die Kühe habe ich sehr deutlich gesehen, wie sie träge dalagen und vor sich hin malmten. Das Ganze war ein friedliches und weit in die Landschaft hinaus sich erstreckendes Bild".

(„Hat es Sie nicht überrascht, dass die Wiese nach dem Trunk weiter war und die anfängliche Begrenzung durch den Wald wegfiel?")

„Ja, das stimmt. Nach dem, was Sie uns aber gesagt hatten, war ich auf solche Überraschungen schon eingestellt. Ich muss sogar noch sagen, dass ich zunächst etwas viel Fantastischeres erwartet hatte. Wenn das Ganze nicht so deutlich und lebendig gewesen wäre, wäre ich vielleicht ein wenig enttäuscht gewesen, dass ich gewissermaßen eine alltägliche und der Wirklichkeit ähnliche Situation erlebte. Ich hatte mich auf symbolische Gestalten oder irgendetwas Traumhaftes eingestellt."

Kommentar

Es ist wichtig, dass der Patient lernt, das Gefühlsmoment und die Stimmung, die eine Landschaft widerspiegelt, wahrzunehmen. Im vorliegenden Fall war das Bild der Wiese friedlich, strahlte Ruhe aus und einen unberührten Frühling. Der Kollege konnte sich dieser Stimmung relativ leicht hingeben und uns insoweit einen schönen Bericht über das Grundmotiv der Wiese geben. So können wir es beim Gesunden erwarten oder auch bei einem neurotischen Menschen, bei dem starke Abwehrmechanismen im Vordergrund stehen. Dann aber hat sich etwas Charakteristisches dargestellt. Nachdem sich der Patient mit dem Wasser gelabt hatte, weitete sich die Landschaft. Er sollte diese Veränderungen besonders beachten. Selbst die banalsten Alltagsinhalte des Katathymen Bilderlebens, selbst die, die real erscheinen, haben immer zugleich einen symbolischen Charakter, d. h. einen Bedeutungsgehalt. Obgleich der Betreffende in guter Kommunikation mit seinem Therapeuten steht, befindet er sich auf der Ebene des Bildbewusstseins fortwährend in einem „traumartigen" Zustand. Der Primärprozess (Freud 1900) herrscht,

* Hier wird ein Übertragungswiderstand nachträglich deutlich. Wir ermutigen unsere Patienten, während der Sitzung ihre eigenen Intentionen zu verbalisieren, und lassen ihnen die Möglichkeit, auch andere andrängende Inhalte zu imaginieren

der den Gesetzen des Traumes und nicht des Wachbewusstseins folgt. Wenn sich unsere Versuchsperson also am Bach gelabt hat, verbindet sich damit für sie nicht irgendein als angenehm empfundenes Erlebnis, sondern es wird eine ganz bestimmte triebdynamische Thematik angesprochen: das Sicherfrischen durch Trinken, die Befriedigung eines oralen Bedürfnisses. Die Annahme liegt nahe, dass als Folge dieser oralen Befriedigung sich seine emotionale Struktur nun insoweit geändert hat, als ihm die Landschaft jetzt beinahe noch positiver erscheint. – Sie weitet sich dann aus; die ursprüngliche Einengung als negativer Akzent verschwindet. Wir sprechen von einem Wandlungsphänomen.

Wandlungsphänomen

Diesen Zusammenhang möchte ich nur als Vermutung aussprechen. An anderer Stelle (Leuner 1955) habe ich gezeigt, dass therapeutische Eingriffe, gleichgültig ob durch das KB selbst, durch eine Interpretation, durch Verbalisation oder Klärung von Konfliktinhalten ein derartiges Wandlungsphänomen auslösen können. Es kann aber auch durch spontane Erlebnisse zwischen zwei Behandlungssitzungen auftreten. Damit stellt es sich als eine Folge der oben erwähnten mobilen Projektion dar und gibt uns einen Hinweis auf innerseelische Vorgänge. Diese zeichnen sich jeweils im Wandel des Bildes oder seiner Details deutlich und häufig recht präzise ab. Der Erfahrene lernt, Veränderungen bereits in Nuancen zu registrieren. Dem Patienten teilen wir darüber in der Regel nichts mit. Entweder er nimmt diese Veränderung selbst wahr, oder sie ist noch zu klein, sodass man abwartet, bis sie ihm selbst deutlich genug ist und ein Gespräch sich darüber erübrigt. Zeigen diese Wandlungsphänomene eine positive Richtung, können sie einen kleinen Schritt der therapeutischen Weiterentwicklung ausdrücken. Sie können aber auch ins Gegenteil umschlagen, etwa wenn ein Konflikt angeschnitten wird oder im Verlauf des Symboldramas spontan ein angstbesetztes Problem aufbricht. – Wiederholen sich diese Wandlungen, kann daran die Entwicklung oder eine Entwicklungslinie des therapeutischen Prozesses im Verlauf der KiP verfolgt werden.

mobile Projektion

Ich komme zurück auf die Schilderung der Kühe. Es ist sicher kein Zufall, dass sie auf der Wiese auftauchen und in die friedliche Stimmung einbezogen werden. Die Kühe geben Milch. Auch hier wird also das orale Motiv signalisiert. – Ein kontrastierendes Stilelement scheint dagegen das unruhig stampfende Pferd auszudrücken. Hier kündigt sich vielleicht andeutungsweise eine andere Dynamik an, die in diesem unruhigen, kraftvollen Tier zum Ausdruck kommt (sexuelle Thematik?).

Motiv der Kuh

begleitende Gefühle

In Beachtung der begleitenden Gefühle und Affekte war im vorliegenden Fall besonders ihre Stimmung und die Dichtheit bemerkenswert. Die Einheit von Stimmungen der Landschaft und der Gestimmtheit des Kollegen war deutlich. Die Letztere schien überhöht und wurde von ihm auch entsprechend apostrophiert: „Das ist ja ganz wundervoll, was Sie hier mit mir machen." (Derartige wörtliche Zitate sind oft bezeichnender als ein nüchterner Bericht.)

Dieser Ausspruch ist ferner deshalb interessant, weil der Kollege seinen eigenen Tagtraum und das geschilderte Gefühl offensichtlich erlebt, als ob ich etwas „mit ihm mache", statt dass es als seine eigene Gestaltung und als Ausdruck einer kreativen Leistung seines Ich empfunden wird.

Er charakterisiert mit seiner Bemerkung unsere im Moment herrschende Zweierbeziehung. Ich erscheine ihm als der Spender von etwas „Wundervollem" (was er gar nicht erwartet hat). Damit drückt er die Art seines Übertragungsgefühls mir gegenüber aus. Es kann übersetzt werden und bezieht sich auf eine Übertragung der Beziehung des Kleinkindes zur spendenden Mutter. – Auch hier zeigt sich wiederum das Erlebnismoment der oralen Triebbefriedigung. Der herrschende Antriebsbereich der oralen Welt, des oralen frühkindlichen Bedürfnisses, drückt sich also nicht nur in der Szene des KB: Erfrischung durch das Wasser des Baches, Ruhe und Frieden der Landschaft und grasende Kühe, aus, sondern projiziert sich auch auf die Beziehung zwischen „Patient" und Therapeut. Man kann sich kaum eine klarere phänomenologische Darstellung der hier angesprochenen psychodynamischen Zusammenhänge vorstellen (vgl. S. 125 ff.). Diese orale Übertragungsbeziehung bzw. orale Regression spielt über lange Strecken im KB eine wichtige Rolle unter dem Begriff der „anaklitischen Übertragung" (vgl. S. 158).

Übertragung

Stil der Begleitung

Wenn Sie meinen Begleitstil beobachtet haben, dürfte Ihnen deutlich geworden sein, dass er im KB relativ zwanglos ist und dass meine geringen Interventionen den Kollegen nicht gestört haben. Ich habe ihm viel Zeit gelassen, seine Imaginationen Schritt für Schritt zu entfalten, habe auch Pausen zugelassen, gelegentlich auch längere hingenommen, ohne ungeduldig zu werden. Das tat ich ganz bewusst. Ein derart gewährender Stil ist von großer Bedeutung, denn wir haben erkannt, dass das Wirksame der KiP nicht ausschließlich in der Bildproduktion liegt. Die ergänzende Wahrnehmungsebene, die begleitenden Stimmungen, Gefühle und Affekte haben große Bedeutung. Diese emotiven Bewegungen vollziehen sich jedoch langsamer und träger als die kognitiv wahrgenommenen Imaginationen. Stimmungen heben langsam an und breiten sich aus, Gefühle entstehen erst nach entsprechender Einstimmung und verlaufen nach eigenen Regeln. Analoges gilt für die Affekte. Die sich aus dieser Erkenntnis ergebenden Feinheiten des therapeutischen Vorgehens werde ich später (S. 111 f.) ausführlich erörtern. Auch die Technik des Fragens und Strukturierens wird dort im Zusammenhang beschrieben.

Zurücknehmen

Am Ende jeder Imagination lasse ich „zurücknehmen". Der Patient wird angehalten, die Fäuste zu ballen, die Arme kräftig zu beugen und zu strecken, wobei eine starke Muskelanspannung gefordert wird. Dann soll er tief einatmen und die Augen öffnen. Dieses eigenartige Ritual ist nicht Selbstzweck. Schon während einer 10-minütigen Imagination kann ein relativ tiefer hypnoider Zustand entstehen. Er führt häufig zu einer ausgeprägten Schwere der Glieder und zu einer Veränderung des Bewusstseinszustandes. Das „Zurücknehmen" aktiviert, physiologisch gesehen, die während des KB herabgesetzte Tätigkeit der Hirnrinde und führt relativ schnell zum Wachzustand zurück. Das ist wichtig, weil der Patient anderenfalls Zeit braucht, bis er sich ganz wach und klar orientiert in der realen Umgebung bewegen kann. Nach einer KB-Sitzung ist man auch wenig bereit, kognitiv, d. h. wachbewusst, Wissensinhalte zu produzieren oder die Umgebung mit größerer Vigilanz wahrzunehmen. Vom Therapeuten angeregte Nachgespräche führen deshalb meistens auch nicht weit. Der Patient ist noch stark okkupiert von der Welt der inneren Bilder und der ihn gefangen nehmenden Gefühle und Affekte. Er soll deshalb auch nicht sofort auf die verkehrsreiche Straße gehen und nicht Auto fahren. Wir lassen ihn im Wartezimmer 10 – 15 Minuten wieder „ganz zu sich kommen".

Nachgespräch

Rückkehr in die Realsituation

Phänomen der Imagination

An dieser Stelle stellen sich eine Reihe von Fragen, deren Beantwortung ich zusammenfassend kurz streifen möchte. Die Beschreibungskategorien der katathymen Bilder sind im Gegensatz zu einfachen Vorstellungen nicht so scharf, wie ich es in ihrer idealtypischen Darstellung formuliert habe. Im Verlauf einer Therapiesitzung und durch weiteres Imaginieren wird das Bild häufig dichter. Die Intensität der Imaginationen kann auch noch während einer Sitzung und von Sitzung zu Sitzung schwanken. –

Verbalisierung des KB

Störung dadurch?

Gefragt wurde auch, wann der Patient seine Tagtraumerlebnisse schildern soll. Am besten ist dieses während des Imaginierens. Ein Dialog über Details der imaginierten Szenen stört dabei in der Regel nicht. Zwischenfragen kann der Therapeut in vorsichtiger Form stellen, indem er sich an den Stil des Imaginierens des einzelnen Patienten anpasst. Der Therapeut orientiert sich dabei an seinen empathisch-einfühlend gewonnenen Beobachtungen. Die Gefahr für den Patienten, dadurch kognitiv abgelenkt zu werden, ist begrenzt, solange der Therapeut nicht zum Zweck besonderer diagnostischer Klarheit darauf besteht, fortlaufend Fragen zu stellen, die der Stimmung der Imagination zuwiderlaufen. Zwischenfragen sollen vor allem der Klärung von Bilddetails und der Formulierung des begleitenden Gefühlstones dienen. Insofern ist diese Strukturierung fruchtbar, vor allem in den ersten KB-Sitzungen eines Patienten, die mit einem Lernprozess verbunden sind. In einer späteren Periode vermag der Patient dann seine kreative Fantasiearbeit besser zu nutzen, indem die Strukturierung des Therapeuten zurücktritt. Stärker strukturierende Interventionen und die Fokussierung von kognitiven Inhalten wirken bei Angst erregenden Szenen jedoch distanzierend und beruhigend. Sie können also auch fruchtbar sein.

5. *Kapitel* Behandlungstechnik – Demonstration der KiP einer Patientin

unvorhersehbare Entwicklung der KiP

Nachdem ich Ihnen die relativ einfache Technik des Katathymen Bilderlebens bei einem Gesunden gezeigt habe, möchte ich jetzt die erste *Sitzung einer Patientin* folgen lassen. Sie sollen den Unterschied und die höheren therapeutischen Anforderungen kennen lernen. – Bei einem problembeladenen Katathymen Bilderleben muss der Therapeut auf unvorhergesehene Entwicklungen und Reaktionen gefasst sein und gelernt haben, die Interventionen vorsichtig dosiert unter tiefenpsychologisch-therapeutischen Gesichtspunkten reflektiert vorzunehmen. Das sind andere Kategorien als die uns von der naturwissenschaftlich orientierten Medizin und Psychologie vertrauten.

Transkript Tonband

Das folgende Transkript des Tonbandes ist in der Sitzung mit einer 38 Jahre alten, verheirateten Frau aufgenommen worden. – Sie befindet sich zur Zeit dieser Imagination in einer Krisensituation. Sie erlebt den möglicherweise bevorstehenden Verlust ihrer Mutter, den sie offenbar emotional als eine Bedrohung vorwegnimmt. In diesem Zusammenhang muss daran erinnert werden, dass Imaginationen im Verlauf einer KiP in der Regel auch *aktuell herrschende psychische Probleme* und Spannungen widerspiegeln. Aus dem jeweiligen Inhalt eines Tagtraumes allein ist jedoch schwer zu entscheiden, ob er die Szenerie einer typischen Krise darstellt, oder ob sich darin eine manifeste neurotische Entwicklung zeigt. Nur eine sorgfältig erhobene Vorgeschichte kann das erhellen.

Tonband: („Versuchen Sie sich doch einmal eine Wiese vorzustellen, irgendeine Wiese oder was sonst vor Augen kommen will.")

„Ich sehe eher ein Stoppelfeld mit abgebrannten Stoppeln, die Erde ist schwarz, verbrannt, hin und wieder steht noch eine Stoppel aus der Erde heraus. Es ist sehr öde, sehr verlassen, sehr verkommen."

(„Und wie ist das Wetter?")

„Grau, der Himmel ist grau, ist bedeckt."

(„Schauen Sie sich bitte einmal um, wie das Ganze begrenzt ist.")

„An der einen Stelle des Stoppelfeldes ist ein Wald, und an den anderen Seiten ist es von einem Zaun eingegrenzt, von einem Jägerzaun."

(„Und wie wirkt das Ganze stimmungsmäßig auf Sie?")

„Ja, ich stehe auf dem Feld, und ich möchte in den Wald laufen, weil der Wald grün ist. Das Feld bedrückt mich, der Zaun bedrückt mich, er engt mich irgendwie ein; – er kommt, – er kommt auch immer näher auf mich zu, macht das Feld kleiner, und ich möchte auf den Wald zulaufen. Ich kann nicht, ich bin mit den Füßen verwurzelt in dieser verbrannten Erde, ich möchte die Füße herauszerren aus dem Boden, aber es geht doch nur schwer. Der Boden ist zäh, und er zieht meine Füße immer wieder zurück, und der Zaun kommt langsam immer näher, und ich bekomme Angst, dass er mich ganz einschließt."

(„Ja, vielleicht gehen Sie doch einmal an den Rand des Waldes, gehen am Waldrand entlang und werden da irgendwo ein Bächlein finden.")

„Ja, ich sehe ein Rinnsal eher als ein Bächlein, zunächst ein Rinnsal. Es schlängelt sich durch das Gras am Rand des Waldes."

(„Und bitte versuchen Sie doch einmal, das Rinnsal zu verfolgen.")

„Ja, wo der Wald zu Ende ist, verbreitert sich das Rinnsal und wird ein Strom, ein großer Strom mit Stromschnellen."

(„Wie wirkt dieser Strom auf Sie, stimmungsmäßig, gefühlsmäßig?")

„Reißend und vernichtend, herabzerrend, verschlingend, ja mitreißend."

(„Würden Sie sich trauen, an diesem Strom entlangzugehen und ihn weiter zu verfolgen?")

„Ich möchte hineinspringen und mich von dem Wasser mitreißen lassen."

(„Glauben Sie nicht, dass das gefährlich wäre?")

„Nein, nein, ich empfinde es fast als einen Zwang, hinein ins Wasser zu gehen und mich davontragen zu lassen, auch über irgendwelche Klippen, ich habe keine Angst."

(„Gut, Sie sollten aber auf alle Fälle erst einmal vorsichtig sein und bitte den Strom entlanggehen, immer den Strom verfolgend, um zu sehen, wohin er führt.")

„Ich komme an einen Wasserfall, er fällt ganz steil eine Wand ab, eine Felswand, das Wasser fällt herunter, kommt aber unten nicht an. Es hört in der Mitte dieser Felswand auf, Eiszapfen werden draus. Es friert, das Wasser friert, in der Mitte... Ja, oben fließt es noch runter, und in der Mitte der Felswand wird es zu Eis, und es fallen nur noch einzelne Tropfen von den Eiszapfen weiter herab."

(„Und wie wirkt das auf Sie?")

„Ich bin zunächst überrascht, und ich weiß nicht, was ich damit anfangen soll, ich bin etwas ratlos."

(„Welchen Gefühlston hat dieser Teil der Landschaft?")

„Etwas Unwirkliches, alles bizarr, diese Eiszapfen sind bizarr, und wenn ich mich umgucke, sehe ich Baumstümpfe, die auch in recht bizarren Formen in den Himmel ragen, es ist eine sehr ausgestorbene Landschaft und Umgebung, ... öde, sehr öde, sehr trostlos."

Interpretation der KB-Inhalte

An dieser Stelle breche ich die Wiedergabe des Tonbandprotokolles ab. – Sie werden nun gern Einzelheiten über den Bedeutungsgehalt der Inhalte wissen wollen. Bevor ich darauf jedoch eingehe, muss ich einige Bemerkungen über die Interpretation in der Psychotherapie machen, wenn sie hier zunächst auch nur unsystematisch sind. Auch der mit der Psychoanalyse wenig vertraute Außenstehende weiß in der Regel zumindest, dass dort die „Deutung" der Trauminhalte eine Rolle spielt. Er unterliegt in dieser Annahme aber allzu leicht dem Missverständnis, dass der Therapeut dem Patienten den Bedeutungsgehalt einzelner Teile oder ganzer Bilder des Traumes *direkt* mitteilt bzw. sie bestimmten Gestalten seiner Vergangenheit oder Gegenwart zuordnet.

mehrfache Determination

Verführung zur rationalen Klärung

Symbolik

Solche direkten Deutungsversuche werden ganz selten einmal vorgenommen, dann aber nur in Form eines Angebotes. Jedoch weder in der Psychoanalyse noch in der KiP sind derartige Deutungen der Inhalte vorrangig. Ich möchte auf die Gefahr hinweisen, dass bei Versuchen der Deutung von KB-Inhalten allzu leicht etwas geschieht, was die Wirkung der Therapie auf die Dauer infrage stellt: Falls der Therapeut dem Patienten mehr oder weniger direkt sagt oder anbietet, dass ein bestimmter Inhalt im KB etwas Bestimmtes in seinem Verhalten, in der Beziehung zu einem Menschen usf. darstellt, stiftet er einen kognitiven Zusammenhang, wie er im Sprachlichen für Begriffe üblich ist. Eine solche rein kognitive Zuordnung steht in einem 1:1-Verhältnis. Sie wird der tiefenpsychologischen Symbolik hingegen nicht gerecht. Diese gehorcht ganz anderen Regeln und Gesetzen, die von Freud (1900) in dem schon genannten Primärvorgang studiert und dargelegt worden sind. Danach haben alle symbolischen Inhalte des Nacht- und Tagtraumes, also auch des KB, stets eine mehrfache Bedeutung. Der Therapeut muss dem Rechnung tragen. Das entspricht der therapeutisch wichtigen emotionalen Erlebnisebene bzw. der Affektivität. Nach einer kognitiv-rationalen Deutung kann der Patient aus der Therapiesitzung z. B. mit der Vorstellung herausgehen: „Aha, jetzt weiß ich es, der große Baum auf der Wiese, das ist mein Vater." Solche Zuordnungen sind zwar nicht prinzipiell falsch, aber einseitig und verweisen den Patienten auf die ihm allzu geläufige, die aufsteigenden Gefühle unterdrückende intellektuelle Einstellung. Derartig pauschale Deutungsversuche lassen oft die freien emotionalen Schwingungen verstummen, die für den fortschreitenden therapeutischen Prozess gerade in der KiP außerordentlich wichtig sind und bleiben müssen. Die Schlussfolgerung lautet, dass der auf diesem Gebiet noch unerfahrene Therapeut *auf der Grundstufe grundsätzlich keinerlei Deutungen der Inhalte vornimmt,* auch Deutungsangebote soweit irgend möglich vermeidet. Ich habe an anderer Stelle das Problem der tiefenpsychologischen Symbolik und die Klärungs- und Deutungsarbeit übersichtlich dargestellt (Leuner 1978, 1994).*

Bereits auf der Grundstufe der KiP zeigt sich aber spontan ein vermittelnder Weg, der zwischen Interpretation und Erkenntnis des Patienten liegt: die langsame und schrittweise, aber deutliche Selbstinterpretation der symbolischen Inhalte. Der amerikanische Psychiater Kosbab (1972) hat darüber berichtet. Die Inhalte eines jeden Bildes, so auch die des imaginierten, der Verlauf einer jeden Szene oder einer Geschichte (und bestünde sie auch nur aus einer Aneinanderreihung unzusammenhängender szenischer Abläufe) vermitteln regelmäßig Stimmungselemente und Gefühle. Sie haben, vom Bildhaften her gesehen, stets eine Aussage. Nicht unbedingt in Worte und Begriffe gefasst, kann sie für die Therapie viel fruchtbarer sein. Gewissermaßen als „Bilderrätsel", als Ausdruck der „Sprache der Bilder", kann man sie mit Erfolg in ihrer vielsagenden Breite der Bilddeutungen einfach stehen lassen. Diese bildhafte Sprache wird von undifferenzierten, regressiven Anteilen des Ich in Form einer kindlichen Auffassungsweise sehr gut verstanden. Dank dieser vorbewussten Fähigkeit des erlebnisgebundenen Erkennens („emotional inside") wirken bereits die Imaginationen der KiP (freilich in begrenztem Maße) therapeutisch. Es gibt natürlich noch weitere Stufen der Erkenntnis, auf denen die Inhalte immer prägnanter werden und auch auf Tatsachen und Personen hinweisen. Die Selbstinterpretation der KB-Inhalte tritt aber in der Regel im Verlaufe mehrerer Sitzungen kognitiv immer deutlicher und differenzierter hervor. Angewandt auf das frühere Beispiel der Ärztin, die in einer Notfallsituation in der imaginierten Landschaft eine Überschwemmung beobachtete, lag die evidente Allegorie in der „emotionalen Überschwemmung". Es bedurfte keiner Interpretationskunst, den sinnträchtigen Zusammenhang zu sehen.

Analogie zum Bild der Sprache

Die Reihe der Allegorien im letzten Beispiel nimmt Bezug auf die drohende Verlustsituation. Sie beginnt damit, dass statt einer angenehmen, freundlichen Wiese ein Stoppelfeld erscheint, eine Situation der bereits abgehaltenen Ernte. Die Perioden des Herbstes und Winters sind zu erwarten, eine triste und vom Absterben gezeichnete Szenerie der Natur. Etwas ist abgeschnitten, sogar abgebrannt. Lässt der Therapeut seine eigenen Assoziationen spielen, mag er unwillkürlich an den Begriff der „verbrannten Erde", die Auslöschung allen Lebens und aller menschlichen Zeugnisse, denken. Darin schlägt sich stimmungsmäßig Trostlosigkeit, Traurigkeit, also Depression nieder. In der Arbeitshypothese des Therapeuten beim Mitlesen der Szenerie während der Behandlung muss sein Wissen über die aktuelle emotionale Situation des Patienten und seine Vorgeschichte einfließen. Das gelingt in diesem Fall wegen mangelnder Kenntnis der Daten allerdings nicht.

Thema des Tagtraumes

Wald

Ein Hoffnungsschimmer geht hier von der Baumwelt des Waldes aus. Die Betreffende erinnert sich, dass ihr stets freundlicher und ihr sehr zugetaner Vater ihr die Natur durch vielfältige Spaziergänge, auch durch Wälder, nahe gebracht hat. Die Mutter war dagegen sehr besorgt um die „gute Erziehung"

* In der KiP sprechen wir einerseits vom *Erlebnisraum* im Verlauf der Imagination an sich, andererseits vom *Verständnisraum* des mehr kognitiven Nachgesprächs jenseits der Assoziationen zur Imagination

und wurde eher als kühl, nüchtern, rationalisierend und streckenweise auch abweisend erlebt.

Bach

Wasserfall

Der Bach drückt in der Regel das Moment der fließenden seelischen Entwicklung, der inneren Kontinuität, und das Wasser ein spendendes, fruchtbares Element aus. Hier ist davon wenig übrig geblieben. Der organische Fluss des Bachlaufes ist abgebrochen durch den Absturz in den Wasserfall. Das spendende, fruchtbare Element des Wassers ist geradezu ins Gegenteil verkehrt, wenn das Wasser, zu einem Eiszapfen erstarrt, nur Kälte ausdrückt. Wir vermuten, dass die Betreffende in ihrer Kindheit Kälte im Umgang mit der Mutter erfahren hat. Sie selbst hat vielleicht davon unbewusst etwas adaptiert (Introjekt), wodurch der emotionale Fluss ihrer eigenen Gefühle leidet. Gemessen an den Verhältnissen ist das Bild aber doch relativ krass. Vielleicht darf man vermuten, dass die jetzige Situation der drohenden Verlassenheit durch den Tod der Mutter als ein solches Naturereignis von „eisiger Kälte" erlebt wird und den „Fluss ihrer warmen Gefühle" zur Erstarrung gebracht hat.

Zwangsstruktur

Alarmierend wirkt schließlich der einengende Zaun, der auf sie zukommt. Diese Einengung weist darauf hin, dass sie selbst dazu neigt sich einzuengen, wahrscheinlich auf dem Boden ihrer häuslichen Erziehung. Diese Einengung dürfte sich auf motorische Expansion, freie Entfaltung der Gefühle und gedankliche Beweglichkeit beziehen und durch gewisse Idealbildungen gefestigt sein. Die Einengung kann auch Bezug haben zu Ängsten und einer zwanghaften Strukturkomponente. Tatsächlich hatte die Betreffende vor längerer Zeit an einer Phobie gelitten.

mütterliche Imago

Das Festgewachsen-Sein an der Erde („Mutter Erde") mag mit der starken Bindung an die Mutter, deren Erziehungsprinzipien und Idealen in Zusammenhang stehen, die ihre Beweglichkeit und Eigenständigkeit behindern.

Hypothesenbildung

spontane Einsichten

Aus meinen vorsichtigen Formulierungen sollten Sie sehen, dass ich auf Hypothesen angewiesen bin, solange nicht eine ausführliche Anamnese vorliegt. Die Hypothesen können sich bestätigen, können sich als falsch oder korrekturbedürftig erweisen. Material, das durch weitere Sitzungen und die Anreicherung der Vorgeschichte zusammengetragen wird, dient der Stützung. Aufgrund dessen gewinnen Patienten allmählich halbbewusste oder vollbewusste Einsichten oder sogar punktuelle „Aha-Erlebnisse" in die unbewussten Zusammenhänge. Diese Einsichten selbst gefunden zu haben, ist für den Patienten fruchtbarer, als wenn sie, vom Patienten allenfalls rational begreifbar, vom Therapeuten voreilig ausgedrückt werden.

Kenntnis und Autonomie der KiP

reale Inhalte als Widerstand

An dieser Stelle treten häufig Fragen auf. Eine bezieht sich darauf, ob die im Seminar vermittelten Kenntnisse die in Aussicht genommene Selbsterfahrung zur Weiterbildung stören könnte. – Erfahrungsgemäß entwickeln sich die katathymen Imaginationen im Entspannungszustand nach einiger Übung autonom und spontan. Sie sind durch die Vorkenntnisse der Betreffenden dann nicht mehr wesentlich beeinflusst. Eine gewisse Ausnahme bilden gelegentlich stark intellektualisierende Menschen. Aufgrund eines hohen Grades der Integration von Gedankentätigkeit mit dem Gefühlsleben können die Betreffenden bereits während der imaginativen Phase, deren Schwerpunkt auf

Techniken

dem regressiven Erleben liegen sollte, die Imaginationen interpretierend bzw. reflektierend steuern. In der Regel bleiben die letzteren Funktionen jedoch der Nachbearbeitungsphase überlassen. Sie sollen bewusst von der erstgenannten Phase abgegrenzt sein. Die Intellektualisierung bereits während der Imagination ist ein unerwünschter, das emotionale Erleben behindernder Abwehrmechanismus. In diesen Fällen erläutere ich die wünschenswerte Einstellung dadurch, dass ich hervorhebe, die KiP sei eine „Erlebnistherapie“; in der imaginativen Phase solle der Patient sich deshalb offen und naiv hingeben. Die kognitive Bearbeitung folge später in einem getrennten Arbeitsgang.

Im Zusammenhang mit diesem Problem taucht die Frage auf, ob sich die therapeutischen Imaginationen allein auf frei aufsteigende Fantasien beziehen. – Nicht auf Fantasie basierende Inhalte des KB sind durchaus willkommen. Sie sind in ihrer Auswahl aus der Fülle des möglichen Erinnerungsmaterials durch einen unbewussten Konflikt determiniert, wenn dieser auch zunächst verborgen sein mag. Fragen, etwa was der Betreffende in der rekapitulierten Szene, z. B. einer glücklichen Feriensituation, seinerzeit gedacht habe, was ihn bewegt habe, können dann den Konflikt offen legen. Im Verlauf weiterer Sitzungen gibt der Patient es dann häufig auf, sich ausschließlich im Bereich von Erinnerungen zu bewegen. Bei vorherrschender Abwehr durch Intellektualisierung und Rationalisierung gibt es zwei Auswege: Der Patient wird nach längerem Gewährenlassen darauf angesprochen und gebeten zu versuchen, sich ein noch nicht bekanntes Motiv vorzustellen; er wird anlässlich eines Spazierganges oder einer Reise in einer ihm bekannten Landschaft an die „geographischen Grenzen“ seiner Kenntnisse geführt, z. B. bei der Verfolgung des Bachlaufes. – Die Einstellung von realen Erlebnisszenen aus der Gegenwart oder Vergangenheit (also ohne jede symbolische Einkleidung) hat in der KiP darüber hinaus große therapeutische Bedeutung gewonnen (vgl. S. 117 ff.).

6. *Kapitel* Die Standardmotive der Grundstufe

Thematisierung des Erlebnisfeldes

Die Induktion des Tagtraumes, der „Einstieg in die Bilderwelt" nach vollzogener Entspannung, erfolgt also durch das Angebot eines Vorstellungsmotives (s. Tab. **1**). Diese Vorgabe ist auf der Grundstufe sinnvoll, um stabile und reproduzierende Bedingungen zur Einleitung der Imaginationen zu schaffen. Mit dem Vorschlag eines Motives verbindet sich naturgemäß immer auch eine Thematisierung des Erlebnisfeldes bzw. der dadurch angeregten Projektionen unbewusster Inhalte sowie eine Fokussierung auf bestimmte Konfliktfelder. Ob man will oder nicht, mit jedem Vorstellungsmotiv wird das Thema durch dessen jeweiligen Symbolwert determiniert. Es kann einmal allgemein gültiger Natur sein und viele Menschen ansprechen. Das andere Mal kann es ein spezifisches Thema betreffen, das nur individuelle Motivzusammenhänge anschneidet. Dieser Vorgang der *Thematisierung* ist nicht nur dem Tagtraum eigen. Auch in der Alltagssituation und im kognitiv-rationalen Umgang wird Psychisches regelmäßig thematisch angesprochen. Die gezielte Strukturierung der Imagination mithilfe eines Standardmotives ist eine große Chance gegenüber den vielfältigen Zufälligkeiten und Möglichkeiten der optischen Fantasie. Die Tagtraum-Projektionen im Rahmen eines sinnvollen Ordnungsgefüges zu strukturieren, ist vergleichbar einer Landkarte, die der Besucher eines fremden Kontinents zur Hand nimmt, um sich an dessen Geographie zu orientieren. Die thematische Strukturierung des Tagtraums ist – verglichen mit anderen Tagtraumtechniken – nach Kosbab (1972) und Singer (1978) ein Spezifikum der KiP. Ich sehe darin eine seiner besonderen Stärken. Wichtiger jedoch ist, dass das Verfahren keineswegs nur an diese Strukturierung gebunden ist. Die fortgeschrittene Technik des assoziativen Vorgehens (Mittelstufe) kann auf die Vorgabe von Motiven verzichten. Die Vorgabe von Motiven erleichtert aber die Lehrbarkeit des Verfahrens für den jungen therapeutischen Kandidaten ebenso wie für den Patienten in den Anfangsgründen seiner Therapie. Darüber hinaus ermöglichen sie eine Nachprüfung individueller Ausgestaltung (Wiederholbarkeit) der einzelnen Motive, sodass Wandlungsphänomene untersucht werden können. Das haben Stamm (1983) und Lienhard (1983) in interessanten Studien unter Anwendung der KiP als einem projektiven Test gezeigt.

Lehrbarkeit der KiP

Auswahl der Standardmotive

Oft bin ich nach der Begründung der Auswahl der Standardmotive gefragt worden. Die Wahl beruht auf klinisch-empirischen Beobachtungen in einer Periode von 1948 bis 1954 mit vielfältigen Experimenten vor Erscheinen der ersten Publikationen über das KB. Eine Reihe von Motiven kristallisierte sich dabei heraus, von denen offensichtlich landschaftliche Bilder die größte innere Bereitschaft der Patienten ansprachen. Einen kleinen Teil der Motive, die vorwiegend der Mittelstufe zugeordnet sind, habe ich aus der Kenntnis tiefenpsychologischer Konfliktbereitschaft heraus ergänzt. Sie gewährleisten vor allem die Projektion im Bereich bestimmter Grundkonflikte (vgl. S. 4). – Ein Teil der Motive ist sehr breit angelegt, gewissermaßen als ein Rahmen, in dem sich das Symboldrama entwickeln kann bzw. sich alle möglichen andrängenden Konflikte spontan darstellen können. Andere Motive sind enger und manche thematisch ganz eng gefasst und spiegeln nur einen umschriebenen Problembereich wider. Für die Grundstufe lag es nahe, Motive zu wählen, deren Symbolwert der spontanen Entwicklung der individuellen Projektion breiten Raum lässt, also nicht eng fokussiert, z. B. die Wiese. Die unbewusste Psychodynamik sollte möglichst unter Vermeidung stärkerer regressiver Tendenzen bzw. verdrängten, hoch gespannten Konfliktmaterials von der Oberfläche her angeschnitten werden, sodass archaische Affekte und Ängste nicht ausgelöst werden können. Der noch ungeübte Therapeut sollte keine wichtigen, schützenden Abwehren beim Patienten durchbrechen, das affektive Material nicht überdosieren und nicht Angst hervorrufen, die er selbst nicht meistern kann.

Symbolwert der Motive

Ein Charakteristikum der Grundstufe liegt also insgesamt darin, dass der Interventionsstil und damit die Motive „schonend" und eher protektiv an der bildhaften Oberfläche liegend gewählt sind. Kunstgerecht angewandt, büßt die Grundstufentechnik trotzdem nichts von der therapeutischen Wirksamkeit ein. – Bereits an dieser Stelle möchte ich dem Irrtum begegnen, dass dramatische KB-Inhalte und aufwühlende Szenen therapeutisch wirksamer seien als schlichte, kognitiv klar verständliche und integrierbare Imaginationen.

Die Standardmotive der Grundstufe, die wir dem Patienten schrittweise zum übenden Vorgehen anbieten, sind folgende:

1. *Das Motiv der Wiese,* das als Beginn einer Reihe von Tagträumen benutzt werden kann und als Bühne, als Ebene der Projektion aktueller Konflikte;
2. *das Motiv des Baches* mit der Aufforderung, ihn entweder stromaufwärts bis zur Quelle oder stromabwärts bis hin zur Mündung zu verfolgen;
3. *das Motiv des Berges,* der von ferne zu betrachten und dann zu besteigen ist, um von seinem Gipfel einen Rundblick zu gewinnen;
4. *das Motiv des Hauses,* das besichtigt wird;
5. *das Motiv des Waldrandes* mit Blick in das Dunkle des Waldes von der Wiese aus, um Symbolgestalten hervortreten zu lassen.

Alle übrigen Standardmotive der KiP, deren Übersicht von zwölf Motiven in Tab. **1** (S. 4) zusammengestellt ist, sind bei der Grundstufe bewusst ausgeklammert worden. Sie haben erst Bedeutung für die Mittel- und Oberstufe (vgl. Anhang 1, S. 169) und sind in dem Lehrbuch des gesamten Verfahrens ausführlich dargestellt (Leuner 1994).

therapeutische Bedeutung der Grundstufenmotive

Im Zusammenhang mit den kasuistischen Beispielen zu den Leistungen der Grundstufe (S. 7 ff.) wurde darauf hingewiesen, dass erstaunlicherweise bereits die Arbeit mit den fünf ersten Standardmotiven und das Durchspielen der mit ihnen verbundenen kreativen Szenen und Leistungen in vielen Fällen reichen kann, die später zu beschreibende psychotherapeutische Wirkung der KiP zu entfalten. Das haben auch die erwähnten Studien der Behandlung mit der Grundstufe an größeren Patientenzahlen bestätigt. Ich betone das deshalb, weil manche angehenden Therapeuten meinen, die fortgeschrittene

Mittel- und Oberstufe würde eine bessere und wirkungsvollere Therapie erlauben als die Grundstufe. Das ist jedoch nicht der Fall. Die Grundstufentechnik bildet die Basis des gesamten Verfahrens. Sie kann als eine in sich abgeschlossene Therapiemethode aufgefasst werden. Ich lege deshalb allen zukünftigen Therapeuten nahe, sich in ihrer späteren Arbeit zunächst ganz auf die hier dargestellte begrenzte Anzahl von Motiven zu konzentrieren und sich darauf zu beschränken. Ihre natürliche Entfaltung besorgt der sein Fantasieleben schrittweise entwickelnde Patient dann in der Regel von selbst. Voraussetzung ist die vorsichtige Strukturierung und bestätigende Ermutigung sowie die Gewährung der nötigen kreativen Freiheit durch den erfahrenen Therapeuten. In dem Abschnitt über das technische Vorgehen werde ich darauf noch zurückkommen.

Zunächst erhebt sich aber die Frage, wie wir unsere Patienten zur Imagination der einzelnen Motive anregen, und wie der Therapeut für sich selbst (ohne es auszusprechen) die tiefenpsychologische Bedeutung dieser Motive ganz allgemein und auch individuell zu begreifen sucht.

Erstes Standardmotiv: *die Wiese*

Wiesenmotiv

Das erste Übungsmotiv ist die oben genannte Wiese: Sie kann nach dem Blumentest als Einstieg in die Methode benutzt werden, aber auch als Start für jede einzelne Tagtraumsitzung. Das ist allerdings keine Voraussetzung. Auch mit den anderen Motiven kann der Tagtraum begonnen werden. – Das Motiv wird dem Patienten nur ganz vage aufgegeben, etwa folgendermaßen formuliert: „Versuchen Sie doch bitte einmal, sich eine Wiese vorzustellen" (unter Umständen mit der Ergänzung: „Das Sich-etwas-Vorstellen ist ja nicht schwer, das wird Ihnen keine Mühe bereiten"). Hinzuzufügen ist: „Auch jeder andere Inhalt ist recht" (s. S. 25).

aktuelle Stimmung

Das Szenarium der Wiese spiegelt häufig die gegenwärtige mehr oder weniger bewusste Stimmung des Patienten wider. Dementsprechend können sich auch Details des Wiesenbildes von einer Sitzung zur anderen ändern. Der auf diese Weise ausgedrückte innere Stimmungswandel ist dem Patienten zunächst oft nicht bewusst. Erinnert sei an den Wandel des Landschaftsbildes der Ärztin im Krankenhaus (S. 15), die nicht wahrnahm, dass sie innerlich erregt war, als die Überschwemmung der Landschaft vor ihrem inneren Auge erschien. Wenn der Therapeut in dieser Situation dem Patienten seine Vermutung mitteilt, die Stimmung des Wiesenmotives könne vielleicht seine innere Verfassung widerspiegeln, stimmen die meisten mehr oder weniger zögernd zu. Mitunter staunen sie auch, wenn sich hinter der Fassade eines heiteren Verhaltens eine „Verdüsterung" zeigt, etwa indem das Wetter trist und regnerisch ist. Daran etwa kann man dem Patienten schrittweise seine unbewusste Bereitschaft zu verdrängen vor Augen führen.

Stimmungs-elemente

Das Stimmungsmoment kann sich in den verschiedensten Bereichen darstellen, am leichtesten und am häufigsten natürlich im Wetter. Die Sonne kann scheinen, der Himmel kann grau und verdeckt, die ganze Szenerie düster sein, oder es kann regnen und schließlich stürmen. Die herrschende Jahreszeit gibt einen Hinweis auf die wahrscheinlich noch tiefer, fester gefügte Grundgestimmtheit. Eine herbstliche Situation lässt an traurige Verstimmung denken, die des Frühlings an eine optimistische Erwartung und die des Sommers an befriedigende Erfüllung (um nur die hauptsächlichen zu nennen).

breiter Symbolgehalt des Wiesenmotives

Der symbolische Gehalt des Wiesenmotives ist sehr breit, wie sich schon aus den genannten Variationen von Wetter und Jahreszeit zeigt. Im Grunde erwarten wir beim idealen Gesunden natürlich eine freundliche, eher liebliche Sommersonnenwiese, die ihre Fruchtbarkeit durch üppiges Gras und Blumen darstellt, deren Atmosphäre durch eine angenehme Gesamtumgebung heiter ist. Unter diesem Vorzeichen könnte das Wiesenmotiv in erster Linie symbolisch oder allegorisch in Beziehung zur Vorstellung vom Paradies, vom Garten Eden, gesetzt werden. Bezogen auf das Menschliche ist es Ausdruck einer friedfertigen, ausgleichenden, relativ konflikt- und rivalitätsfreien, einladenden und Fruchtbarkeit darstellenden, mütterlichen Welt. Diese kann noch dadurch akzentuiert sein, dass Kühe auf ihr weiden. – Aber nicht nur bei dem genannten idealen Gesunden, sondern keineswegs selten bei Patienten, die uns wegen einer Neurose aufsuchen, kann zunächst ein derart harmonisches Wiesenbild im Sonnenschein hervortreten. Ich erinnere an das Beispiel des Kollegen auf Seite 31 f. Mit anderen Worten, wir erkennen gelegentlich eine Paradoxie und müssen uns darauf einstellen, dass das sich darstellende Tagtraumbild nicht grundsätzlich die tieferen Paradoxien der inneren Störung widerspiegelt. Beim neurotisch leidenden Menschen kann ein störungsfreies Wiesenbild sichtbar werden, in dem sich die Meisterschaft ausdrückt, Konflikte und innerseelische Probleme abzudecken, d. h. stark zu verdrängen. Starke Abwehrmechanismen des Ich sind entwickelt. Diese Paradoxie ist beim Wiesenmotiv jedoch relativ selten. In diesem Falle muss sie vom Therapeuten erkannt und zunächst auch respektiert werden. Sie hat aber zu neuen Einsichten in die 2. Dimension der KiP geführt (S. 141).

Paradoxien

Projektion eigener Konflikte

Von großem Interesse sind die häufigen detaillierten Projektionen von Konflikten in das Wiesenmotiv. Es sind Störungsformen, durch welche die oben genannte ideale Wiese mit ihrem fruchtbar spendenden und erholsamen Charakter beeinträchtigt ist. Das Beispiel jener Frau, die unter dem Eindruck des möglichen Verlustes der Mutter stand, zeigte Hinweise auf ausgesprochene Störungen. In anderen Fällen können sie sich wie folgt darstellen: Die Wiese ist abgefressen, durch Sonne ausgedörrt, besonders klein oder durch Stacheldraht eingeengt bzw. streng unterteilt, oder ein Wald umgibt sie in einem starren, geometrischen Rechteck. In seltenen Fällen ist der Patient auf der Wiese durch ein eng eingezäuntes Gebiet wie gefangen. Das kann als Zeichen einer schweren Neurose gelten.

Breite des Wiesenmotives

Das Szenarium des Wiesenmotives bietet natürlich noch breitere Darstellungsmöglichkeiten. Ein kennzeichnendes Bild schilderte ein junger Mann, der in der Nachkriegszeit vereinsamt unter dem Verlust seiner Heimat litt. Statt einer grünen Wiese sah er einen weiten quadratischen Platz, der von drei Seiten von Wald umgeben war, als hätte man künstlich eine Lichtung geschlagen. Das Gras war trocken, verbrannt und zertreten, seine Farbe bräunlichgrau. Auch der Himmel war grau, die Jahreszeit unbestimmbar, aber trist. In der Mitte dieses Platzes stand ein hoher Wachturm aus Holz, wie er ihm von russischen Gefangenenlagern her bekannt war. Nachdem der Patient angehalten worden war, das Bild eine Weile auf sich wirken zu lassen und genauer zu betrachten, schweifte sein Blick von der leicht abschüssigen Lichtung in die Ferne. Dort sah er, fast märchenhaft aufleuchtend, eine weiße Stadt in der späten Nachmittagssonne. Der Kontrast zwischen der deprimierenden, tristen Lagerwiese und der fernen, verheißungsvollen Stadt beeindruckte ihn sehr.

depressive Inhalte

Es war für ihn beruhigend, über die Wiese hinaus als Ausdruck der ihm aussichts- und trostlos erscheinenden Lage, die ferne Stadt als einen Funken Hoffnung auf Erfüllung von Erwartungen an ein zukünftiges Leben zu erkennen, wenngleich sich darin auch Illusionen spiegeln können. – Oft ist es erstaunlich, dass die Begegnung mit einem solchen Motiv, etwa im Sinne der Einsicht: „Ja, so sieht es offenbar in mir aus" oder: „So erscheint mir also unbewusst meine Lage", und die damit verbundene größere kognitive Klarheit und der höhere Grad an innerer Gewissheit entlastend wirken. Das ist selbst dann der Fall, wenn das Bild einen negativen, jedenfalls nicht besonders erfreulichen Charakter hat. Das hat, hinsichtlich der darin liegenden psychischen Belastung, aber naturgemäß seine Grenzen.

mangelnde Indikation der Grundstufe

Das auf S. 31 ff. wiedergegebene Beispiel zeigt noch keinerlei Zeichen einer schweren oder dekompensierten Neurose. Eine kurze Behandlung auf der Grundstufe wäre ohne weiteres möglich, sogar empfehlenswert. Als Kontrast soll folgendes Beispiel eine depressive Gesamteinstellung besonders krass zeigen. Die Patientin läuft Gefahr, dass die depressive Stimmung durch das KB noch verstärkt wird, beziehungsweise dass sie sich noch weiter passiv und hilflos in diese Richtung bewegt.

Nach Einstellung des Wiesenmotives schildert die 25 Jahre alte Frau sogleich eine relativ kleine Wiese am Waldrand. Es ist regnerisch, und Nebelschwaden ziehen über die Wiese. Die Patientin steht mitten auf ihr. Sie traut sich nicht, sich vom Fleck zu bewegen, denn die Wiese ist nass und morastig. Außerdem ist die Wiese von einem starken Weidezaun umgeben. Ein Gatter findet sie nicht. – Der Wald, von dem sie das Gefühl hat, er könnte sie erdrücken, steht mit hohen Bäumen in der Nähe. – Das Wetter als „Stimmungsbarometer" und die Wiese, unfruchtbar als Morast, drücken tiefe Trostlosigkeit und Verlassenheit aus. Dazu bedarf es keiner Deutungskunst. Auch braucht man das der Patientin nicht zu sagen. Die starke Umzäunung und die Unbeweglichkeit, aus der sich die Patientin nicht befreien kann, weisen auf einen hohen Grad innerer Einengung und passiver Hilflosigkeit hin. Erst durch Kenntnis der äußeren Umstände und der Anamnese kann man ermessen, ob dieses Bild eine momentane Krisensituation ausdrückt, oder ob es die Darstellung einer schweren depressiven Neurose ist. Tatsächlich sieht sich die Patientin, die seit langem neurotisch erkrankt war, hilflos einer ausweglosen, vereinsamten Zuspitzung ihrer Lage gegenüber.

In einer solchen Situation taucht die Frage auf, ob der Therapeut nicht vielleicht sinnvoll eingreifen kann. Er könnte z. B. den Patienten ein anderes, geographisch entfernt liegendes, aber positive Stimmung ausstrahlendes Landschaftsmotiv einstellen lassen. Man denke etwa an die Szenerie einer Strandpartie am blauen Mittelmeer im Sonnenschein. In der Regel kann sich der Patient auch auf diese Weise von der ihn ganz erfüllenden depressiven Stimmung nicht befreien. Vielmehr wird sich, wenn ein solcher Wechsel des Bildes überhaupt möglich ist, die depressive Verstimmung aufdrängen. Das

Wetter ist dann ebenfalls düster, der Himmel verhangen, das Meer bleiern, träge und grau. – Man könnte an andere Auswege denken: Einen einengenden Zaun könnte man übersteigen lassen oder andere aktive Aktionen anregen. Das kann gelegentlich gelingen. Nicht selten aber entstehen unüberwindliche Schwierigkeiten. Das direkte Eingreifen des Therapeuten kann Widerstände provozieren. Im Zusammenhang mit den so genannten Verhinderungsmotiven wird darauf noch genauer eingegangen (S. 105 ff.).

typische Störungszeichen

Bei der ersten Einstellung des Wiesenmotives können bei neurotisch gestörten Menschen (oder in akuten Krisensituationen) bestimmte ausgeprägte Störungszeichen auftreten, die der Beachtung bedürfen. Anstelle der Wiese erscheint ein Stoppelacker, ein Sumpf, ein asphaltierter Platz oder gar eine Wüste. Bei dem Einstiegsmotiv kann eine solche Darstellung vorübergehender Art sein, kann sich aber auch stereotyp wiederholen. Die Häufung ähnlicher Inhalte könnte auf eine besonders schwere Störung hinweisen, die eine Therapierbarkeit auf der Grundstufe oder mit der KiP überhaupt gänzlich infrage stellt. Bezüglich der Behandlungsprognose und der Indikation des KB gemessen an den Inhalten des KB vergleiche S. 161. Grundsätzlich haben depressive Neurosen eine relativ gute Prognose, sofern sich der Patient bereits im Leben bewährt hat.

Bewegungsfreiheit

Der Umgang mit dem Wiesenmotiv erschöpft sich natürlich nicht in der hier zunächst aufgeführten diagnostischen Seite. In der Therapie bieten wir dem Patienten, sofern die Wiese für ihn einigermaßen akzeptabel ist, zunächst an zu tun, was er will, mit der Frage: „Was möchten Sie jetzt gern tun?" Dann können Wünsche aufkommen wie Spazierengehen, sich ins Gras legen, Blumen suchen, die weitere Umgebung erforschen usf. Mit anderen Worten, wir sollten zuerst die schon erwähnte gewährende Haltung einnehmen und dem Patienten einen Teil der Führung selbst überlassen. – Nicht ganz selten machen wir den Patienten dadurch jedoch etwas ratlos. Ihm fällt nicht ein, was er tun könnte. In dieser, wie in jeder anderen Art des Verhaltens im katathymen Panorama, stellen sich so übertragungsbedingte Verhaltenstendenzen ein, die dem Betreffenden in der Regel auch in der Realität eigen sind, ohne sich deren immer bewusst zu sein. Wem nichts einfällt, weiß offensichtlich auch sonst nicht, was ihm Freude bereitet. Ungewohnt, eigenen Wünschen und Impulsen nachzugehen, tendiert er eher zu einer passiven Einstellung und ist gewöhnt, von anderen Menschen Hinweise und Anleitungen zu erhalten. Die Gewährung von Freiheiten kann also auch Peinlichkeit und Ratlosigkeit auslösen und den Patienten mit einem inneren Dilemma konfrontieren, das in der fortgeschrittenen Therapie angesprochen werden sollte.

anregende Hinweise

Worin also liegen die Anregungen, die der Therapeut im Rahmen des Wiesenmotives als des zuerst eingestellten Motives geben kann? Die lediglich strukturierenden Interventionen des Therapeuten sind bei allen Motiven ähnlich. Sie konzentrieren sich vor allem auf Anregung der zunehmend verfeinerten Wahrnehmung des imaginierten Bildes und sollen sich dabei

a) als gezielte Fragen nach typischen Attributen des jeweiligen Motives, bei der Wiese also nach Blumen, nach dem Wetter, der Jahreszeit, der Umgrenzung des Fernblickes (wie schon erwähnt), nach Tieren, die sich im Gras befinden oder auf der Wiese weiden usf. richten. Zum anderen sollen sie sich

b) auf die Nähe, also auf die Betrachtung von Details,
c) auf die Dimension der Ferne, also auf die weitere Umgebung des eigenen Standortes erstrecken. Hinzu können kommen
d) Fragen nach der eigenen Gestimmtheit (abgesehen von den Fragen nach den eigenen Intentionen) und auch
e) Fragen nach dem Stimmungscharakter der Wiese oder des gesamten Landschaftsbildes.

Typische therapeutische Interventionen der KiP lauten: „Wonach ist Ihnen zumute?“ „Was möchten Sie tun?“ „Was nehmen Sie wahr (fühlen Sie), wenn Sie noch genauer hinspüren?“ Insofern ist das Verfahren handlungsorientierter als die Psychoanalyse („Was fällt Ihnen dazu ein?“).

Wahrnehmung

Grundidee ist es, ein derartiges Motiv wahrnehmungsmäßig möglichst bis in alle Einzelheiten und seinen Stimmungsgehalt auszuschöpfen. Dabei ist schon deutlich geworden, dass die Wahrnehmung in zwei Richtungen geht: einerseits in die kognitive mit Beachtung von Tatbeständen des Bildes und andererseits in den Bereich der Stimmungen, Gefühle und Affekte, also des breiten Spektrums der emotionalen Bewegtheit. In diesen beiden Richtungen der Aufmerksamkeit kann sich ein mehr kontemplatives Verharren, das Auf-sich-wirken-Lassen über eine längere Zeitstrecke verbinden. Das führt zu einer Verstärkung dieser Eindrücke. Voraussetzung ist selbstverständlich, dass nicht ausgesprochen negative, etwa depressiv oder angstbesetzte Inhalte im Vordergrund stehen. Die Interventionstechnik hat keine festen Regeln. Sie steht in Zusammenhang mit dem gesamten Kontext und dem empathischen Einfühlen des Therapeuten in die Lage des Patienten auf der Basis seiner Selbsterfahrung und der bisherigen Behandlung unter Supervision mit Tonbandkontrollen. Viele Patienten entwickeln auch einen Grad von Eigenaktivität und entfalten die Szenerie bald selbst kreativ, sodass ihnen – wie schon gesagt – über eine längere Strecke die Gestaltung des jeweiligen Motives ganz selbst überlassen werden sollte.

Das Wiesenmotiv, mit allem was sich daran rankt, kann die erste, aber auch viele spätere Sitzungen ausfüllen. Es kann auch nur eine kurze Episode bleiben, aus der heraus die weiteren Motive entwickelt werden. Besondere Schwierigkeiten bereitet dem therapeutischen Anfänger das Problem, in welcher Weise und wie oft er klärende Fragen während des Imaginierens stellen soll. Wie schon hervorgehoben, können diese Fragen sehr dazu beitragen, dass die Imaginationen klarer, präziser und farbiger werden, dass neue Details auftauchen und das Bild sich insgesamt anreichert. Allzu viele und ungeschickte, nicht mit Stimmung und Szenerie konform gestellte Fragen können aber auch störend oder drängend wirken. Daraus wird ohne weiteres deutlich, dass der Begleitstil nur mithilfe von Übungsseminaren erlernt werden kann (Anhang 3).

klärende Fragen

In ihnen wechselt der Teilnehmer die Rolle: Einmal ist er Patient, das andere Mal Therapeut, und er erhält eine Rückmeldung über seinen Interventionsstil vom Partner und vom Seminarleiter sowie der Gruppe.

7. *Kapitel* Zweites Standardmotiv: *der Bach*

Strukturangebot

In der gleichen oder der darauf folgenden Sitzung bitten wir den Patienten, sich vom Wiesenmotiv ausgehend nach einem Bach umzusehen. Nicht selten bietet sich in der Wiese ein Bachlauf von selbst an. Im anderen Fall sagen wir ihm, wir würden vermuten, in der Nähe befinde sich ein Bach. Das ist ein Strukturangebot, dessen Inhalt aber ganz vage bleibt. Dies genügt in der Regel, um den Patienten – vielleicht nach nochmaliger Ermunterung – einen Bach finden zu lassen. Natürlich kann auch das Gegenteil eintreten, und das Bachmotiv bleibt aus. Dann können wir auf eine Abwehr bzw. einen Widerstand schließen. – Im positiven Fall lassen wir den Patienten zunächst Einzelheiten des Baches beschreiben. Statt nach Details zu fragen, bitten wir ihn, seine Eindrücke zu schildern. Erinnert sei an den Bericht des Kollegen (S. 25 f.) und der jungen Frau, letzterer im Zusammenhang mit der krisenhaften Problematik und dem vereisten Bach (S. 31 f.).

Ausprägung

Der Bach kann ein kleines Rinnsal sein oder breiter, evtl. bereits sehr groß, ja selbst ein Fluss kann sich darstellen. Merkmale wie die Geschwindigkeit des Stromes (oder ist er gestaut?), die Sauberkeit des Wassers, die Art des Ufers und seines Bewuchses lassen wir berichten. Wieder können wir fragen, was der Patient hier wohl gerne tun möchte. Während der eine keine Initiative ergreift, möchten andere die Füße hineinstecken, im Bach waten, nach Fischen suchen oder den Bach verfolgen. Der Bach hat auch in der Realität eine eigenartige Anziehungskraft auf den Menschen, wie Wasser ja überhaupt häufig. Je ausgedehnter die Beschäftigung mit dem Bachmotiv ist – ohne die schon erwähnten Leistungen, ihn in der einen oder anderen Richtung zu verfolgen –, desto therapeutisch fruchtbarer wird sie. Auch hier werden wir nicht vergessen, den Stimmungsgehalt durch eine entsprechende Frage wahrnehmen zu lassen.

symbolische Bedeutung

Welche symbolische Bedeutung können wir dem Bachmotiv zuordnen, das in unseren geographischen Breiten eng mit dem Motiv der Wiese und der Landschaft verbunden ist? Der Bach ist ein fließendes Wasser, das sich von der Quelle über die verschiedenen Ströme letztlich bis hin zum Meer erstreckt und sich in dieses ergießt. Sein Grundmotiv ist damit das des dauernd fließenden Stromes, an dem sich zugleich eine Entwicklung kundtut. Insofern kann das Bachmotiv, das allerdings vielfältige Facetten hat, auch als Ausdruck der fließenden seelischen Entwicklung, der ungehinderten Entfaltung seelischer Energie aufgefasst werden. Zugleich ist nicht zu vergessen, dass Wasser überhaupt als „Element“ so etwas wie Lebenskraft in sich trägt. Es erfrischt, belebt, und Leben ist ohne Wasser nicht denkbar. Insofern gehört Wasser in den Bereich der Fruchtbarkeitsvorstellung. Wo eine Wiese, wo fruchtbare Landschaft zu finden ist, muss auch immer Wasser sein: ein Rinnsal, ein Bach, ein Fluss, ein See.

Ein größerer Bach oder ein Strom kann auch eine Grenze darstellen, die durch Brücken oder Fähren oder auch durch eine Furt überwunden werden kann.

Quelle
Wasser
Meer

Aus dem Schoß der mütterlichen Erde entspringt die reine, erfrischende und kühle Quelle. Das Ende des Stromes, das Meer, ist ein Sonderfall des Motives „*Wasser*" und gilt gemeinhin als ein Symbol des Unbewussten. Darauf kann man bei gewissen Einstellungen im KB vertrauen. Davon soll hier jedoch nicht weiter die Rede sein. Der bekannte deutsch-amerikanische Psychoanalytiker Niederland (1956) hat der Flusssymbolik eine breite, sehr interessante Studie gewidmet.

Bach als Leitlinie

In der Therapie bitten wir den Patienten, nachdem er den Bach in der oben genannten Weise eingehend betrachtet und beschrieben hat, zu wählen, den Bach stromaufwärts bis zur Quelle zu verfolgen oder stromabwärts, so weit er gelangen kann. Manchmal haben Patienten Entscheidungsschwierigkeiten, welchen Weg sie vorziehen möchten. Offensichtlich fällt der Weg stromauf bis zur Quelle leichter als stromab. Lassen wir den idealen Gesunden den Bach stromabwärts verfolgen, so wird er keine großen Schwierigkeiten haben und berichten, wie der Bach breiter und breiter wird, durch verschiedene Landschaften hindurchfließt, deren Szenerie sich ändert, indem Dörfer und Städte auftauchen und er vielleicht in einen Strom mündet. Seine Weiterverfolgung führt ihn schließlich an die Mündung ins Meer. Das Meer ist dann selbst ein Motiv eigener Art. Die Beschäftigung damit führt über den Bereich der Grundstufe hinaus. Allerdings stellen sich bei der Begleitung des Baches entlang seines Laufes in der Praxis auch beim nicht ausgesprochen neurotischen Menschen fast regelmäßig gewisse Motive der Verhinderung („fixierte Bilder") ein. Sie signalisieren Probleme und können als Störungszeichen gelten. Aus diesem Grunde hat der *Weg zur Quelle* in der ersten Phase der Therapie meist den Vorrang. Es gehört dann zu den Ausnahmen, wenn dieser Weg durch Gestrüpp, steiles Ansteigen des Berghanges usf. stark behindert oder gar gestört ist. Nur in den seltensten Fällen gelingt das Auffinden der Quelle überhaupt nicht, was als ein Störungszeichen zu werten ist. An der Quelle selbst kann das Wasser aus der Erde, aus einem Fels oder aus einem künstlich angelegten Rohr hervorkommen. Manchmal sind es auch technische Vorrichtungen wie etwa ein Wasserreservoir oder ein Behälter mit einem Deckel, unter dem die Quelle bereits gefasst ist. Störungszeichen, die auf Konflikte hinweisen, sind Situationen, in denen das Wasser unscheinbar aus dem Sand sickert, die Quelle dünn fließt oder aus vielen kleinen Wässerchen einer Wiese hervorquillt. Fließt das Wasser der Quelle bei einer sonst neurotisch gestörten Person breit und reichlich, kann man von ungebrochener Vitalität und emotionaler Intensität sprechen.

Weg zur Quelle

Störungszeichen

Wir schlagen dem Patienten vor, das Wasser zu kosten und sich das Gesicht zu benetzen. Dabei ist sicher nicht gleichgültig, ob er das „kühle Nass" überhaupt spürt oder dagegen stumpf ist, ob er sich dadurch erfrischt fühlt oder nicht und inwieweit er die Szenerie der Umgebung beschreiben kann, welcher Gefühlston und welche Stimmung von ihr ausgehen.

Symbolik
Quelle

Zunächst noch ein Wort zur Symbolik der *Quelle*. Ganz deutlich ist die Beziehung zur spendenden mütterlichen Welt, hier der Quelle „aus der Mutter Erde", die Symbolik der oralen mütterlichen Versorgung und damit auch der Mutterbrust. Besteht eine ernsthafte Störung im Bereich der Quelle, so kann mit einer gewissen Wahrscheinlichkeit auf Frustrationen in der frühesten Mutter-Kind-Beziehung, also im oralen Antriebsbereich, geschlossen werden. Sie dürften eine prägende Rolle gespielt haben, wodurch dann emotionale Lücken entstanden sein können („orales Defizit").

Störungszeichen

Als *Störungszeichen* gelten nicht nur die mangelnde Entfaltung der Quelle, sondern auch Schwierigkeiten bei der Benutzung des Quellwassers. Wir bieten dem Patienten deshalb an, zu versuchen, aus der Quelle zu trinken, sich schmerzende oder anders gestörte Körperstellen mit dem Wasser einzureiben oder gar das Quellwasser zu stauen, um darin zu baden. Störungszeichen liegen darin, dass der Patient ablehnt, das Wasser zu kosten, weil er glaubt, es sei schmutzig, habe Bakterien oder könne ihn vergiften. Bei dem Versuch kann das Wasser übel, unangenehm oder sauer schmecken, es kann heiß sein oder extrem kalt. Diese Beobachtungen weisen – wie gesagt – auf eine Störung der frühen Mutter-Kind-Beziehung hin. Das langsame Sich-Anfreunden mit dem Quellwasser kann, in beständigen Schritten praktiziert, therapeutische Bedeutung haben.

Verfolgung des Bachlaufes

Der zweiten Übung am Motiv des Bachlaufes, die Verfolgung vom Bach über den Fluss zum Strom und schließlich bis hin zur Mündung, gilt unser besonderes Interesse. Auf dieser langen Strecke begegnet der Patient fast regelmäßig konfliktbedingten *Verhinderungsmotiven.* Sie sind zwar vielfältiger Art, kehren aber bei vielen Patienten in ähnlicher Weise wieder. Nach einer Strecke der Verfolgung ist der Bach häufig gestaut, sei es durch eine Betonmauer, durch eine Bretterwand, sei es, dass er in ein größeres Becken fließt, das eine Staumauer hat und den Ablauf vermissen lässt.

Verhinderungsmotive

In diesem Zusammenhang erinnere ich daran, dass Freud in seinen frühen Schriften (1895) von dem „Affektstau" bei neurotischen Patienten gesprochen hat. Auch von der Vorstellung vom „Abfließen der Affekte" im Zusammenhang mit der Katharsis bzw. Abreaktion ist in der frühen Psychoanalyse die Rede. Maßnahmen, dies zu ermöglichen, sind u. a. von Greenson (1975) als psychotherapeutisch bedeutsam hervorgehoben worden. Andere Verhinderungsmotive zeigen sich darin, dass etwa das Wasser allmählich im Sande versickert, unvermittelt in einem Loch in der Erde verschwindet und offensichtlich unterirdisch weiterfließt. Lässt man den Patienten dann suchen, taucht der unterirdische Strom nach einiger Entfernung oft wieder auf. Als extremes Störungszeichen mit aktueller Dynamik kann gelten, wenn das Wasser von vornherein vermisst wird: Das Bachbett ist leer.

Täuschungsmanöver

Eine subtilere Version des Widerstandes liegt in einem seltenen, unwillkürlichen Täuschungsmanöver: Getreu unserem Auftrag verfolgt der Patient den Verlauf des Baches. Nach einiger Zeit bemerkt er verblüfft, dass die Landschaft immer die gleiche bleibt. Die von uns erwartete Entwicklung schreitet also nicht fort. – Ein anderes Manöver, mit dem sich der Patient auch selbst täuscht, liegt vor, wenn er nach einiger Zeit der Verfolgung des Bachlaufes feststellt, dass er wieder an der gleichen Stelle angelangt ist, an der er schon vor einiger Zeit war. Der Bach fließt im Kreis herum, als ob sich der Patient in seiner Entwicklung gewissermaßen nur gedreht hätte. In beiden Fällen bedarf es keines großen Kommentars. Der Patient ist selbst überrascht und wird zum Nachdenken angeregt, wenn er auf einen dieser Widersprüche stößt. – Eine andere widernatürliche Situation entsteht, wenn der Bach Höhen überwindend vorübergehend bergan fließt, das Gesetz der Schwerkraft in der Fantasie überwindend. Man findet das bei etwas naiven oder kindlich empfindenden (oft hysterisch strukturierten) Patienten. Es weist auf Tendenzen hin, die Realität zu verleugnen. Diese Menschen praktizieren einen solchen spezifischen Abwehrmechanismus auch in der Wirklichkeit, meist ohne es zu merken.

Verleugnung der Realität

Die Art der am Bachmotiv auftretenden Verhinderungsmotive kann auch auf unbewusste Tendenzen, Haltungen und illusionäre Erwartungen hinweisen. Auf der Grundstufe der KiP gehen wir darauf allerdings zunächst nicht ein, sondern warten die allmählich wachsenden spontanen Einsichten des Patienten ab.

Motiv des Wasserfalles

Das Motiv des Wasserfalles bedarf noch der Betrachtung (vgl. S. 33). Je nach Ausmaß der neurotischen Störungen kann es extreme Formen annehmen. Das Wasser kommt z. B. unten nicht an, weil es verdampft. Je extremer das Bild, desto erheblicher die Störung.

Hilfsmittel

Die Sitzung, in der wir den Bachlauf bis zum Meer verfolgen lassen, benötigt gelegentlich eine längere Zeit. Den Weg können wir überbrücken, indem wir dem Patienten irgendwann einen Kahn anbieten, um den Fluss oder Strom hinunterzufahren. Die Fahrt in einem steuerlosen Kahn kann die Fähigkeit der Hingabe (an das Element, an einen Menschen) testen. An der Mündung angekommen, kann realistischerweise eine Hafenstadt liegen und sich emsiges Leben entfalten. Der Strom mündet aber vielleicht auch in eine sich in weite Ebene erstreckende Landschaft. Jede Szene hat ihren eigenen Stellenwert. Am Meer besteht die Möglichkeit, dem Patienten ein Bad oder Schwimmen anzubieten.

Motiv des Meeres

Das Meer

Das Motiv des Meeres überschreitet bereits die Kompetenz der Grundstufe, wie oben schon erwähnt. Das Meer ist ein unendliches Wasserreservoir mit unergründlichen Tiefen. Sein engster symbolischer Bezug ist ebenso unergründlich wie das Unbewusste ganz allgemein. Das ist eine natürlich sehr unscharf definierte Größe. Gerade in diesem Ungefähren, Unermesslichen und nicht Auszulotenden liegt die hier angesprochene Dimension des „Ozeanischen". Das Meer kann freundlichen Charakter haben, sodass man darin schwimmen kann, auch kann man in die Tiefe tauchen, und die Wunder des Meeres oder märchenhafte Unterwelten mit dem Palast eines Meeresgottes, mit Nymphen und vielem anderen können einem begegnen. Das Meer kann aber, wie alle Symbole und wie auch die Realität, feindseligen Charakter haben. Es kann stürmisch sein, die Schiffe, die es trägt, verschlingen, ebenso auch Menschen. Seine Tiefen können auch Ungeheuer und monströse Tiere bergen wie gewaltige Kraken oder große feindselige Fische wie den Wal oder den Hai, die den Patienten verschlingen können. Manchmal können die Meerungeheuer sogar schon beim Blick vom Strand über das Meer aus diesem emporsteigen, ebenso ein riesiges krokodilartiges Wesen oder solche nach

Art gewaltiger Saurier bis hin zu monströsen Fabelwesen, etwa Drachen und anderen, die den Menschen in Schrecken versetzen.

Vermeiden zu tauchen

Die Dimensionen des Unergründlichen und die Furcht, sich unübersehbaren Gefahren auszusetzen, veranlassen mich, mit großem Nachdruck davor zu warnen, dass der Therapeut, solange er in seiner Ausbildung nicht weit fortgeschritten ist, seinen Patienten ins Meer hinabtauchen lässt. Eine entgegengesetzte Empfehlung gibt der französische Ingenieur Desoille (1945), die z. T. von Thomas (1967) zur Erweiterung der Oberstufe des autogenen Trainings übernommen wurde. Eigentlich sind es drei Gründe, warum hier davon abgeraten wird, überhaupt den Patienten ins Meer hinabtauchen zu lassen, wie es Desoille (1945) gern macht, erst recht im Rahmen der Grundstufentechnik. Im Vordergrund steht die Gefahr, dass der Patient solchen monströsen, archaischen Symbolgestalten begegnet und der Therapeut weder erfahren genug noch ausreichend ausgebildet ist, um den Umgang mit ihnen therapeutisch fruchtbar zu gestalten. In den meisten Fällen setzt sich der Therapeut größeren Ängsten aus als der Patient und verliert den notwendigen Grad an Sicherheit, um den Tagtraum zu begleiten. Zum Zweiten widerspricht das Tauchen, wie alle Techniken, mit denen im Tagtraum in forcierter Form in größere Tiefen vorgedrungen wird, dem bewährten Grundprinzip, dass die organische Entwicklung des therapeutischen Prozesses nur dann gewahrt bleibt, wenn das Material Schritt für Schritt zur Bearbeitung gelangt, was von der Oberfläche her die Psyche (das Unbewusste) von selbst und ohne Ängste zu erregen freigibt. Ausgesprochen in die Tiefe „bohrende" Techniken laufen hingegen Gefahr, dass nicht nur Ängste, sondern auch vielfältige Abwehrmechanismen und Verdrängungstendenzen aktiviert werden, mit denen sich der Patient zunächst einmal schützen muss. Das kann im ausgeprägten Fall zu länger anhaltenden Übertragungswiderständen führen, die das Vertrauen des Patienten zum Therapeuten belasten oder ihn in eine abhängige Position drängen, weil er sich von ihm manipuliert fühlt. Deshalb widersprechen derartige forcierte, in tiefe Schichten des Unbewussten eingreifende Techniken dem in der KiP besonders gepflegten nondirektiven Interventionsstil. Zum Letzten schließlich ist der therapeutische Ertrag der hier infrage stehenden Techniken wenn nicht negativ, so doch selten fruchtbarer oder weit reichender als die Tagtraumarbeit mit dem entfalteten Material im Bereich der sich spontan darstellenden „Oberfläche" der Tagtraumszenerie. – Diesen Argumenten widerspricht nicht der Umstand, dass Patienten gelegentlich selbst den Wunsch äußern oder u. U. darauf drängen zu tauchen. Nicht selten ist der Umgang der Patienten mit sich selbst bestimmt durch neurotische Ungeduld, forcierte Aktionen, sogar ausgeprägte Autoaggressionen und masochistische Unterwerfung. Insofern also ist der Patient selbst im Umgang mit dem Tagtraum keineswegs immer sein bester Berater. Leuner (1982) ist auf dieses Problem in umfangreicherem Rahmen eingegangen und hat gezeigt, dass der Therapeut auch die spontanen Verhaltenstendenzen und Aktionen des Patienten in der KiP reflektieren und kontrollieren muss.

Begründung

spontane Verhaltens-tendenzen

Wasseranwendung: Sofern Wasser, gleichgültig ob an der Quelle, am Bach, am Strom, in einem Kurbad oder im Meer, vom Patienten als angenehm empfunden wird, können Wasseranwendungen häufig eine überraschende Wirkung entfalten. Manche Kollegen haben scherzhaft von der „katathymen Hydrotherapie" gesprochen (Pszywyi 1983). Inzwischen besitzen wir eine Sammlung von bemerkenswerten Therapien, in denen vor allem bei psychosomatischen Symptomen ein Bad oder die Anwendung des Wassers an den schmerzenden oder anderweitig gestörten Körperteilen eine erstaunliche Wirkung ausgeübt haben. Diese unabhängig voneinander beschriebenen Beobachtungen über die Wirkung des imaginierten Wassers können zunächst kaum glaubhaft erscheinen. Man ist geneigt, eine solche Methode in den Bereich der Magie zu verlegen. Das theoretische Verständnis kann uns aus der Kenntnis des oben erwähnten Primärvorganges nach Freud (1900) erwachsen. Dabei sind es übrigens nicht nur die typischen Konversionssymptome hysterisch strukturierter Patienten, die darauf ansprechen, sondern auch ganz eindeutige psychosomatische Symptome, die anderen Behandlungen gegenüber resistent geblieben sind.

Drei von Pszywyj (1983) beschriebene Fälle sollen nur kurz erwähnt werden. Die Patientinnen wurden mehrere Jahre lang nachbeobachtet.

Hilfe bei Hyperhydrosis

In einem *Fall (5)* war es eine über 70 Jahre alte Dame, die unter einer schweren allgemeinen Hyperhydrosis litt und bei der alle anderen Therapieverfahren, auch hautärztlicher Art, ohne Ergebnis geblieben waren. Die extreme Schweißneigung veranlasste die Patientin, mehrmals am Tag ihre Wäsche zu wechseln. Sie war von dem Symptom sehr geplagt. Wenige Sitzungen im KB mit Badeszenen, die in Wirklichkeit in ihrer Verlobungszeit gemeinsam mit ihrem Verlobten stattgefunden hatten, befreiten sie beinahe schlagartig von dem quälenden Symptom.

bei Substanzmissbrauch

Der *zweite Fall (6)* war eine depressive und stark arbeitsgestörte Studentin, die Tabletten- und Rauschmittelmissbrauch trieb. Neben der Einstellung entsprechender Badeszenen im KB wurde eine kleine Zahl therapeutischer Gespräche geführt. Das Ergebnis bestand darin, dass die Patientin keine Mittel mehr einnahm, ihre Arbeitshemmungen weitgehend verlor, ihr Examen bestand und eine angemessene Berufstätigkeit aufnehmen konnte.

Urtikaria

Im *dritten Fall (7)* handelte es sich um ein neunjähriges Mädchen mit einer rezidivierenden Urtikaria, die seit über einem Jahr bestand. Auch die Mutter litt darunter. Mit beiden gemeinsam wurden in einigen wenigen KB-Sitzungen Badeszenen eingestellt, und die zur Sprache kommende Konfliktproblematik wurde mit ihnen erörtert. Die Hauterkrankung verschwand nach kurzen Rezidiven vollständig (3 Jahre Nachbeobachtung).

Pszywyj untersucht die möglichen theoretischen Zusammenhänge derartiger therapeutischer Wirkungen, die einen physiologischen, aber auch einen tiefenpsychologischen Aspekt haben.

8. *Kapitel* Drittes Standardmotiv: *der Berg*

Einstellung des Motives

Das Bergmotiv kann auf zwei verschiedene Weisen eingestellt werden: *Die erste und kürzere Einstellung* betrifft die Betrachtung und genaue Beschreibung des Berges aus der Ferne. Die *zweite Einstellung* beinhaltet *den Aufstieg auf den Berg*, der unmittelbar auf der Wiese mit einem Weg beginnt, der dann auf den Gipfel führen soll. Eigentümlicherweise stellt sich bei diesen Einstellungen der Berg häufig unterschiedlich dar. Die Anweisung der Betrachtung des Berges aus der Ferne kann ohne Umschweife mit folgendem Hinweis beginnen. „Bitte versuchen Sie, sich doch einmal einen Berg vorzustellen, den Sie aus der Ferne betrachten." Unter Umständen stellen sich zunächst verschiedene Bergformen ein. Der Patient wird gebeten, auch darüber zu sprechen und abzuwarten, bis einer der Berge in den Vordergrund tritt.

Beschreibung

Diesen Berg sollte man sich dann sehr genau beschreiben lassen: Form, Höhe, Baumbestand, Material, aus dem er besteht, ob schneebedeckt usf. Am Ende steht die besonders wichtige Frage, ob er den Berg besteigen würde.

Beispiele

Normalerweise wird in Mitteleuropa ein Berg mittlerer Höhe bis zu 1000 m imaginiert, waldbestanden, vielleicht mit einer Felsspitze, der, wenn auch vielleicht mit Anstrengung und Mühe, bestiegen werden kann. Bergformen von neurotischen Patienten sind etwa folgende: Der Berg ist nur ein Hügel, eventuell nur ein Sandhaufen, ein Haufen Schnee oder, im Gegenteil, extrem hoch mit Schnee und Gletschern bedeckt. Er ist aus Pappmaschee, aus blankem Felsen, u. U. glatt und glänzend oder spiegelblank aus Marmor, sodass er nicht zu besteigen ist. Er kann auch die Konfiguration eines Zuckerhutes haben, dessen steile Wände unbesteigbar sind (häufig bei Adoleszenten oder unausgereiften Personen).

Gestaltqualitäten des Berges

Auch hier regen wir den Patienten an, die „Ausstrahlung" des Berges, seine emotionalen Qualitäten, ganz naiv zu betrachten und unmittelbar zu beschreiben. Der einigermaßen Geübte hat in der Regel die Fähigkeit, diese Frage nach den Gestaltqualitäten zu formulieren. Etwa er wirke auf ihn „spitz und zackig, aber unnahbar", oder „breit, massig und träge daliegend, wie eine ungeheure unbewegliche Masse", oder etwa „erhaben, hervorragend, dominierend" (weil er in einer weiten Ebene liegt), zugleich „unnahbar, massiv und Ehrfurcht gebietend". – Warum legen wir Wert auf die Beschreibung dieser Qualitäten, der Konfiguration und der sonstigen Eigenschaften des Berges? Nehmen wir die in den letzten drei Beispielen geschilderten Merkmale, be-

Analogie zu Personen

sonders im letzten Fall. Die genannten Eigenschaften lassen sich leicht *auf Personen übertragen.* Umgekehrt gesagt, die Patienten belegen die Berge mit Eigenschaftsworten, die man landläufig bei Menschen anwendet. Tatsächlich können die verschiedensten Anteile der landschaftlichen Szenerie unbewusst

symbolische Repräsentanz

Repräsentanten von frühen Bezugspersonen sein. Die Landschaftsmotive in der KiP erlauben deren symbolisch verschlüsselte Einkleidung. An anderer Stelle (Leuner 1994) habe ich mich mit diesen landschaftlichen Repräsentationen eingehend auseinander gesetzt. Ihnen wird die hier aufgegriffene Beziehung aber ohne weiteres deutlich, wenn ich sage, dass die letztgenannte Beschreibung des Berges von einem Manager aus der Wirtschaft stammt. Als ich ihn anhand dieser Qualitäten fragte, ob er sie auf einen ihm bekannten Menschen übertragen könne, assoziierte er nach kurzem Nachdenken: „Adenauer“. Adenauers Persönlichkeit verkörpere für ihn eine überragende, quasi eiserne, unbeugsame, aber sehr erfolgreiche Führungsgestalt. Weitere Assoziationen führten dann zu in seinem Leben weiter zurückliegenden männlichen Vorbildern. Sie hatten offensichtlich bei seiner Idealbildung (Über-Ich) eine entscheidende Rolle gespielt. Er selbst war von seinem Naturell her eher ein weicher, emotionaler und intellektuell-beschaulicher Mensch. Er glaubte aber, sich die genannten Eigenschaften abringen zu müssen, um seiner Führungsaufgabe gerecht werden zu können.

Berg als Objektrepräsentanz

Das Bergmotiv in der hier eingestellten Form ist ein besonders gutes Modell, um Objektrepräsentanzen, d. h. die Widerspiegelung nächster Bezugspersonen aus der frühen Kindheit, deutlich zu machen. Das trifft in analoger Weise auch auf das Bachmotiv zu, nicht selten auf das Motiv des Hauses, das der Quelle und in gleicher Weise auch auf einen allein stehenden Baum oder eine Baumgruppe als eine Gesellung von Menschen (Familie). Es wäre aber zu „einlinig“ und würde den wahren Verhältnissen in der tiefenpsychologischen Symbolik nicht entsprechen, anzunehmen, dass alle Berge immer Beziehungen zur männlich-väterlichen und alle Quellen Beziehungen zur weiblich-mütterlichen Welt hätten. Die Verhältnisse liegen weit komplizierter, und es muss deshalb vor einer derartig simplen Bezugsetzung gewarnt werden. Berge, Bäume, Ströme und manche anderen Konfigurationen können der weiblich-mütterlichen Welt angehören, ohne dass dabei regelmäßig ein Bezug zur eigenen Mutter des Patienten bestehen müsste. – Immerhin wird an diesem Beispiel des Bergmotives deutlich, welche Antwort wir auf die gelegentlich gestellte Frage zu geben haben, wo auf der Grundstufe der KiP die für die Fehlentwicklung des Menschen so wichtigen Begegnungen mit Bezugspersonen bleiben. Bewusst vermeiden wir aber auf der Grundstufe, aus der symbolischen Einkleidung herauszutreten und die Personen in natura auf der Bühne des Symboldramas auftreten zu lassen.* Sie sind trotzdem nicht verloren gegangen. Die Aktionen des Patienten innerhalb der Landschaft stellen Auseinandersetzungen mit ihnen in eingekleideter Form dar. Das Analoge gilt für die Begegnung mit Tieren oder anderen Symbolgestalten, worüber im Rahmen des Motives vom Waldrand noch zu sprechen sein wird. Allein durch die Aktionen des Patienten in der landschaftlichen Szenerie haben solche Auseinandersetzungen mit Bezugspersonen der frühen Kindheit oft eine erstaunliche therapeutische Wirksamkeit (vgl. Beispiel 10, S. 55 f.) – Die Betrachtung der Landschaftsmotive als Repräsentanzen von Personen entspricht der Objektbeziehungstheorie. Sie ist natürlich nur eine Lesart. Es entspricht der Eigenschaft tiefenpsychologischer Symbole, mehrfach determiniert zu sein und mehrfachen Bedeutungsgehalt zu haben.

Metaphorik der Landschaft

* Das gelingt in der fortgeschrittenen Technik der Mittelstufe (vgl. S. 169)

weiblich-mütterliche Repräsentanz

Betrachten wir die Konfiguration der Berge, so gibt es natürlich auch solche, die sich durch eine runde Kuppe auszeichnen oder dadurch, dass ihr Umriss etwa an ein liegendes oder sitzendes Mädchen erinnert, woraus sich unumwunden die Objektrepräsentanz der weiblich-mütterlichen Welt ablesen lässt. Eine besondere Situation wird signalisiert, wenn ein ganzes Gebirgsmassiv auftaucht und sich womöglich ringförmig um einen Talkessel aufbaut, in dessen Mitte der Patient steht. Das Gefühl, von der Welt der Bezugsperson förmlich erdrückt oder umringt zu werden, kommt auf.

Bergbesteigung

Die Besteigung des Berges ist der nächste Schritt. – Nachdem die Wiese eingestellt worden ist, geben wir dem Patienten die Anweisung: „Bitte blicken Sie sich einmal (auf der Wiese) um. Vielleicht können Sie irgendwo einen Weg oder auch nur einen kleinen Pfad finden." – Das gelingt in der Regel bald. Hat der Patient zustimmend berichtet, bitten wir ihn, diesem Weg zu folgen und sagen ihm voraus, dass er ihn durch einen Wald und dann auf einen Berg führen wird. Von dort werde er einen Rundblick haben. In der Regel vollzieht sich der Ablauf wie gesagt, denn diese Voraussage konstelliert die gesamte szenische Entwicklung. In ihren Einzelheiten wird sie aber vom Patienten individuell projektiv ausgestaltet. Das gilt natürlich nicht nur für den Gesunden, sondern auch für viele neurotisch Kranke.

Rundblick

Der ideale Gesunde oder erfolgreich Behandelte kann im Allgemeinen dem Weg ohne Schwierigkeiten folgen. Er wandert durch einen Wald und gelangt über mäßige Steigungen auf einen mittelhohen Berg. Auf dessen Spitze findet er eine Stelle, von der er einen Rundblick nach allen Seiten haben kann. In diesem keineswegs so seltenen Fall ist das Wetter sogar schön: Er hat eine weite Sicht, und vor ihm breitet sich die gewohnte mitteleuropäische Landschaft mit bestellten Feldern und Dörfern, Landstraßen und Menschen, die bei der Arbeit sind, aus. In der Ferne mag er eine Stadt mit Industrie, einen Fluss oder einen See ausmachen, vielleicht das Meer erblicken oder am Horizont ein Gebirge sehen. Fällt dieser Rundblick ohne Einschränkungen nach irgendeiner Seite aus, und ist der Aufstieg ohne allzu große Schwierigkeiten in der beschriebenen Weise abgelaufen, darf man schließen, dass der Betreffende in dem mit diesem Motiv angeschnittenen Problemkreis keine ernsthaften Schwierigkeiten hat.

Bedeutungsgehalt

Bewältigung einer Aufgabe

Analysieren wir zunächst den Bedeutungsgehalt dieses Motives etwas genauer. Er zerfällt in drei Komponenten. Jede hat einen anderen Charakter. Die erste Komponente betrifft den Aufstieg als solchen. Dem Patienten wird damit eine Aufgabe gestellt, deren Durchführung er verweigern kann. Das geschieht jedoch nur in den seltensten Fällen. Wir gehen vom sprachlichen Ausdruck aus, was sich immer für den Bedeutungsgehalt empfiehlt. Das Wort „Aufstieg" hat mancherlei Bedeutung: Aufsteigen kann sich mit sozialer Karriere wie der Berufsausbildung verbinden, aber breiter und häufiger mit Aufgaben, die das gegenwärtige Leben dem Patienten überhaupt stellt, vor allem, wenn es sich um einen noch relativ jungen oder im mittleren Alter stehenden Menschen handelt. Man kennt die nicht selten gebrauchte Formulierung: „Der heutige Tag steht wie ein großer Berg vor mir." Diese Ansprüche haben wir nicht selten auch an uns selbst. Manche Menschen stellen sich hohe oder extrem hohe Aufgaben, andere begnügen sich mit einem mittleren Niveau und werden in diesem Bereich weniger Probleme haben. Eine sehr

Anspruchsniveau

gründliche Untersuchung des Psychologen Kornadt (1958) ergab eine hochsignifikante Korrelation zwischen der *Höhe des Berges und dem Anspruchsniveau* des Imaginierenden. Menschen, die hohe Ansprüche an sich stellen, häufig ehrgeizige Menschen, imaginieren einen hohen, mühsam und schwer zu ersteigenden Berg. Die Eigenart der Ersteigung, die Steilheit der einzelnen Passagen, die Notwendigkeit zu klettern, vielleicht mit einer kompletten Kletterausrüstung, ist bemerkenswert. Oder umgekehrt: Wenn der Patient einen bequemen, promenadenartigen Weg vorfindet oder sich, vorzeitig erschöpft, häufig ausruhen muss, signalisiert dies, in welcher Weise der Betreffende gewohnt ist, Aufgaben zu lösen bzw. sein Ziel zu erreichen. Bei der Gruppe besonders eifriger und jederzeit zum Einsatz bereiter Menschen bedarf es gar nicht erst der Aufforderung, den Berg zu besteigen. Wenn sie im KB einen Berg in der Nähe erblicken, beginnen sie unaufgefordert mit dem Aufstieg. Es sind extrem leistungsbetonte und -bereite Menschen, die Aufstiegsbedingungen imaginieren, bei denen sie sich anseilen müssen, Kamine durchklettern und andere Strapazen auf sich nehmen, etwa um eine felsige Gipfelkuppe zu erreichen. Fatal und deprimierend ist es natürlich, wenn sich jemand bei einem derart mühsamen Aufstieg „versteigt" und die Hilfe des Therapeuten braucht, um auf den rechten Weg oder hinunterzukommen. Schwerere neurotische Störungen des Aufstieges können sich darin äußern, dass der Weg morastig ist und der Patient immer wieder abrutscht oder überhaupt nicht auf einen Berg, sondern entsprechend der resignativen deprimierten Stimmung immer tiefer in einen dunklen Wald hineingeführt wird. Ein anderes Charakteristikum kann die Vermeidung des Aufstieges überhaupt sein. Besonders hysterisch strukturierte Patienten haben Fantasie genug, einen mühseligen Schritt-für-Schritt-Aufstieg in der Fantasie zu überspringen. Sie überraschen den Therapeuten damit, dass sie „schon oben sind". Eine solche Verleugnung der Realität zeigte sich bei einer Patientin, die beim Rundblick nur geballte Wolken sah, die die Erde verhüllten. Sie schien auch sonst buchstäblich in einem „Wolkenkuckucksheim" zu leben. Andere Verhinderungsmotive beim Aufstieg sind etwa Baumsperren, tiefe Gräben, die den Weg unterbrechen, oder der Patient bekommt im dunklen Wald plötzlich Angst und bittet, umkehren zu dürfen.

Verhinderungsmotive

Vermeidung

Besteigung = Identifikation

Vom Aspekt der Objektbeziehungstheorie bedeutet die Bergbesteigung so viel wie die Identifikation mit einer wichtigen väterlichen oder mütterlichen Figur. Indem der Patient den Gipfel des Berges erreicht, stellt er sich gewissermaßen auf die dem Vater bzw. der Mutter zuerkannte Position. Nach der psychodynamischen Erfahrung der Psychoanalyse hat der Sohn im Prinzip das Bedürfnis, seine eigene männliche Rolle durch Identifikation mit einer väterlichen Gestalt auszufüllen, entsprechend die Tochter die weibliche durch Identifikation mit der Mutter. Wir wissen sehr wohl, wie schwer es z. B. Söhne von prominenten Männern haben, „aus sich etwas zu machen", um einmal dem Vater „das Wasser zu reichen", per identificationem eine analoge Stellung einzunehmen. – In der frühen Periode der Experimente mit dem Katathymen Bilderleben erlebte ich ein besonders anschauliches Beispiel dafür, dass ein Berg oft für die väterlich-männliche Repräsentation spricht, wenn die Ersteigung dieses Berges die Auseinandersetzung mit der Vaterimago mit sich bringen kann. Dabei gelingt offensichtlich auch die Identifikation. Ich gebe ein Beispiel verkürzt wieder, weil es eine Schlüsselstellung zum Verständnis dieser Identifikationsproblematik einnimmt.

Beispiel (8)

Beispiel

Ich hatte einen 18-jährigen Adoleszenten wegen schweren Stotterns, das seit 4 Jahren bestand, mit Hypnose behandelt. Übrig geblieben war jedoch ein Rest der Sprachstörung. Sie trat charakteristischerweise dann auf, wenn der Patient am Mittagstisch in Gegenwart des Vaters oder in seiner Lehrstelle in Gegenwart des Meisters sprechen wollte. Es bedurfte keiner großen tiefenpsychologischen Deutekunst, daraus zu schließen, dass ein Rest unbewältigter Autoritätsproblematik bestand. Der Patient hatte das Gefühl, sich den überragend empfundenen väterlichen Gestalten gegenüber nicht durchsetzen zu können. Aus meinem Wissen über die mögliche Bedeutung des Berges gab ich dem Patienten das Motiv der Bergbesteigung auf. Er imaginierte den Typ des oben erwähnten „Zuckerhutberges". Nach einiger Mühe konnte er ihn im Serpentinenweg besteigen. Beim Rundblick vom Gipfel erblickte er jenseits eines Tales einen höheren und wesentlich massigeren, breit gelagerten Berg, auf dessen Gipfel ein massiver Aussichtsturm stand. Nichts lag näher als die Annahme, dass der erstiegene Berg seinem eigenen zu vollziehenden Leistungsniveau entsprach, zumal dieser, gemessen an der Masse, dem gegenüberliegenden Berg ganz erheblich nachstand. Ebenso nahe schien es zu liegen, dass der massive Berg mit dem kräftigen Turm auf der Spitze für ihn jenes typische Freud'sche Symbol der Männlichkeit, die väterlich-autoritäre Welt, repräsentierte. Ich stellte daraufhin folgende Hypothese auf: Wenn es mir gelänge, den Patienten auch den väterlichen Berg mit seinem Turm (als Ausdruck der bislang gestörten Identifikation mit dem Vater) ersteigen zu lassen, müsste sich ein Wandel in seiner Beziehung zu väterlichen Autoritäten einstellen. Die Wanderung durchs Tal und die Ersteigung des massigen Berges gelang, wenn auch mit Schwierigkeiten, und ebenso die Besteigung des Turmes. Im letzten Moment zog noch ein bedrohliches Gewitter auf, das ihn ängstigte, sodass er ohne meinen Zuspruch den Turm nicht bestiegen hätte. Er schien stolz auf seine Leistung, die ich positiv kommentierte. Selbstverständlich hatte ich keinerlei Interpretation vorgenommen, und der Patient konnte nicht wissen (vielleicht aber ahnen), dass er sich mit der väterlichen autoritären Repräsentanz auseinander gesetzt hatte. Als der Patient nach drei Tagen in der Sprechstunde wieder erschien, berichtete er spontan, dass der Rest der Sprachstörung nicht mehr bestehe. Er könne sowohl in Gegenwart des Vaters als auch des Lehrmeisters klar und frei sprechen und habe sich auch in einer Auseinandersetzung mutig behaupten können. Ich schloss daraus, dass meine vorher aufgestellte Hypothese richtig war. Die erfolgreiche Besteigung des sich als die väterliche Welt darstellenden Berges, die Einnahme der väterlichen Position im Sinne der Identifikation mit dem Vater, war mit meiner Hilfe eine symbolische Auseinandersetzung mit dem mächtig erscheinenden Vater gewesen. Sie hatte sein Ich gestärkt und seine restliche aggressive Gehemmtheit beseitigt.

Gegenbeispiel

Ein Kontrastbeispiel mit umgekehrtem Vorzeichen erlebte ich bei dem bereits erwähnten Manager, der dem gewaltigen, allein stehenden Berg die Attribute einer überragenden Persönlichkeit „wie Adenauer" zuschrieb. Er hielt diesen Berg, trotz kleiner Hilfen, die ich ihm anbot, für absolut unbesteigbar. Ich machte dann folgenden Test: Ich bot ihm den Flug mit einem Hubschrauber auf den Gipfel dieses Berges an, worauf er zögernd einwilligte. Oben angekommen, wehte ein scharfer Wind. Er fühlte sich außerordentlich unwohl und konnte den Rundblick nicht recht wahrnehmen, geschweige denn genießen. Alles das waren deutliche Zeichen, dass mein Angebot vom Patienten nicht aufgegriffen werden konnte.

Hinweis auf Korrelation mit Anspruchs-Niveau

Um das hier herrschende psychologische Problem noch schärfer vor Augen zu führen, bringe ich abschließend ein ergänzendes Beispiel. Ich behandelte einen recht begabten Physikstudenten, der nicht nur an einer schweren Zwangsneurose, sondern auch an verzweiflungsvollen depressiven Verstimmungen und Angstzuständen litt. Bei der Einstellung des Bergmotives verzichtete er auf die Besteigung. Er war plötzlich auf dem Gipfel eines, wie er sagte, 10 000 m hohen Berges. Er schwebte sogar noch einige Meter über dessen Spitze. Beim Versuch eines Rundblicks erkannte er in einem Tal einen einsamen Wanderer. Ich ließ ihn durch ein imaginiertes Fernglas die Züge des Mannes genauer studieren. Zum eigenen Erstaunen fand er, der alte Mann sähe aus wie Albert Einstein. – Mit einem hohen Grad von Evidenz wird deutlich, dass der junge Mann mit dem übernatürlich hohen Berg sein gesteigertes Anspruchsniveau, seine extreme Ehrgeizhaltung ausdrückte, denn sein berufliches Ideal (was er später auch bekannte) bestand darin, einmal ein „zweiter Einstein" zu werden.

Ich-Ideal

In den letzten beiden Beispielen ist das Bergmotiv nicht die Repräsentanz realer Vaterimagines, sondern männlich-väterlicher Idealgestalten von unerreichbarer Prominenz: hier Albert Einstein, dort Konrad Adenauer. Die tiefen Selbstwertprobleme dieser Menschen lassen sich nur erahnen. In der praktischen Psychotherapie wird eine Bearbeitung der narzisstischen Idealvorstellungen und der überhöhten Ansprüche an sich selbst (Über-Ich) eine wichtige Rolle in der Analyse der Charakterstörung spielen. Das gelingt jedoch nur dem voll ausgebildeten Therapeuten mit fortgeschrittenen Techniken des Durcharbeitens (vgl. Leuner 1994).

Im Verlauf einer längeren Therapie mit der KiP ist zu überprüfen, welche weiteren Möglichkeiten die Betreffenden bei ihren Bergmotiven haben. Zum Beispiel zeigte eine Patientin den Zwiespalt hinsichtlich ihres Leistungsanspruches in unterschiedlichen Darstellungen: Sie „sah" zunächst einen sehr hohen, steilen und felsigen Berg, den sie nur mit größter Mühe erklimmen konnte. Im Anschluss daran tauchte ein kleiner, 30 m hoher, grasbedeckter Hügel auf, den sie zwar sehr leicht ersteigen, von dem aus sie jedoch keinen Rundblick haben konnte.

9. *Kapitel* Fortsetzung des dritten Standardmotives, *Berg*

Rundblick

Der Rundblick als zweite Komponente des Bergmotives ist gewissermaßen die Belohnung für die aufgewandte Anstrengung. Wir erblicken die Welt jetzt aus einer ganz anderen Perspektive als gewöhnlich, allerdings exponiert hoch oben, unter Umständen sogar allein. Zugleich ist man den Unbilden der Witterung: Wind, Sturm und Kälte ausgesetzt. Der Rundblick gibt die Dimension des Überblickes über die Landschaft, das katathyme Panorama (im Slogan „Seelenlandschaft"*). Wir sind der Erde entrückt, alles ist verkleinert, aber die Ferne und Weite, der großzügige Blick über die Strukturen dieser Landschaft bis zum Horizont, können als Überblick ins Auge gefasst werden. Die vielfältigen Experimente mit dem Katathymen Bilderleben haben uns mit einigen regelhaften Häufigkeiten des Rundblickes vertraut gemacht. Unser erstes Interesse gilt der Frage, ob nach allen vier Seiten ein Ausblick besteht. Es verweist auf Hemmungen, wenn der Ausblick nach einer oder mehreren Seiten durch Felsen, Baumbestand usf. behindert ist. Wir lassen uns deshalb beschreiben, was der Patient beim Blick nach hinten (von der Stelle aus, an der er den Gipfel betrat), nach vorn und nach rechts und links erkennen kann. Der Ausblick nach hinten steht manchmal für die Vergangenheit, nach vorn für die Erwartung an die Zukunft, nach rechts akzentuiert im Sinne der Rechts-links-Symbolik die kognitive, rationale Einstellung und nach links die emotionale. Allerdings bin ich vorsichtig, daraus präzise Schlüsse zu ziehen.

katathymes Panorama

Hemmungen

synchrone Wandlung im therapeutischen Prozess

Eine auffällige Regelhaftigkeit ist der Wandel der Landschaft im Verlaufe des therapeutischen Prozesses (synchrone Wandlung). Der Rundblick zeigt in der ersten Periode einer Therapie häufig Landschaftsbilder der Vorfrühlingszeit, im März oder April. Wiederholen wir die Bergbesteigung im Verlauf einer 20- bis 30-stündigen KiP, wandelt sich die Landschaft über den Frühling in den Sommer bis hin zur Erntezeit mit gelben Kornfeldern. Parallel dazu bereichert sich die Landschaft mit Zeugnissen menschlicher Tätigkeit und einer Strukturierung der Natur: Es arbeiten Menschen auf den Feldern, Dörfer und Städte werden sichtbar, in der Ferne sogar eine Großstadt. Straßen, Autobahnen und Hochspannungsleitungen ziehen durch das Land, und anfangs unwirtliche Teile der Natur sind mehr und mehr kultiviert. In zweiter Hinsicht wird deutlich, dass die Landschaft fruchtbarer wird. Flüsse oder Seen tauchen auf, das Meer wird vielleicht erblickt, extreme Berge oder Bergketten werden niedriger, und der Blick kann immer mehr in weitere Fernen schweifen. Diese Entwicklung des katathymen Panoramas weist darauf hin, dass sich im Wandel der Jahreszeiten eine unbewusste Selbsteinschätzung des fortschrei-

* Vgl. Leuner (1959)

tenden therapeutischen Prozesses widerspiegelt. Die vermehrte Belebung weist offenbar auf die zunehmende Entwicklung und Bereicherung des Ich mit gleichzeitigem Abbau erstarrter Strukturen hin, was als Ausdruck einer sich ausbreitenden kreativen Entfaltung des Ich gelten kann. Sie steht in Parallele zur Ausweitung des Aktionsradius im realen Verhalten des seine Neurose schrittweise überwindenden Patienten. Dass ihr Grenzen gesetzt sind und in Fällen ausgeprägter Persönlichkeitsstörungen dieser Prozess einer weit längeren Behandlungsperiode bedarf, versteht sich von selbst. Die Synchronizität zwischen dem Wandel des katathymen Panoramas und dem fortschreitenden therapeutischen Prozess ist jedoch unverkennbar. Eine präzise, quantifizierbare Untersuchung ist möglich (Prindull 1964, Stamm 1983).

quantitative Erfassung

karthographische Skizzen

Eine andere Form des objektivierenden Vergleichs des katathymen Panoramas ist die Anfertigung von quasi-kartographischen Skizzen nach der KB-Sitzung, wie es ein Patient in der Abb. **1** wiedergegeben hat. Er macht dann eine intensive Psychotherapie durch. Danach wird er folgendermaßen angeleitet: „Stellen Sie sich noch einmal jene Mittelmeerlandschaft vor, die Sie das letzte Mal von einer Felsenkuppel aus überblickt haben.“ Das Ergebnis ist Abb. **2**.

Zur weiteren Veranschaulichung folgt das *Beispiel* einer 42-jährigen ledigen Patientin, die wegen Spannungskopfschmerzen in Behandlung kam. Sie musste einen steilen Serpentinenweg durch den dunklen Wald zum Berggipfel hinaufsteigen. Vorübergehend empfand sie Angst, der Wald könne kein Ende nehmen.

Metaphorik des Panoramas

Auf dem Gipfel angelangt, hatte sie einen Rundblick. Vor ihr erstreckten sich Bergketten, die den Blick in die weite Landschaft verstellten. Hinter ihnen ging die Abendsonne vor einem rot aufflammenden Himmel unter. Beim Blick nach rückwärts sah sie weit entfernt eine Stadt und zu beiden Seiten baumbestandene Täler mit kleinen Dörfern. – Die Verlegung des Blickes nach vorn durch die Bergketten weist auf ihre Zukunftsaspekte hin, während der Blick nach hinten auf die Stadt als („Lebenszentrum“) positiver zu beurteilen ist. Die Stadt kann auch ein zum mütterlichen Bereich gehörendes Symbol sein (die Patientin lebte bei ihrer Mutter und war stark an sie gebunden, sie gab ihr „Rückhalt“).

Hinweise auf Konflikte im Rundblick

Wie stellen sich ausgesprochen pathologische, d. h. schwere neurotische Konflikt- und Störungszeichen im Rundblick dar? Gravierend ist die Situation, wenn der Rundblick nach allen Seiten durch Baumbestand oder Felsen verstellt ist. Öffnet sich der Blick nur nach einer Seite, ist das ebenfalls eine beträchtliche Einschränkung. Bei der Einschätzung der Störungszeichen müssen wir ferner die Landschaften betrachten. Selten ist die Situation gegeben, dass die Betreffenden nur auf Wolken hinabblicken oder die Szene zu dunstig ist, um überhaupt Einzelheiten wahrnehmen zu können. Wir gehen von der Erwartung aus, dass Patienten aus unseren Breiten in der Regel eine mitteleuropäische Landschaft darstellen. Exotische Landschaften, also etwa eine unendlich weite Savanne, Wüste oder anderes unbebautes Land, signalisieren ebenso Probleme wie die Situation, dass der bestiegene Berggipfel inmitten überragender anderer Gipfel liegt. Im Hinblick auf das Wüstenmotiv verweise ich auf Abb. **1**.

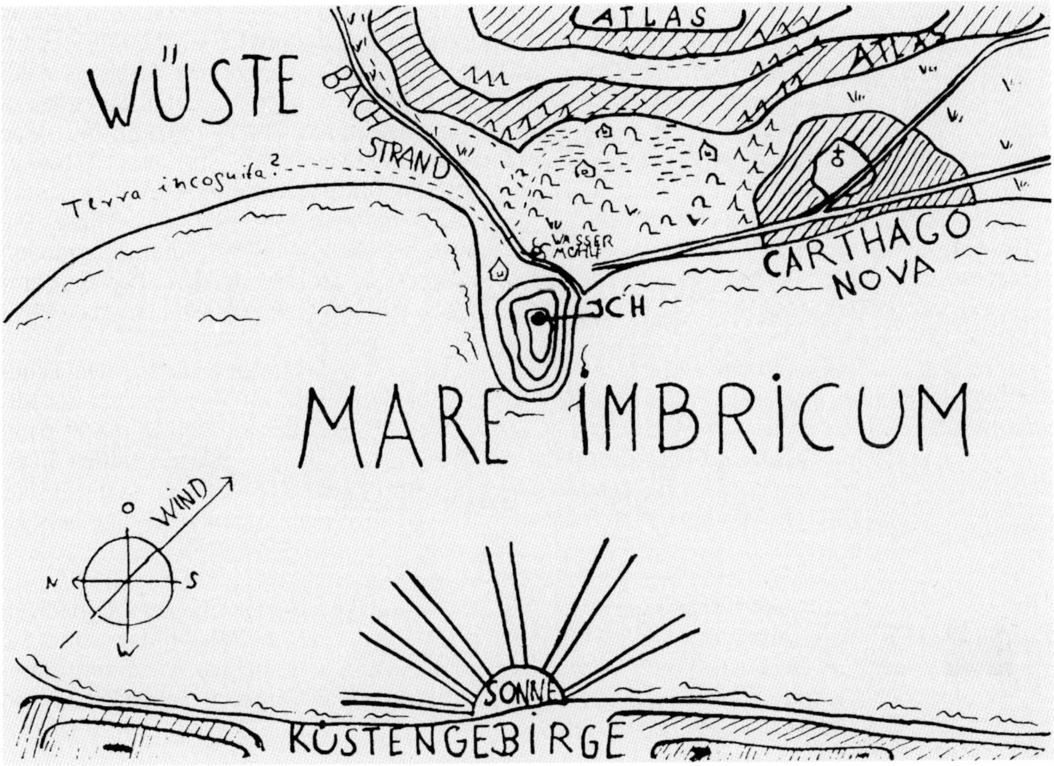

Abb. **1** Kartographische Skizze vom Landschaftsbild eines Patienten, beim Rundblick von der Spitze des in der Imagination erklommenen Berges. Er steht auf einer heißen Felsenkuppel mit Mittelmeervegetation, die weit ins Meer hinausragt. Sein Standpunkt ist mit „Ich“ markiert. Vorn blickt er ins Flachland, das sorgfältig bebaut, bewässert und parzelliert ist. Links brandet der Ozean in flachen Wellen heran. Links vorn erstreckt sich eine unerforschte weite Sandwüste. Rechts am Meer liegt eine größere Stadt mit weißen, kubischen Häusern, Zypressen und einer Moschee. Am Horizont vor ihm ein dunkles, hohes Gebirge, als sei es der Atlas. Im Dunste das Meer (Mare Imbricum), hinter dem er ein hohes Küstengebirge vermutet (aus: Leuner, H.: Das Landschaftsbild als Metapher dynamischer Strukturen. In Stolze, H.: Arzt im Raum des Erlebens, Festschrift Ernst Speer. Lehmann, München 1959).

Für eine neurotische Situation ist es ferner charakteristisch, wenn das Land nach allen Seiten von Wald bedeckt ist, ohne dass geringste Hinweise auf Ansiedlungen, Straßen oder andere Zeugnisse menschlicher Tätigkeit vorhanden sind. Geht man von der Hypothese aus, dass Wald symbolisch mit unbewussten, auch kognitiv nicht zugänglichen Bereichen zu tun hat, kann diese Szene mit der inneren Situation eines Patienten zu Beginn einer Psychotherapie verglichen werden.

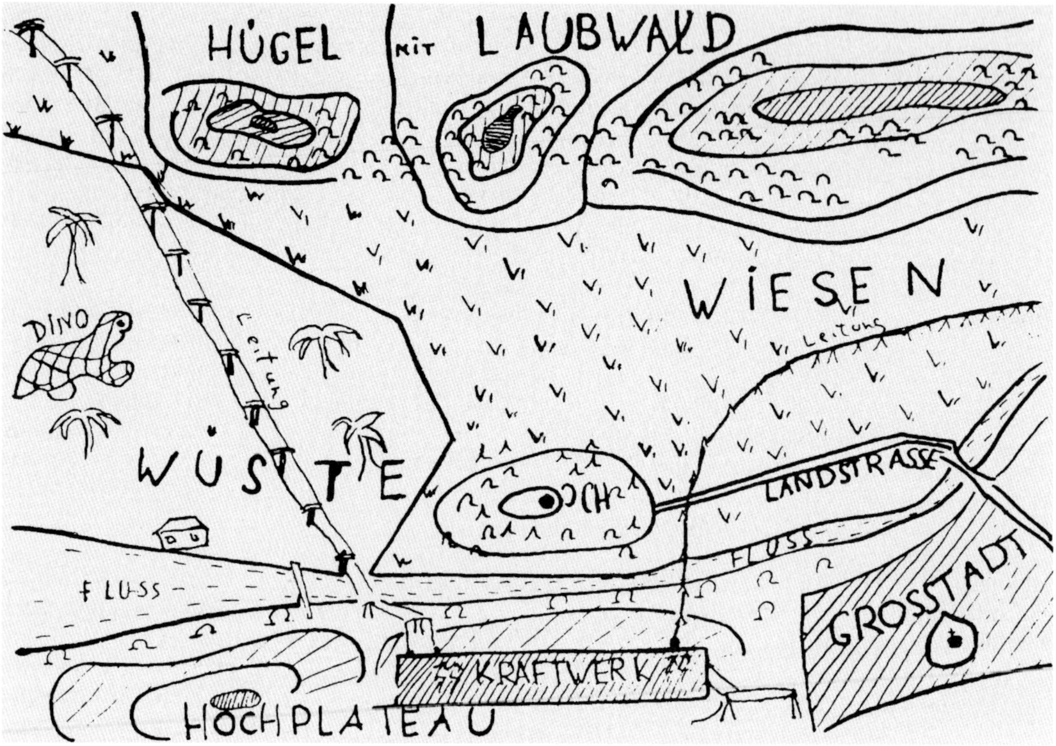

Abb. **2** Wandel des Landschaftsbildes beim Rundblick vom Berg im Vergleich zu Abb. **1** nach intensiver Psychotherapie.
„Der Berg, auf dem ich mich jetzt befinde, ist gegenüber dem auf der vorigen Skizze zusammengeschrumpft. Das dahinter liegende Meer ist nur noch ein Bach. Viele Menschen, hauptsächlich Frauen und Kinder, ergehen sich auf den Wegen des Parks. Nach links, wo das Wasser sich erweitert, erstreckt sich wiederum die Sandwüste. Bei einer Expedition dahin entdecke ich eine Starkstromleitung, die von dem Kraftwerk kommt. Ich sichte einen Dinosaurier und einzelne Palmen. Wo früher der Atlas war, erstrecken sich jetzt belaubte Hügel, durch die Spazierwege führen. Rechts liegt wiederum eine Großstadt, die jedoch jetzt mehr europäischen Charakter hat. Der Fluss kann auf Brücken überquert werden, und auch nach rechts verläuft eine aus dem Kraftwerk kommende Starkstromleitung. Mithilfe eines Fernrohres kann ich Einzelheiten heranholen."
(aus Leuner, H.: Das Landschaftsbild als Metapher dynamischer Strukturen. In Stolze, H.: Der Arzt im Raum des Erlebens. Festschrift Ernst Speer. Lehmann, München 1959).

Bemerkung: Der außerordentliche Wandel des kartographischen Landschaftsbildes ist nicht zu übersehen. Das Meer ist zu einem Bach zusammengeschrumpft, der Atlas zu Hügeln verkleinert, und eine mehr mitteleuropäische Landschaft ist entstanden. Die Stadt ist jetzt europäisiert, die Straßen, ein Kraftwerk und Menschen zeigen die Entfaltung des angemessenen Lebens in der Landschaft. Auch die Wüste zeigt die ersten Anzeichen von Leben, wenn auch in etwas eigentümlicher Weise. Sie scheint besser abgegrenzt, nicht mehr „terra incognita". Bemerkenswert sind die Kraftstromleitungen als Hinweis auf das Erleben von Energie und Kraft.

Alle vom Patienten beschriebenen feineren Details müssen beachtet werden, um dazu vielleicht Einfälle sammeln zu können. Ich denke z. B. an eine junge Patientin, die auf der Kuppe des Berges vor einem großen, mächtigen Turm stand. Dessen Besteigung forderte ihr letzte Kräfte ab, ohne die sie jedoch keinen Rundblick haben konnte. Gleichzeitig fand sich am Fuße des Turmes eine kleine Bude mit einer Andenkenverkäuferin, die einerseits sehr freundlich und gütig auf sie wirkte, andererseits die unermüdliche Schaffenslust ihrer Mutter auszustrahlen schien, die sie bislang eher erdrückend als hilfreich empfunden hatte.

Abstieg

Ich komme nun zum dritten Teil des Bergmotives, dem Abstieg. Eine Rückkehr in die ursprünglichen Gefilde ist nicht immer unproblematisch. Wenn der Patient auf dem Berggipfel ausreichend verweilt, den Rundblick genossen und beschrieben hat, oder wenn er vielleicht selbst zum Abstieg drängt, lassen wir ihm die Wahl, ob er den gleichen Weg benutzen will oder einen anderen. Auf jeden Fall sollte die Sitzung nicht eher abgeschlossen werden, bis der Patient wieder am Fuße des Berges angekommen ist. Wir können ihn bitten, zum Ausgangspunkt zurückzukehren.

Hinweise auf mögliche Konflikte

Für einige Patienten ist der Abstieg jedoch schwierig. In der Wirklichkeit ist das Heruntergehen oder -klettern oft mühseliger als das Emporsteigen. Patienten, vor allem jene mit hohem Anspruchsniveau, steigen ungern ab. Sprachlich wird das Wort „Abstieg" häufig im übertragenen Sinne gebraucht, etwa als sozialer Abstieg, Aufgabe einer erhöhten Position, selten auch einmal als moralischer Abstieg. Für manche Patienten bedeutet das Verlassen der Bergspitze so viel wie die Rückkehr in die Niederungen des Alltagslebens mit seinen Banalitäten und in eine Welt, in der die Dinge sich eng aneinander reiben. Sie erleben den Blick von der Bergspitze als entlastend und freiheitlich, die Rückkehr als das Gegenteil. Eine andere Gruppe fühlt sich auf der Bergspitze exponiert, unwohl, allein und von der Welt der Menschen getrennt. Sie findet es angenehm, in die Welt der menschlichen Behausungen, deren Wärme, deren Beieinandersein, zurückzukehren. Diese Regungen wird der Therapeut registrieren, den Patienten vielleicht auch nach seinen jeweiligen Gefühlen vor Beginn des Abstieges fragen, wenn dieser zögert. – Wir lassen uns Einzelheiten der Landschaft beschreiben, durch die der Weg führt, achten auch darauf, ob der Patient die reale Situation überspringt (wie es gern hysterisch strukturierte Patienten tun) und unvermittelt verkündet: „Ich bin schon unten." Gleichgültig, wo der Patient schließlich ankommt (häufig ist es die Wiese, von der er ausging), lassen wir uns diese Umgebung nach Möglichkeit beschreiben. Wir begegnen dann oft dem schon genannten *Phänomen der synchronen Wandlung.* Häufig ist die Wiese (die sich am besten mit dem Wiesenmotiv vor Beginn des Aufstiegs vergleichen lässt) in Details oder in größeren Zügen verändert: Das Gras ist jetzt höher, Blumen werden entdeckt, das Wetter hat sich gebessert, die Landschaft ist weiter und großräumiger geworden, oder andere Eigenschaften werden deutlich, die im Vergleich zur Ausgangsposition einen positiven Akzent tragen. Wir glauben daraus schließen zu können, dass die Leistung des Aufstieges und der Rundblick Einfluss auf die unbewussten Erlebnisstrukturen im Sinne der Ich-Stärkung gehabt haben, einen Grad von Selbstbestätigung vorausgesetzt; die Besteigung des Berges ist positiv erlebt worden.

Rückkehr

Wandlungszeichen

Ich-Stärkung

therapeutische Bedeutung des Bergmotives

Das Bergmotiv ist überaus wichtig. Der Aufstieg auf den Berg sollte in größeren Abständen immer wieder einmal eingestellt werden. Geschieht das nicht, hat der Patient die Möglichkeit, das zu bearbeitende Konkurrenz- und Leistungsproblem auszuklammern. Innere Resignation, depressive Passivität oder ein nicht bewältigtes Problem mit der männlich-väterlichen Welt bleiben verdrängt. Umgekehrt sollte das Motiv der Bergbesteigung bei diesen Patienten auch nicht forciert werden. Vielmehr müssen wir ihnen schon bei kleinen Erfolgen ein positives Feedback geben.

10. Kapitel Die beiden letzten Standardmotive der Grundstufe: *Haus, Waldrand mit Symbolgestalten*

Konfliktstoff

Das vierte Motiv, das Haus, ist sehr vielgestaltig. Seine Bearbeitung nimmt ebenfalls viel Zeit, mitunter mehrere Sitzungen, in Anspruch. Nicht selten birgt es vielfältigen und gravierenden Konfliktstoff. Aus diesem Grunde sollte das Hausmotiv erst dem mit dem Symboldrama gut vertrauten Patienten, dem der Therapeut eine gewisse Belastung zumuten kann, angeboten werden. Mitunter bleibt das Hausmotiv aus Gründen verstärkter Abwehr zunächst einmal relativ uncharakteristisch und scheinbar aussageschwach.

Metapher der eigenen Person

Der Bedeutungsgehalt des Hausmotives ist groß. Nach bisheriger Erfahrung wird das Haus überwiegend als eine Darstellung der eigenen Person oder eines ihrer Aspekte erlebt. Im Hausmotiv drücken sich Strukturen aus, in die der Patient sich selbst und seine Wünsche, Vorlieben, Abwehrhaltungen und Ängste projiziert. Diese symbolisierten psychischen Anteile beziehen sich auf die im derzeitigen Moment emotional erlebten Einschätzungen des Selbst.

Introjekte

Im Allgemeinen verwundert es, wie selten sich in dem Haus Personen finden. Ist das doch der Fall und sind bei wiederholter Einstellung des Motives immer wieder dieselben dort zu finden, spricht das für eine starke Bindung im Sinne der psychoanalytischen Lehre vom Introjekt. Der Patient hat sich von einer in sein Ich und Über-Ich „hineingenommenen“ wichtigen Bezugsperson noch nicht gelöst. Ich denke auch an die an anderer Stelle beschriebene dramatische Szene: Bei einer Frau, Mutter von drei Kindern, die auf sich allein gestellt das Leben meistern musste, war die Großmutter lange Strecken der Behandlung stereotyp in einem Zimmer des Hauses. Sie hatte in der Kindheit der Patientin eine wichtige, das Schicksal der ganzen Familie bestimmende Rolle gespielt. Meine Frage, was geschehe, wenn die Großmutter möglicherweise einmal nicht im Haus anwesend, sondern woanders sei, führte zu einer unerwartet dramatischen Reaktion der Patientin.

Diese war nicht nur ein eklatanter Hinweis auf die Verbindlichkeit der katathymen Bilder, sondern zeigte zugleich auch deutlich, dass diese Person ein Introjekt des Ich war im Sinn einer noch starken inneren Bindung an die verstorbene Großmutter. Sie aufzugeben, sich von ihr zu lösen bedurfte einer Therapie mit längeren Strecken des Durcharbeitens.

Technik der Einstellung

Wir bitten den Patienten, sich ein Haus vorzustellen. Dabei vermeiden wir genaue Vorgaben und warten ab, welche Art von Haus erscheint. Möglich ist es auch, eine der Gelegenheiten zu nutzen, in denen der Patient auf einem Spaziergang (von der Wiese aus oder wo auch immer) von selbst auf ein Haus trifft. Die schulmäßige Anleitung beginnt dann zunächst mit der Bitte, das Haus – einschließlich der Umgebung – von außen zu beschreiben. Ein etwa vorhandener Garten wird nach seinem Zustand und der Stimmung der Szene in allen Details beschrieben. Schon bei der Außenansicht des Hauses sollte man fragen, woran es wohl erinnern mag. Gelegentlich bestehen Ähnlichkeiten mit dem Haus der Eltern, der Großeltern oder anderer wichtiger Bezugspersonen, was auch für Teile des Inneren gilt. Darin spiegeln sich die oben erwähnten Erinnerungen und Abhängigkeiten.

Eintritt

Beim Gang um das Haus kann man auf Überraschungen stoßen, so z. B. wenn die Vorderfront einem attraktiven (Wunsch-)Einfamilienhaus entspricht, die Rückseite dagegen einer alten, verfallenen Scheune. Der größte diagnostische und therapeutische Ertrag des Hauses liegt aber in der Besichtigung seines Inneren. Wir fragen den Patienten deshalb, ob er Lust habe, das Haus von innen zu besichtigen. Das gelingt in der Regel ohne Schwierigkeiten. Charakteristisch für einige Patienten ist der Einwand, das sei ein fremdes Haus, man könne nicht einfach hineintreten. In diesen Fällen empfiehlt es sich, mit dem Patienten die Gründe seiner Zurückhaltung zu diskutieren, die er vielleicht auch sonst im Leben zeigt. Selten ist die Haustür verschlossen. – Ist er eingetreten, bitten wir ihn wiederum, alles, was er dort sieht, genau zu beschreiben, um uns ein Bild vom Inneren des Hauses und seiner Einrichtung machen zu können. Wir überlassen es dem Patienten, welche Räume er zunächst betreten will, registrieren aber, welche Räume er meidet. Hier signalisieren sich verdrängte Probleme.

Küche

Von besonderer Bedeutung ist die Küche als der Ort, an dem Speisen aufbewahrt und vor allem zubereitet werden. Es ist zweifellos ein Unterschied, ob ein Patient eine tadellos aufgeräumte, glänzend saubere, moderne Küche mit Kunststoffmöbeln erblickt, bei der man sich die Frage stellen muss, ob sie überhaupt benutzt wird, oder ob er in der Küche eine junge Frau vorfindet, die mit Freude am Kochen Speisen zubereitet. Anders ist die Szenerie einer verlassenen Küche, in der alles stehen und liegen geblieben ist: schmutzige Teller, Abfälle, Reste von Speisen, Fliegen, die sich auf die Speisereste setzen, um zwei extreme Beispiele gegeneinander zu stellen. Schließlich sollen die Vorräte inspiziert werden. Kontraste etwa zeigen sich, wenn im einen Fall eine große Speisekammer vorhanden ist, in der Landschinken, kräftige Würste, Zwiebeln, Eingemachtes, vielfältige Dosen, Brot, Kuchen und vieles andere bereitstehen oder eine Speisekammer vollkommen fehlt bzw. in ihr lediglich einige wenige Lebensmittel herumliegen, die kaum für den nächsten Tag reichen. Das kleinere Format der Speisekammer ist der Kühlschrank. Aus der Vorratswirtschaft und dem Zustand der Küche sind Rückschlüsse auf die Einstellung des Patienten zur oralen Genusswelt und zu seinem Bedürfnis, sich abzusichern, erlaubt. Insoweit signalisieren sich genussfremde orale Einstellungen oder vielleicht im Gegenteil eine Überbetonung der oralen Welt, indem mit besonderen, leckeren Speisen im Übermaß aufgewartet wird. Letzteres ist jedoch selten der Fall.

Keller

In Ergänzung zum Küchenmotiv ist an Vorratswirtschaft im Keller zu denken. Der Keller wird meist zu einem späteren Zeitpunkt besichtigt. Vielleicht sind die Vorräte statt in der Küche dort im Übermaß gestapelt. Das könnte Ausdruck einer asketischen Haltung mit starken oralen Sicherungsbedürfnissen sein. In der Wertschätzung des oralen Bereiches finden wir altersspezifische Unterschiede.

Wohnzimmer

Das Wohnzimmer sollte nicht vergessen werden. Wir lassen uns – wie bei allen Zimmern einschließlich der Küche – die herrschende Atmosphäre des Raumes beschreiben. Unter Umständen bieten wir entsprechende Attribute wie „gemütlich, modern, ansprechend und licht" – oder „düster, ungemütlich, abstoßend, altmodisch" an. Möchte der Patient selbst gerne darin wohnen? – Oder erscheint das Haus als „stillos, unwohnlich, sachlich kühl" und manches andere. Bei manchen Patienten erscheinen spontan in den Zimmern aufgehängte Bilder, woraus sich weiteres Material ergibt.

Extreme Sauberkeit und Ordnung, nach denen man fragen sollte, können als Widerpart gegenüber gemütlicher Wohnatmosphäre („warmer Mief") für eine zwanghafte Einstellung sprechen.

Schlafzimmer

Besondere Bedeutung kommt dem Schlafzimmer als Intimbereich zu, in dem vielfältige Details über die partnerschaftliche Beziehung bis zur erotisch-sexuellen Bindung zum Ausdruck kommen. Wir fragen, ob die Betten gebraucht sind, was in den Schränken, den Nachttischchen oder anderen Möbeln zu finden ist. Jugendliche Patientinnen und Patienten signalisieren durch altmodische Kleider, die allenfalls ihre Eltern tragen würden, dass sie eheähnliche oder sexuelle Beziehungen für sich selbst verdrängen. – Da bei neurotischen Menschen das ödipale Thema, also die Bindung des Sohnes an die Mutter und der Tochter an den Vater, häufig nicht ausreichend gelöst ist, finden wir oft ein Nebeneinander der Kleider oder Schuhe einer Patientin mit denen eines älteren Mannes, der ihr Vater sein könnte, und umgekehrt eines jungen Mannes mit Kleidern einer älteren Frau. Besonderes Augenmerk lassen wir auf die Schuhe richten, deren erotische Wertschätzung zum Ausdruck kommt, wenn sie etwa modisch, elegant oder umgekehrt, Verdrängung dieses Anteiles, wenn sie plump, abgetragen und unattraktiv sind.

sorgfältige imaginative Wahrnehmung

Die Hinweise einer derart sorgfältigen imaginativen Wahrnehmung mögen zunächst mehr diagnostische Bedeutung haben. Sie wird vom Patienten anfänglich nur unterschwellig oder gar nicht erkannt. Ich erinnere mich an eine 21-jährige Patientin, die in den Schränken einen Mantel fand, den sie mit 14 Jahren getragen hatte. Neben ihm hing eine Hose ihres Großvaters. Daraus und aus der Vorgeschichte wurde deutlich, dass sich ihre ödipale Beziehung nicht auf den Vater, sondern auf den Großvater gerichtet hatte. Der Vater war zu ihrem großen Kummer nach der Scheidung in ihrem 7. Lebensjahr aus ihrem Blickfeld verschwunden. Der Großvater hatte für ihre erotische Entwicklung in der Pubertät eine wichtige Rolle gespielt. Der ganze Komplex konnte erst anhand dieser Imagination durchgesprochen werden.

In den Schubladen des Nachttisches finden sich allerlei persönliche Utensilien, durch die man Hinweise auf den Besitzer des jeweiligen Bettes erhalten kann.

Stärkere Verdrängungstendenzen werden dadurch deutlich, dass Kleidung, Schuhe und andere Gegenstände gänzlich fremden Personen zu gehören scheinen. Nach lehrbuchmäßiger Lesart können wir immer davon ausgehen, dass im Haus auftretende Spuren von Menschen auf Introjekte hinweisen.

Dachboden

Als letzte Stationen der Besichtigung sind schließlich der Dachboden und der Keller zu nennen. In beiden Bereichen finden sich alte Truhen, Kisten und

Schränke. In ihnen können Dinge aus der Vergangenheit wie altes Spielzeug, alte Kleider, Familienalben, Bilderbücher und andere Erinnerungsstücke aufgehoben sein. Wir bitten den Patienten, diese Dinge zu betrachten und stoßen dabei gelegentlich auf wichtige Reminiszenzen.

Kann die Hausbesichtigung in einer KB-Sitzung nicht zu Ende geführt werden, sollte der Rest in der darauf folgenden Sitzung untersucht werden.

Beispiele

Zur Veranschaulichung gebe ich einige kürzere Beispiele von der Einstellung des Hausmotives. In der Regel können wir ein Wohnhaus erwarten, das meistens nur für eine Familie geeignet ist. Ein Geschäftshaus, ein Gasthaus oder Ähnliches lassen erkennen, dass die private Sphäre des Patienten offenbar vernachlässigt ist, besonders dann, wenn Wohnräume spärlich oder gar nicht vorhanden sind. Eine kleine Hütte wirft die Frage auf, wie selbstbewusst der Betreffende ist. Das Fehlen von Fenstern lässt auf starke Verschlossenheit und auf Misstrauen gegenüber der Umwelt schließen. Ein Schloss, in dem sich womöglich noch ein Thronsaal mit Thronsessel befindet, weist auf grandiose Erwartungen und narzisstische Selbstüberschätzung hin. Ähnliches gilt etwa für ein Hochhaus oder gar einen Wolkenkratzer.

wechselnde Hausmotive

Wie auch bei dem Bergmotiv sollte der Therapeut sich vergewissern, ob nicht vom gleichen Patienten u. U. ganz verschiedene Hausmotive zu unterschiedlichen Zeiten eingestellt werden. Ich erinnere mich an eine stark hysterisch strukturierte 19-jährige Patientin. Das eine Mal sah sie ein Barockschloss aus rotem Sandstein, das andere Mal ein bürgerliches Wohnhaus, das jedoch vollständig aus Glas war, sodass man alles, was darin vorging, beobachten konnte. Beim dritten Mal war es ein goldener Schrein im gotischen Stil, der fest verschlossen war. Gehen wir von dem erläuterten Bedeutungsgehalt aus, so kann in diesem Fall wohl am ehesten angenommen werden, dass die Betreffende aus ganz verschiedenen Rollen leben kann, jedoch eine konsolidierte Ich-Identität noch nicht entwickelt hat. – Sind die Kontraste geringer, kann man darin wohl ein Maß an Elastizität und Vielseitigkeit der Person erkennen. Freilich bleibt offen, wo das Maß für das eine und das andere liegt. Wahrscheinlich ist jedoch, dass die Strukturen bei wiederholt aufgesuchten Hausmotiven umso starrer sind, je neurotischer fixiert eine Person ist.

pathologische Hausmotive

Besonders pathologische Hausmotive stellen sich dar, wenn statt des Hauses bei einem 16-Jährigen ein Betonbunker ohne Tür und Fenster auf der Wiese steht, eine junge berufstätige Frau ein „Geisterhaus" betritt, durch das sie sich im Dunkeln wie durch ein Gruselkabinett hindurchtasten muss usf. Das Hausmotiv kann auch gewisse Verzerrungen erfahren, wenn ein Problem in den Vordergrund drängt. Zum Beispiel imaginierte ein Patient mit einer Herzneurose ein stattliches Haus, das innen ganz von einer großen, fürstlichen Treppe ausgefüllt war. Sie führte ihn durch das Dach hindurch in den Himmel hinein und endete dort blind. Das Bild passte zu seinem einseitigen Ehrgeiz und seiner Leistungshaltung bei völliger Vernachlässigung des Genuss- und Liebesstrebens bzw. seiner privaten Sphäre und seiner Familie überhaupt.

Es folgen zwei ausführliche Beispiele eigenwilliger Gestaltungen des Hausmotives.

Beispiel 1 (9)

Festung

Ein 19-jähriger Patient mit schwerer Kontaktstörung und Zwangsdenken bei einer ausgeprägten Charakterneurose imaginiert ein auffällig quadratisch gebautes und klobiges Haus. Es ist weiß getüncht, hat ein flaches Dach, wie es von arabischen Häusern bekannt ist, und ganz wenige kleine Fenster. Es hat einen großen Wehrturm mit kleinen vergitterten Fenstern, der sich hoch über dem Dach erhebt und an seiner Spitze ein Kreuz trägt. Beim Eintritt fällt ein übergroßes, kalt wirkendes Vestibül auf. Einige Räume sind ganz leer, andere wieder verschlossen, auch der Wehrturm ist im Inneren leer. Der Keller ist schmutzig und unordentlich, an den Wänden hängen Spinnweben. An einer Wand hängt das Bild seiner Mutter. Schließlich erzwingt sich der Patient mit der Axt einen Blick in das verschlossene Schlafzimmer. Das Doppelbett ist zerwühlt, die Bettwäsche schmutzig. Dem Patienten fallen dabei Szenen zwischen seiner Mutter und ihrem Freund ein, mit dem sie in der Nachkriegszeit in einer „Onkelehe" gelebt hat. In dem unerfreulichen Wohnzimmer dominiert ein Kruzifix.

Beispiel 2 (10)

Hochhaus

Bei der 19 Jahre alten Abiturientin mit einer strukturellen Störung stellt sich ein Hochhaus dar. Es ragt über die Wolken hinaus, und an seiner Spitze wird noch gearbeitet. Mehrere Bauarbeiter und die Patientin selbst sind dort tätig, weil es immer noch höher werden soll. Es läuft spitz zu und schwankt im starken Wind hin und her. Von der einen Quadratmeter großen Spitze fallen die drei Arbeiter „unheimlich schreiend" in die Tiefe. Die Patientin kann sich noch festhalten. Der Blick in die Tiefe ist z. T. durch Wolken verdeckt. An den Seiten sieht sie schneebedeckte Berge, die viel kleiner als das Hochhaus sind, nach einer anderen Seite erkennt sie das Meer mit Schiffen. Sie baut an dem Haus immer weiter, um höher zu kommen. Schließlich ist es so hoch, dass sie an der Eingangstür zum Himmel ankommt. Durch eine komisch moderne Glastür, die von selbst aufgeht, betritt sie den Himmel. Ein Wächter untersagt ihr weiterzugehen. Sie bittet ihn „unheimlich", sodass er herumtelefoniert, wahrscheinlich mit dem lieben Gott. Dann kommt eine Frau, irgendeine Heilige in weißem Kleide, barfuß mit einem Rosenkranz auf dem Kopf, schwarzen Haaren, blauen Augen und weißer Haut. Sie mustert die Patientin. Die Betreffende führt die Patientin lange Gänge entlang, alles ist kalt, kahl und nüchtern wie in einem Science-Fiction-Film. Die Frau hingegen ist nett, herzlich und gütig.

Ausgestaltung

Sträflinge mit kahl geschorenen Köpfen, die abgemagert sind, ziehen einen Wagen, auf dem ein Teufel sitzt. Er ist mehr ein Tier, ein Wolf, mit Hörnern, einem Pferdeschwanz und Pferdehuf. Die Frau fällt bei seinem Anblick in die Knie. Der Teufel ist hochmütig, lässt den Wagen anhalten, steigt herab, um sich der Patientin zuzuwenden. Dabei ist er riesengroß, drohend und furchterregend. Er möchte sie zwingen, dass sie auch niederkniet. Sie weigert sich, woraufhin der Teufel seinen Leuten befiehlt, sie zu schlagen, ins Gesicht, in den Bauch, bis sie blutend auf dem Gang liegen bleibt und der Teufel weiterfährt. – Die Begleiterin verbindet die Patientin jetzt, sie kann nur noch an Krücken weitergehen. Kampfwagen kommen den Gang entlanggerast, sodass sie sich an die Wände drücken muss. Sie werden geführt von Römern mit typischem Profil „unheimlich stolz und wild" (die Patientin bekommt Schwindelgefühle und muss unterbrechen). Sie habe Angst gehabt, von diesen Kampfwagen überrannt zu werden. Die Römer hätten ihr aber trotz ihrer Arroganz imponiert.

Metaphorik

Kommentar: Aus Kenntnis der Krankengeschichte dieser Patientin lassen sich einige Hypothesen über die Bedeutung des Hochhauses ableiten. Seine überdimensionale Höhe symbolisiert ihr extremes Anspruchsniveau, ihre außerordentlich hohen Anforderungen eines sadistischen Über-Ich, das schon früh von ihrem Vater geprägt wurde. Das Haus ist wohl auch eine phallische Komponente, die Patientin möchte sich gerne mit ihrem Vater identifizieren, und der Einstieg in den Himmel spricht für den Wunsch der Patientin, Gottvater näher zu kommen. Ihr eigener Vater war Leiter eines Krankenhauses, in dem die Patientin von früher Kindheit an bis vor kurzem lebte. Die pädagogische Maxime und das Auftreten des Vaters bestärkten die Patientin in der narzisstischen Idealisierung der Vaterimago auch in Wirklichkeit. Die Gestalt der jungen Heiligen ist schwer aufzuschlüsseln, entspricht aber eher einer Gestalt ihrer Schwestern, die z. T. ein besseres Verhältnis zu ihrem Vater hatten als sie selbst. – Auch die männlich-aggressive, kämpferische Welt erfährt ihre Wertschätzung, zunächst in Repräsentation des Teufels, dann durch die imponierenden Gestalten der römischen Krieger. Der Vater der Patientin hat von jeher das Soldatentum verherrlicht. – Im Gegensatz zu früher tauchen bei dieser Patientin in letzter Zeit öfter auch Fantasien auf, die für aggressive Impulse sprechen: Der Wind schleudert die Arbeiter vom Hochhaus, sie wehrt sich gegen die Demütigung durch den (Vater-)Teufel, verherrlicht die römischen Krieger; z. T. sind die Aggressionen aber noch gegen sie gerichtet, am deutlichsten beim Auftreten des Teufels, der sie zusammenschlagen lässt. Im Teufel könnte man die Imago des „bösen Vaters" sehen (der auch drastische Strafen kannte). Insgesamt könnte die beschriebene Szene als Ausdruck der Auseinandersetzung mit der phallischen (männlichen) Welt (mit der sie sich teilweise identifiziert) sowie mit den Imagines des guten und bösen Vaters aufgefasst werden.

Konfrontation

Die bloße Besichtigung eines Hauses kann beim Patienten einen tiefen Eindruck hinterlassen, wenn er dadurch ahnt oder ihm vorbewusst deutlich wird, dass es „so" in ihm „aussieht", besonders wenn das imaginierte Haus im höchsten Maße von dem abweicht, was er sich bisher als „sein Haus" vorgestellt hatte, das er in geheimen Träumen gern gebaut hätte. Deshalb ist Vorsicht mit dem Hausmotiv am Platz.

Wandlung

Es soll im therapeutischen Prozess nicht zu früh eingestellt werden. Der Therapeut muss sich zunächst zurückhalten, Hinweise auf Bedeutungen zu geben. – Wie beim Motiv des Rundblicks vom Berg verändert sich das Hausmotiv im Verlaufe des fortschreitenden therapeutischen Prozesses oder unter Einfluss starker Erlebnisse, etwa einer Verliebtheit. Nicht selten ist man auch als Therapeut bei der ersten Einstellung dieses Motives über eine extreme Ausprägung erstaunt oder beunruhigt (vergleiche Beispiel 12). Man kann jedoch davon ausgehen, dass sich mit Fortschreiten der Behandlung das Bild harmonisiert und ausdifferenziert.

Bei hinreichender Erfahrung mit der Grundstufe kann – vor allem beim Vorliegen einer Autonomieproblematik – der therapeutische Prozess dadurch intensiviert werden, dass im Anschluss an das Hausmotiv für den nächsten Tagtraum das Motiv eines Weges vorgegeben wird. In dieser – mitunter mehrfach zu wiederholenden – Abfolge bildet sich die dialektische Spannung der zwischen zwei Menschen angelegten Strebungen ab: Vertrautes zu bewahren und immer wieder auch Neues suchen zu gehen.

Fünftes Standardmotiv: Der Blick in das Dunkel des Waldes

Einstellung

Wir benutzen zu diesem Motiv entweder eine sich spontan ergebende Gelegenheit, wenn sich von der Wiese aus bei einem Spaziergang in der Landschaft Hochwald zeigt. Wir können auch das Wiesenmotiv einstellen und den Patienten bitten, von der Wiese ausgehend einen Waldrand zu imaginieren. Er möge in dessen Nähe gehen und 10–20 m davor stehen bleiben. Er soll in das Dunkel des Waldinneren blicken. Wir sagen ihm dabei voraus, dass aller Wahrscheinlichkeit nach eine Gestalt, ein Tier oder ein Mensch, aus dem Dunkel hervortreten werde. Er möge geduldig abwarten, vielleicht nähme er zunächst auch nur etwas Vages oder Schemenhaftes wahr.

Diese Imagination dient offensichtlich einem ganz anderen Zweck als die bisher aufgezählten Standardmotive. Hier geht es nicht darum, eine gewisse Leistung zu vollbringen oder Eigenaktivität im katathymen Panorama zu entfalten.

Symbolgestalten

Der Patient bekommt die Möglichkeit, im Rahmen der Grundstufe erstmals unbewusstes Material in Form von *Symbolgestalten* zu fördern, das sich aus seinem Unbewussten entwickelt. Der Symbolwert des Waldes ist dabei zu bedenken. Er gilt, wie schon erwähnt, als ein Symbol des Unbewussten. Es ist ein dunkler Bereich auf der Erde, der nicht zu durchblicken ist, in dem alles oder nichts verborgen sein kann. Im Wald leben wilde Tiere frei und ungestört. Aus Märchen wissen wir, dass auch böse oder freundliche Gestalten wie Räuber, Riesen, Zwerge, Feen oder auch eine böse Hexe im Wald ihr Wesen oder Unwesen treiben. Nicht selten übrigens scheuen sich Erwachsene, am meisten Patientinnen, sich dem Wald allzu sehr zu nähern oder gar in ihn hineinzugehen. Er flößt ihnen eine unbestimmte Angst ein.

Betreten des Waldes

Es gibt andererseits auch Patienten, die sehr gerne in den Wald hineingehen. Am häufigsten finden Kinder sich im Wald geborgen oder verstecken sich dort gern. Dann wirkt der Wald nicht dunkel und bedrohlich. Die Bäume stehen in lichter Weise auseinander, das Sonnenlicht spielt durch die Blätter, und der Weg in den Wald hinein scheint anziehend, beruhigend oder gar verlockend zu sein, evtl. mit einer Gefühlstönung von Angst und Lust zugleich (thrill). Kein Motiv der Grundstufe kann so polar erlebt werden wie der Wald. In ihn können sehr ambivalente emotionale Erfahrungen projiziert werden. Das ist der Hauptgrund, warum wir bei der Technik auf der Grundstufe es weitgehend vermeiden (und eher davor warnen), den Patienten in den Wald hineingehen zu lassen. Der an Erfahrungen noch nicht allzu reiche Therapeut und genauso der Patient sollen vor angstvollen Überraschungen geschützt werden. Das gilt selbst für den Fall, dass der Patient von sich aus in den Wald hineingehen möchte. Der Patient ist sich selbst keineswegs immer der beste Ratgeber im Tagtraum. Zu den wichtigsten Aufgaben des Therapeuten auf der Grundstufe gehört es, gefährliche Situationen zu vermeiden und eher eine vorsichtige, protektive Haltung einzunehmen.

Gefahren

Um die Gefahren zu veranschaulichen, die den Patienten und den Therapeuten beim Hineingehen in den Wald erwarten können, gebe ich ein Beispiel wieder.

Beispiel (11)

Eine Versuchsperson (keine Patientin) ging mutig und selbstbewusst in den Wald. Dort fand sie ein altes Blockhaus. Sie blickte in das Fenster hinein und sah schemenhaft einige Gestalten. Mit einiger Energie öffnete sie die Tür und sah sich plötzlich und unerwartet mehreren Totengerippen gegenüber. Das eine lag, und ein anderes lief im Raum herum, ein drittes saß am Tisch und spielte mit einem Totenschädel. – Sie können sich vorstellen, wie überrascht und zugleich entsetzt die Betreffende war, dies umso mehr, als sie nach Verlassen des gruseligen Hauses in der Umgebung einzelne Knochen und menschliche Schädel liegen sah. Sie verließ den Wald fluchtartig.

Ein derartiger Tagtraum ist zwar ungewöhnlich, und der Bezug zur Biografie der Versuchsperson wurde in einem anschließenden Gespräch deutlich. Trotzdem möchte ich daraus die verbindliche Lehre ziehen, dass das Eindringen in den Wald so viel bedeuten kann wie das Eindringen in unbewusste, stark konfliktgeladene Sphären.

Wir folgen einer alten psychotherapeutischen Empfehlung, nicht mehr unbewusstes Material freizusetzen, als die Psyche zunächst von sich aus, von der Oberfläche her, spontan zu offenbaren bereit ist.

Schutz

Insofern bedeutet die Einstellung des Motives vom Waldrand die Verwirklichung dieser Möglichkeit. Vergleicht man das Waldmotiv mit anderen, das Unbewusste symbolisierenden Motiven wie dem Meer oder erst recht der Höhle und dem Sumpfloch, so zeichnet sich der Waldrand gerade dadurch aus, dass hier nicht in die Tiefen gelotet wird. Hier werden nicht Bereiche angeschnitten, die unter der Oberfläche liegen, sondern es betrifft einen unbewussten Bereich, der bereits auf der Erde – d. h. bewusstseinsnäher – liegt.

Grenzbereich

Symbolgestalten

Wir bleiben im Grenzbereich und vermeiden, zu viel Angst auszulösen bzw. zu provozieren. Die sich darstellenden Symbolgestalten sollen aus dem Wald heraus auf die Wiese, gewissermaßen aus dem Unbewussten in die Helle der Bewusstheit, gebracht werden. Dieser Versuch kann gelegentlich scheinbar belanglos ausfallen. Alltägliche Tiere wie etwa ein Hase, ein Fuchs, eine kleine Maus oder auch ein Maulwurf kommen heraus. Trotzdem haben diese Tiere Symbolbedeutung. Eine Patientin, bei der jedes Mal eine Maus aus dem Wald kam, hatte auch realiter die Attitüde einer „kleinen grauen Maus“ und wurde von ihrer Mutter bis ins Erwachsenenalter „Mausi“ genannt. Bei jungen Mädchen erscheint häufig ein scheues Reh, bei einem Mann ein sich in Positur stellender Hirsch oder ein großer Bär, aber auch Menschengestalten treten hervor: ein Jäger mit einer großen Flinte, ein vergammelter Landstreicher oder mehrere, eine alte Frau, die Beeren liest, oder eine Hexengestalt, ein junger Mann als „Revolverheld“ mit Pistolen im Gürtel und manches andere mehr.

symbolische Bedeutung

Worum handelt es sich dabei? – Auch diese Gestalten können nach den Regeln der Traumsymbolik verstanden werden, um im individuellen Fall eine Hypothese zu bilden.

Objektstufe

Zwei komplementäre Aspekte sind bei diesen Symbolgestalten zu bedenken. Auf der *ersten Interpretationsebene* kann die Gestalt auf der Objektstufe betrachtet werden, also als Verkörperung von Bezugspersonen des Patienten. Unter den Bedingungen der Neurose können sie verkannt und verzerrt erscheinen, d. h. wie sie als Kind emotional erlebt wurden. Die Interpretation liegt besonders nahe, wenn reale Gestalten heraustreten wie etwa der Vater, ein Lehrer usf.

Diese Erfahrungen können wir uns für die Therapie gezielt nutzbar machen, wenn eine von uns gewünschte, mit einem aktuell herrschenden Problem verbundene Bezugsperson heraustritt oder vom Therapeuten induziert wird. Diese Technik gehört allerdings bereits der Mittelstufe an (vgl. S. 169 Nr. 6).

Häufigkeit

Zur Technik ist noch zu bemerken, dass der Therapeut das Motiv des Waldrandes nicht übermäßig strapazieren sollte. Es soll erst in der fortgeschrittenen Therapie eingestellt werden, da es oft zu stark konfrontierend wirkt. Er wird in einer Sitzung höchstens 2–3 Gestalten sich daraus entwickeln lassen. Dabei können auch Widerstände auftreten, indem sich anfangs gar keine Gestalt zeigt oder viel Zeit verstreicht, bis sie sich manifestiert. Wir werden den Patienten deshalb unterstützen, er möge geduldig abwarten, oder wir werden die Übung später von neuem versuchen. Im Verlauf einer Behandlungsperiode kann sich eine ganze Menagerie von Symbolgestalten auf der Wiese vereinigen. Diese kann gelegentlich wieder aufgesucht werden, um sich mit den Tieren zu beschäftigen.

Subjektstufe

Die zweite Interpretationsebene der Gestalten ist die der Subjektstufe, d. h. die Gestalten können das Selbst des Patienten oder Teile davon repräsentieren, etwa indem sie unbewusste Verhaltenstendenzen verkörpern, die er von seinem realen Verhalten abgespalten hat. Häufig verkörpern sie ein Stück „nicht gelebten Lebens“.

Beispiel

Ein überaus arbeitsamer und strebsamer Handwerker litt seit einem Jahr an einer Herzangstneurose. Die Therapie ging bei dem relativ schlichten Mann gut voran. Die Rückkehr ins Leben schien ihm allerdings unter dem Leidensdruck seiner Symptome schwer zu fallen. Beim Einstellen des Waldrandes erschien ein Bär, etwas torkelnd, im aufrechten Gang auf der Wiese. Hier legte er sich nieder und schlief ein. Ich hatte keinen Zweifel, dass bei dem so betont fleißigen Mann dieses träge und faule Tier gerade jenen Teil seines Ich verkörperte, den er nicht zuließ, der aber eines seiner inneren Bedürfnisse signalisierte, endlich einmal auszuruhen und zu faulenzen.

Ein anderes Beispiel

Einen imponierenden Hirsch mit prächtigem Geweih, der sich im günstigen Sonnenlicht auf die Wiese stellte, imaginierte ein Patient, der wegen Impotenz in meine Behandlung gekommen war. Er war ein etwas schüchterner, zurückhaltender Mann. Der Hirsch schien mir sein überzogenes, gewissermaßen exhibitionistisches Männlichkeitsideal zu verkörpern, dem er gerne nachgeeifert hätte, welches aber unerreichbar war.

therapeutisches Ziel

Das therapeutische Ziel besteht darin, diese verdrängten und von der Person abgespaltenen Tendenzen bzw. Symbolgestalten durch ihr Heraustreten an das Licht ins Bewusstsein zu bringen. Sie werden angenommen und akzeptiert, indem man sich mit ihnen befasst: sie beschreibt, sich ihnen nähert, sie später evtl. sogar anfasst und streichelt, wie man es mit Tieren in der Regel tut. Häufig sind die Patienten zunächst dazu nicht bereit. Zum Beispiel war der Handwerker recht ärgerlich auf den faulen Bären und hätte ihn gern unfreundlich aufgescheucht. Das später noch erläuterte „Prinzip des Versöhnens und Nährens" sollte hingegen zur Integration angewandt werden.

C. G. Jung spricht in dem hier erörterten Zusammenhang von dem „Schatten" der Person, ein plastischer Begriff, den wir unter dem Aspekt der Psychoanalyse als abgespaltene, unterdrückte Selbstanteile bezeichnen würden, die nach Befriedigung und Integration drängen.

Verhaltenstendenzen

Der Therapeut sollte sorgfältig beobachten, mit welchen Qualitäten der Patient diese Symbolgestalten spontan beschreibt, wie er sich emotional zu ihnen stellt und wie sich die Gestalten ihm gegenüber verhalten, nachdem sie ihn gesehen haben. Daraus können Aufschlüsse über neurotische Verhaltenstendenzen gewonnen und diese dem Patienten vor Augen geführt werden. Sie finden sich weniger bewusst auch in seinem Alltag und sind Ausdruck seiner neurotischen Charakterhaltung.

Das technische Problem des Therapeuten liegt in der Frage, wann er sich der Betrachtungsweise auf der Objekt- und der auf der Subjektebene zuwenden soll. Interpretationen werden in einer Kurztherapie (bis 25 Sitzungen) selten oder sparsam angeboten. Der Patient sollte vorwiegend durch seine Einfälle selbst zu der entsprechenden Beziehungssetzung kommen. In der Regel liegt das Verständnis für die objektstufige Betrachtungsweise näher, ist dem Patienten in der ersten Phase der Behandlung am meisten evident. Erst viel später versteht er meist die Betrachtung der dargestellten subjektstufigen Aspekte, die dann aber sehr fruchtbar sein kann.

11. Kapitel Die Interventionstechniken der Grundstufe

Eigenart der Interventionstechniken

Im Zusammenhang mit dem Auftreten von Symbolgestalten müssen die beiden Interventionstechniken der Grundstufe abgehandelt werden. Gemeint sind technische Anleitungen, die sich auf den Umgang mit Symbolgestalten beziehen.

Sie sind relativ leicht zu handhaben und rufen beim Patienten zunächst wenig ängstliche Reaktionen hervor. Trotzdem entfalten sie, gezielt eingesetzt, eine klar umgrenzbare therapeutische Wirkung.

Ein erstes, allgemein und jederzeit wirksames Regieprinzip leitet sich aus einer Haltung ab, in welcher der Therapeut stets die Ruhe bewahrt und sich zugleich für alles interessiert, was dem Patienten auf der Bildebene begegnet. So wird er ihn in jedem, auch dem schwierigsten Falle zunächst dazu anhalten, das Geschehen erst einmal genau anzuschauen und zu beschreiben. Der Vorgang des Beschreibens und Benennens hilft in aller Regel, Angst zu bannen und die Situation im Griff zu behalten. Für besondere Situationen, in denen sich gleichzeitig mögliche Schritte zur Verarbeitung konflikthaften Materials bzw. zur Integration in die Gesamtpersönlichkeit andeuten, sind speziellere Interventionstechniken am Platze.

zwei spezielle Interventionstechniken

feindselige Symbolgestalten

abgespaltene Introjekte

Es handelt sich um das *Prinzip des Nährens und Anreicherns* sowie das des *Versöhnens und zärtlichen Umfangens* (vgl. Tab. **1**). Ausgangspunkt war seinerzeit die Beobachtung, dass eine freigesetzte Symbolgestalt, etwa beim Motiv des Waldrandes, sich feindselig verhält. Dementsprechend schreckt sie den Patienten, droht ihn anzugreifen und erregt Angst. Der Therapeut kommt dann in eine schwierige Lage. „Die ich rief, die Geister…" Er kann schlimmstenfalls dem Patienten die Flucht nahe legen. Therapeutisch gesehen ist dieser Rat sicher nicht der beste, wenn man bedenkt, dass die Gestalten als abgespaltene Antriebs- und Wunschtendenzen auftreten. Ziel der Therapie sollte es vielmehr sein, diese schrittweise zu integrieren, den therapeutisch sinnvollen Prozess der Konfrontation in gangbaren Schritten zu vollziehen. Ein Löwe kann beispielsweise aus dem Wald tretend den Rachen aufreißen, oder eine Schlange kann züngelnd auf den Patienten vorstoßen. Auch grimmig blickende, feindselige Menschengestalten, etwa eine Hexe, ein Jäger oder andere, können die Szene beherrschen. Die beiden behandlungstechnischen Regeln ermöglichen es dem Therapeuten, an solchen Situationen zu zeigen, wie mit aggressiven oder wenigstens unfreundlich gestimmten Symbolgestalten umzugehen ist. Dabei sollte Flucht oder ein feindseliger Akt aus Gründen der Verteidigung vermieden werden.

sinnvoller Umgang

Man mag sich daran erinnern, wie ein Dompteur seine wilden Tiere beruhigt. Die aggressive Gegenwehr durch Schlagen der Tiere führt bekanntlich nicht zu ihrer Zähmung. Patienten neigen gelegentlich dazu, in schnellem Handeln eine feindselige Symbolgestalt anzugreifen. Darin liegt naturgemäß eine gegen sich selbst bzw. gegen den infrage stehenden Anteil des eigenen Ich gerichtete Aggression. Diese Unterdrückung des andrängenden eigenen Impulses hat er als neurotische Verhaltensweisen verinnerlicht. Die therapeutisch fruchtbare Integration vollzieht sich in Analogie zu dem erwähnten Vorgehen des Dompteurs. Er versucht, die Tiere freundlich zu stimmen und anhänglich zu machen, indem er sie zunächst einmal füttert. Das Prinzip nenne ich aber bewusst nicht „füttern". Der Erfolg vom „Nähren und Anreichern" liegt tatsächlich in einer *Befriedigung der Symbolgestalt im oralen Sinne* und in dem Respekt, der darin zum Ausdruck kommen mag. Ob das gelingt, hängt von der Art der jeweils dargebotenen Nahrung ab. Einer Schlange beispielsweise mag man in der Imagination eine Schale voll Milch hinstellen, im Fall eines Löwen wird man für einen großen Haufen von Fleischstücken zu sorgen haben.*

Technik des Nährens

Technisch geht der Therapeut in folgender Weise vor: Er bietet dem Patienten die für den speziellen Zweck gedachte Nahrung an, etwa mit den Worten: „Ich würde Ihnen jetzt aus ganz bestimmten Gründen abraten, gegen das Tier vorzugehen und aggressiv zu werden. Es mag Sie zwar geärgert haben, ich habe aber vielmehr den deutlichen Eindruck, das Tier ist hungrig und braucht etwas Ordentliches zu fressen. Das wäre nach meiner Erfahrung der beste Weg, das böse Tier zu besänftigen und sich gewogen zu machen." Dann schlägt der Therapeut entweder die zu fütternde Nahrung vor oder bespricht besser mit dem Patienten, was am besten anzubieten wäre. Der Therapeut sollte sich über die angemessene Nahrung im Klaren sein. Womit jedoch wird eine aus dem Wald heraustretende Hexe zu „nähren" sein?

Der Therapeut fährt dann in etwa folgender Weise fort: „Bitte stellen Sie sich (im Falle des Löwen beispielsweise) vor, ich habe einen großen Haufen frischer Fleischstücke besorgt, die jetzt neben Ihnen liegen. Sie werfen ihm eines nach dem anderen zu und beobachten bitte genau, ob er frisst und wie er daraufhin weiter reagiert. – Wichtig ist dabei, dass Sie sehr viel verfüttern, mehr als sie zunächst für eine vollständige Sättigung für nötig halten. Bieten Sie ihm immer noch ein Stück an, es ist reichlich vorhanden."

In der Regel beginnen die Symbolgestalten nun mehr oder weniger interessiert, oft gar gierig, die Nahrung anzunehmen.

Folgen

Was geschieht dann? – Die Symbolgestalt wird, wie ein Lebewesen, auch real satt, damit müde und legt sich in der Regel bald hin. Ihr Verhalten ändert sich also entscheidend. Die Gestalt verliert ihre Gefährlichkeit. Bevor sie evtl. ein-

* Dieses „Füttern" erscheint vielen KiP-Therapeuten zu konkretistisch, ist aber bei vielen Begegnungen mit ängstigenden Symbolen tatsächlich hilfreich. Weitere Techniken sind dann eine schrittweise Symbolkonfrontation bzw. Exposition, wobei es entscheidend ist, die richtige Entfernung zum ängstigenden Symbol zu finden. Über die Veränderung der Entfernung gelingt es meistens, das Angstniveau zu modulieren und dem Patienten zu gangbaren Entwicklungsschritten zu verhelfen.

Versöhnen

schläft, ist sie friedlich. Der Patient kann sich ihr jetzt nähern und sie sogar berühren und streicheln. Darin läge der oben genannte Akt des *Prinzips vom Versöhnen*. Vielleicht wird der Patient an dieser Stelle seine restliche Angst noch mithilfe des Therapeuten überwinden müssen. Haronian (1967) und Stierlin (1969) haben dieser früher in der Psychotherapie wenig beachteten *Technik des Versöhnens mit konfliktbesetzten Gestalten* interessante Untersuchungen gewidmet.

Diese beiden Interventionstechniken dienen nicht nur zur Sicherung im Notfall, um Angst zu reduzieren. Sie stellen vielmehr einen eminent therapeutischen Akt dar, dessen Wirkungsweise man gar nicht überschätzen kann. Um das zu veranschaulichen, füge ich ein charakteristisches Beispiel an.

Beispiel (12)

Beispiel Krisenintervention

Krisenintervention mithilfe der Interventionstechnik vom Nähren und Anreichern und vom Versöhnen.

Ein 21-jähriger Chemiestudent suchte mich auf. Er hatte in einer Zwischenprüfung vor dem Professor wegen eines unüberwindlichen Examensstupors versagt. Wenige Stunden vorher hatte er bei dem Assistenten des Institutes den Prüfungsstoff aber beherrscht. Ihm war die Möglichkeit gegeben worden, am nächsten Tag die Prüfung zu wiederholen. Deshalb suchte er jetzt am späten Nachmittag Hilfe bei mir. Da ich die Familie von früheren Beratungen kannte, wusste ich von dem schweren Autoritätsproblem des jungen Mannes. Sein Vater war ein höherer Offizier in der k. u. k. Armee vor dem Ersten Weltkrieg gewesen und hatte in der Familie ein strenges, autoritäres Regime geführt. – Psychodynamisch gesehen schien es unmöglich, die überragende Vaterimago dieses Patienten durch einen kurzen therapeutischen Eingriff entscheidend zu beeinflussen. Das Versagen bei der Prüfung beruhte offensichtlich auf einer Übertragung der angstbesetzten Kind-Vater-Beziehung auf den Professor. Nach einem einleitenden Gespräch über seinen ehemaligen Chemielehrer, einen verehrten, aber strengen älteren Herrn, und seinen jetzigen Professor regte ich die folgende Imagination an: Er befinde sich auf der Wiese in der Nähe des Waldrandes. Beim Blick in das Dunkel des Waldes werde eine Gestalt, nämlich sein Chemielehrer oder der Chemieprofessor heraustreten. Erst nach langem Zögern (was ich als Widerstandsreaktion auffasste) und meinem ermutigenden Zuspruch zeigte sich schließlich der alte Chemielehrer des Patienten mit mürrischem, abweisendem Gesicht. Er ging, ohne den Patienten überhaupt zu beachten, seines Weges. Der Patient weigerte sich anfänglich (Widerstand), auf ihn zuzugehen und ihn zu begrüßen. Schließlich gelang es ihm dann aber mühsam, ein imaginiertes Gespräch mit dem alten Herrn anzuknüpfen. Widerwillig begleitete der Patient ihn, wobei es immer wieder zu leichten emotionalen Reaktionen kam. Um das Prinzip des Nährens anzuwenden, bat ich den Patienten schließlich, er möge sich vorstellen, dass er in seinen Hosentaschen alles mit sich führe, was einem schönen Picknick dienen könne. Er möge die Dinge, zwei Hähnchen, eine Flasche Rotwein usw., auspacken und auf einer Serviette auf dem Boden ausbreiten und den alten Herrn einladen. Als Zeichen des Widerstandes lehnte der Lehrer zunächst entrüstet ab. Schließlich gelang es dann aber doch, das gemeinsame Mahl zu inszenieren. Bald aß der Lehrer mit Behagen die dargebotenen Speisen und trank gemeinsam mit dem Patienten den Rotwein. Daraufhin wurde er sichtlich freundlich und klopfte schließlich dem Patienten jovial auf die Schulter, was dieser erwiderte. Gewissermaßen begegneten sie sich nun „von Mann zu Mann" als Gleichgestellte im Sinne eines Aktes der Versöhnung. – Dann gab ich dem Patienten auf, er möge die gleiche Szene vor dem Einschlafen noch einmal einstellen. Es komme darauf an, den alten Herrn so reichlich wie nur irgend möglich zu bewirten.

Am darauf folgenden Tag kam der junge Mann wieder und berichtete, er sei bei der Prüfung durch seinen Professor emotional ausgeglichen und relativ gelassen gewesen. Er habe gut über das am Vortage affektiv blockierte Wissen verfügt und das Examen bestanden.*

Die klinisch-praktische Anwendung der KiP

Die erste Sitzung

Erstgespräch

Wir haben damit einige technische Grundlagen der Grundstufe der KiP besprochen. Ich kann deshalb nun auf seine klinisch-praktische Anwendung übergehen. Der *erste Schritt* ist die vorbereitende Sitzung zur KiP, um den Patienten mit dem imaginativen Vorgehen bekannt zu machen. Ich berühre dabei einige technische Maßnahmen, die für jede psychodynamische Form der Psychotherapie gelten.

Vor einer Psychotherapie führen wir mit dem Patienten zunächst ein „Erstinterview" durch. Das äußere Setting sieht vor, dass der Therapeut nicht am Schreibtisch sitzt, sondern mit dem Patienten an einem Tisch frei gegenübersitzt. Der Patient soll seine Beschwerden und Probleme unter einem Minimum von Interventionen frei darstellen. Im zweiten Teil dieses Gespräches von etwa 50 Minuten Dauer oder in den nachfolgenden Sitzungen stellen wir ergänzende Fragen, um das Bild in Richtung einer tiefenpsychologischen Anamnese zu erweitern. Dabei bleiben wir bewusst möglichst im Rahmen der aktuellen Konfliktsituation und dem derzeitigen sozialen Umfeld, der beruflichen und der partnerschaftlichen Beziehung, in der Familie usw. im weitesten Sinne, und was sonst an sozialen Einflüssen gegenwärtig eine Rolle spielen mag. – Von besonderer Bedeutung ist der zeitliche Zusammenhang zwischen dem ersten Auftreten der Symptomatik oder deren Verschlimmerung und der emotionalen Situation. Diese Akzentuierung der *auslösenden Situation* ist ein wichtiger Schlüssel für die Psychodynamik. Wir sehen dabei zunächst davon ab, die Vorgeschichte bis in die Kindheit und die Herkunftsfamilie, also bis in die genetische Szene der Neurose, auszudehnen. – In den meisten Fällen gelingt es in der ersten Explorationssitzung, die so wichtige auslösende Situation zu erfassen. Vorläufig verzichten wir auf alle deutenden

auslösende Situation

* Für dieses Beispiel ist sicher auch die Übertragungssituation entscheidend. Prof. Leuner, der Therapeut, setzt seine eigene Autorität gegen den autoritären Aspekt des Prüfers. Er erweist sich als gewährend, reich an Nahrung und ist ebenso jovial wie der Prüfer in der Schlussphase.

Hinweise oder korrigierenden Interventionen, die man geben könnte, um dem Patienten gewisse Einsichten zu vermitteln.

Haltung des Therapeuten

Besonders wichtig ist es in den ersten Gesprächen aber, dem Patienten zwei Dinge verbal (oder auch nicht verbal) deutlich zu machen:
1. dass er und seine bestehenden Symptome vom Therapeuten ernst genommen werden,
2. dass der Therapeut Interesse an der Erforschung seiner Probleme hat und in der Lage ist, den Patienten auf die wichtigen damit verbundenen Punkte hinzuführen und Schlussfolgerungen daraus zu ziehen.

Nur ganz selten ist es sinnvoll und bleibt im Allgemeinen sehr erfahrenen Therapeuten überlassen, dem Patienten schon nach dem ersten Gespräch von 50 Minuten ein Behandlungsangebot zu machen. Dazu ist die Erfassung einer ganzen Reihe von Faktoren notwendig, auf die später noch eingegangen wird. Um sich von Vorurteilen möglichst freizuhalten, ist es zweckmäßig, den Patienten wenigstens ein zweites Mal zu sprechen (50 Min.), die Anamnese zu erweitern und eine Reihe von Daten zu ermitteln, die eine Prognosestellung zur Psychotherapie, im Besonderen für die KiP, ermöglichen (vgl. S. 161).

Einleitung der Behandlung

Übergang zum Tagtraum

Die Frage, wie die Psychotherapie mit Imaginationen eingeleitet werden soll, ist von großer praktischer Bedeutung. Der Therapeut hat in mehreren Stunden die tiefenpsychologische Anamnese aufgenommen. Nun begegnet er dem Problem, wie er von dort auf die nichtverbale Ebene der Imaginationen zur Tagtraumtechnik überleiten soll. Das bereitet dem ungeübten Therapeuten und mitunter auch dem Patienten Schwierigkeiten. Unter den verschiedenen Möglichkeiten zur Einleitung der ersten Imagination* hat sich ein einfacher, aber wirkungsvoller Test bewährt, der so genannte Blumentest (B. T.). Er vermittelt dem Therapeuten einen ersten und zugleich ungezwungenen Einblick in die Fähigkeit des Patienten, das Symboldrama zu realisieren. Gerade die Ungezwungenheit und Spontaneität des Tests erleichtert den gesuchten Übergang von der verbalen zur imaginativen Ebene. Dadurch bilden sich Anknüpfungspunkte zur Einleitung der Tagtraumtechnik.

Blumentest – die Imagination einer Blume

Worin liegt dieser Test? Am Ende der zweiten oder dritten Stunde der Anamneseerhebung sage ich dem Patienten, dass ich mit ihm gern einen kleinen, eher spielerischen Test durchführen möchte. Ich bitte ihn, sich in dem Sessel, in dem er zurzeit sitzt, recht locker und bequem auszustrecken, als wenn er eine kleine Mittagsruhe halten wolle. Er möge die Beine ausstrecken, die Arme locker auf die Lehnen legen, und der Kopf möge auf der Rückenlehne ruhen. Ich warte eine Weile, bis er sich entsprechend zurechtgerückt hat, und fordere ihn auf, die Augen zu schließen. – In der Regel hat der Patient bereits so viel Vertrauen gewonnen, dass er, vielleicht erstaunt oder zögernd, dieser Aufforderung folgt. Dann frage ich den Patienten: „Können Sie sich eine Blume

* Zur intensiveren Beschäftigung mit dem initialen Tagtraum (ITT) sei auf weiterführende Literatur verwiesen (Ullmann 1997, Kottje-Birnbacher 2001)

vorstellen?“ Nach kurzer Pause schließe ich an: „Und dann erzählen Sie mir, was Sie sich vorgestellt haben.“ Dabei gehe ich davon aus, dass der Patient bei geschlossenen Augen bald zu sagen beginnt, was ihm vor die Augen kommt. – Stellt sich eine längere Pause ein, bitte ich ihn, mir mitzuteilen, welche Schwierigkeiten er hat. In der Regel berichtet der Patient von einer Blume. Dabei ist es unwichtig, wie sie heißt. Gelegentlich sind es Fantasieblumen, oder er kennt den Namen nicht. Ich bitte, mir die Blume in allen Einzelheiten zu beschreiben, die Farbe, den Blick in den Blütenkelch usf.

Formulierung

Ich benutze bei allen diesen Übungen niemals das Wort „sehen“. Immer spreche ich vom *„Vorstellen“.* Manche Patienten glauben ihrerseits, sie müssten etwas „sehen“. Sie sind dementsprechend enttäuscht, wenn ihre Imagination als Phänomen dem Sehen nicht gleichkommt. Es ist vielmehr blass, ohne rechte Konturen und schwankt zunächst in seiner Deutlichkeit. – Gebraucht der Patient das Wort „sehen“, korrigiere ich. Behauptet er, nichts „gesehen“ zu haben, lasse ich mir erst recht erzählen, was er denn sonst vor Augen gehabt hat. Dann wird ersichtlich, dass er aus überhöhtem Leistungsstreben mit dem nicht so gut ausgeprägten Anfangsbild unzufrieden ist. Trotzdem ist es erstaunlich, wie leicht es gelingt, sich in dieser zwanglosen Situation ad hoc eine Blume vorzustellen und im Detail darüber zu berichten. Ich gehe nun einen Schritt weiter und bitte, in der Vorstellung zu versuchen, den Blütenkelch der Blume mit einer Fingerspitze zu berühren. Es gilt herauszufinden, wie sich die Blüte anfühlt. Die Empfindungen lasse ich mir beschreiben. Manche erleben diese Szene derart realistisch, dass sie die Hand heben und den Zeigefinger ausstrecken. Die Tastqualität kann meist auch gut wiedergegeben werden.

Beispiele

Die Betreffenden können sich eine rote oder gelbe Tulpe, eine rote Rose, eine Gerbera, eine Sonnenblume und manchmal ein Gänseblümchen vorstellen. Nur in den seltensten Fällen schlägt die neurotische Problematik derart durch, dass sich bereits im Blumenmotiv ein extremes oder abnormes Motiv darstellt. Als ausgeprägtes Störungszeichen sehe ich z. B. an, wenn jemand eine schwarze Rose imaginiert oder eine Blume aus Stahl, oder wenn die Blume schon nach kurzer Zeit verwelkt und die Blätter hängen lässt. Für extreme Fantasiebegabung sprechen fantastische Blumen, die es nicht gibt, oder die Verschmelzung zweier Blumenmotive zu einem. Alles lasse ich mir sehr genau beschreiben, ohne es zu kommentieren.

Konfliktzeichen

Es ist selten, dass die Imagination der Blume nicht gelingt. Dann muss man sich fragen, ob der Patient nicht zu ängstlich ist, hintergründige Befürchtungen hat oder eine spontane negative Übertragung vorliegt. Das kann sich schon darin zeigen, dass seine geschlossenen Augenlider flattern oder er angespannt dasitzt. Ein hoher Grad an Unbehagen oder Ängstlichkeit geht dann von der gegebenen Situation aus. Nur selten kommt anstelle der Blumen etwas anderes vor Augen. Natürlich werden wir alles, was überhaupt imaginiert wird, akzeptieren. Das sagen wir dem Patienten bereits bei der Aufforderung, sich eine Blume vorzustellen, etwa: „Alles, was auch sonst vor Augen kommt, ist recht; erzählen Sie mir bitte davon.“ – Eine eigentümliche, nicht seltene Störungsform besteht darin, dass statt einer gleichzeitig mehrere Blumen auftauchen und sich evtl. im Gesichtsfeld abwechseln. Der Betreffende weiß nicht, auf welche der Blumen er sich einstellen soll. Wir versuchen, ihn das verbalisieren zu lassen und legen ihm nahe, abzuwarten, welche der Blumen bestehen bleibt. Wichtig ist auch, den Gefühlston beschreiben zu lassen, der von der Blume naiv empfunden ausgeht.

Beendigung der Probeimagination

Ich beende die erste Imagination damit, dass ich (noch bei geschlossenen Augen) bitte, ganz tief Atem zu holen und die Augen zu öffnen. – Diese nicht mehr als 5 bis 10 Minuten in Anspruch nehmende Imagination kann die verschiedensten Reaktionen nach sich ziehen. Beim Öffnen der Augen merkt man, dass der Betreffende eine gewisse Mühe hat, sich aus dieser Welt der Imagination in die reale Situation zu versetzen. Ich gehe darauf ein und spreche diese Reaktion an. Ich sage ihm, dass er offenbar „ganz weit weg" oder „in einer anderen Welt" war. Darüber hinaus ist der Betreffende häufig von der Ästhetik und/oder von der Plastizität der Blume beeindruckt. Er ist erstaunt, was er plötzlich konnte, ohne überhaupt zu ahnen, wie intensiv seine Vorstellungswelt (Fantasie) ist. Als dritte Reaktion beobachtet man, dass ein erfolgreich imaginiertes und angenehmes Blumenmotiv sich in der Stimmung niederschlägt. Nach Öffnen der Augen und nachdem der Patient zurückgefunden hat, lächelt er etwas und hat einen leicht beglückten Gesichtsausdruck.

Reaktion des Patienten

Übergang zum Tagtraum

Der Brückenschlag vom Blumentest zur Einleitung des Symboldramas liegt nahe. Ich drücke nach der ersten Imagination dem Patienten diskret ein bestätigendes Lob aus. Ich hätte den Eindruck, er habe eine gute Vorstellungsgabe, oder – je nach Lage des Falles – er habe eine lebhafte Fantasie. Diese könnten wir für die Anwendung der therapeutischen Methode gut nutzen. Ich würde vorschlagen, dass wir die Behandlung über weitere Strecken in Form eines derartigen Tagtraumes durchführen. – War die Fantasieproduktion weniger ausgeprägt, spreche ich von „guten Ansätzen seiner Vorstellungsfähigkeit" oder Ähnlichem. Ich kündige dann an, dass er nach einiger Übung noch deutlichere Vorstellungen entwickeln werde.

Beginn der ersten KiP-Sitzung

Kommt der Patient in die nächste, die erste KiP-Sitzung, erinnere ich ihn an den Blumentest. Ich hatte in Aussicht gestellt, die Therapie daran anzuknüpfen. In der Regel wird der Patient schon im Anschluss an den Blumentest gebeten, etwas zu seinen ersten Bildvorstellungen zu malen, um sich darüber in der nächsten Therapiestunde noch einmal mit mir austauschen zu können. In der darauf folgenden Stunde oder auch schon bereits unmittelbar nach einem kurzen Gespräch über das zum Blumentest gemalte Bild kann man mit einer nächsten Imaginationsübung beginnen, die dann länger andauert und möglichst im Liegen stattfinden sollte. Um dies zu erläutern, beziehe ich mich noch einmal auf den Blumentest als den ersten Einstieg in die Therapie mit Bildvorstellungen und hebe hervor, dass solche Übungen doch wesentlich leichter und angenehmer gelingen könnten, wenn er sich auf die Couch legen und sich in aller Lockerheit und Bequemlichkeit tiefer entspannen würde. Bin ich unsicher, ob er vielleicht Hemmungen hat, sich hinzulegen, biete ich alternativ an, den Tagtraum in einem bequemen Sessel fortzusetzen. Das spielt gelegentlich bei Patientinnen eine Rolle aus der Angst heraus, sich einem männlichen Therapeuten gegenüber auszuliefern. Ich stelle meinen Sessel neben den Patienten – Habe ich den Eindruck, dass die Imagination leicht gelingen wird, beginne ich unmittelbar mit dem Wiesenmotiv.

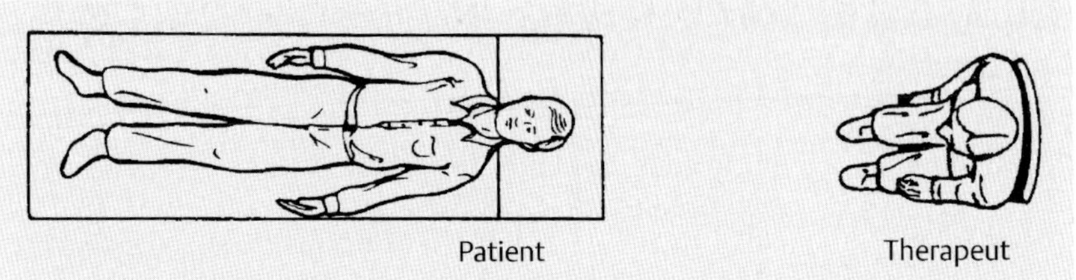

Abb. **3 a** Typische Couchposition im klassischen Setting, wie es in der Psychoanalyse angewandt wird.

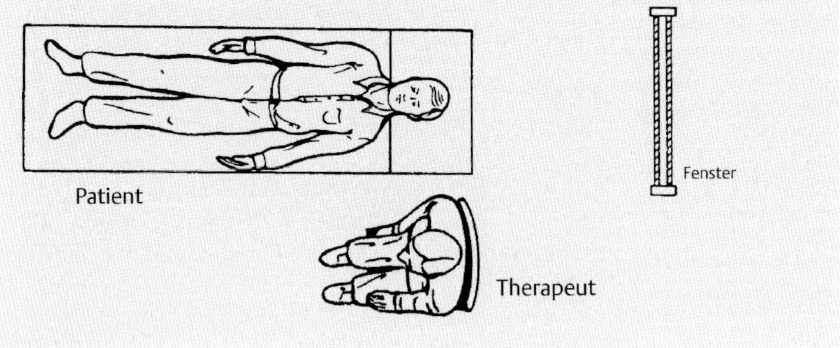

Abb. **3 b** Position von Patient und Therapeut im Setting der Katathym-imaginativen Psychotherapie.

Setting der KB-Sitzung

Ich bevorzuge für die Tagtraumphase die Couchlage. Abb. **3 b** zeigt die Anordnung (das Setting), die für das KB bevorzugt wird. Im Gegensatz zu dem Setting in der Psychoanalyse (Abb. **3 a**) sitzt der Therapeut nicht hinter dem Patienten, sondern neben seinem Kopf (Abb. **3 b**). Damit soll das Miteinander deutlich gemacht werden, d. h., dass der Therapeut den Patienten als Gleichwertigen begleitet. Die Arbeit in der KiP wird begriffen als ein Teamwork an den unbewussten Konflikten. (Vergleiche den Abschnitt Übertragungssituation im Katathymen Bilderleben.) Bei der Lage des Patienten ist zu beachten, dass ihm weder von einer Lampe noch vom Fenster her Licht ins Gesicht scheint. Vor der Tagtraumsitzung versuche ich, das Zimmer etwas abzudunkeln. Auch akustische Außenreize können stören. Es ist wichtig, eine ruhige, gelöste Atmosphäre zu schaffen. Dazu gehört selbstverständlich, Telefonate auszuschließen.

12. Kapitel Einleitung der Behandlung

Information des Patienten

Es gehört zu den häufigsten Fragen, wie gründlich man dem Patienten das ihm noch fremde Verfahren der KiP erläutern soll.

Ausmaß der Information

Man muss den Bildungsstand des Patienten berücksichtigen. Obgleich er als Hilfesuchender kommt, ist er doch Partner in der Therapie. Wir wollen ihm so wenig wie möglich den autoritären Eindruck vermitteln, dass wir „schon wissen, was ihm hilft“. Er soll möglichst genau erfahren, wie eine Behandlung verläuft, wie sie wirkt und welche Ziele damit erreicht werden können und welche nicht. Dieses Ideal einer weitgehenden Aufklärung über psychotherapeutisches Vorgehen hat allerdings darin seine Grenze, dass der Patient bei allzu viel kognitivem Wissen und bei allzu viel Einsicht in intellektuelle oder gar wissenschaftliche Zusammenhänge dazu neigt, dieses Wissen (das er durch begleitende Lektüre weiter anreichern kann) für das eigentlich Wirksame zu halten und es zum Widerstand ausbaut. Er zieht es dann im Verlauf der weiteren Behandlung vor, sich auf der kognitiven, intellektuellen Ebene zu bewegen. Gerade das aber soll verhindert werden. Die KiP ist eine stark erlebnisgetragene Therapiemethode. Dort liegt sein Schwerpunkt. Bei Patienten, die zum Intellektualisieren neigen, soll diese Abwehrform gelockert werden.

Gefahr der Intellektualisierung

Deshalb vermeide ich bewusst, bei akademisch gebildeten Patienten eine allzu breite intellektuelle Einführung in das Verfahren zu geben. Ich erinnere vielmehr daran, dass Freud und auch später Jung die große Bedeutung der Träume und auch Tagträume als den königlichen Weg zum Unbewussten hervorgehoben haben. In Träumen drücke sich Unbewusstes bildhaft verschlüsselt, aber doch präzise, sinnvoll und häufig verständlich aus. Der Traum diene einer Kompensation des unbewussten Alltagslebens. Die menschliche Fantasie habe die Fähigkeit, auch Probleme in kreativer Form unbewusst zu einer Lösung zu führen. Das werde dem Betreffenden im Verlauf der Tagtraumtherapie zunehmend deutlicher werden. Ich verweise ihn also überwiegend auf die zu erwartende Selbsterfahrung und meine damit verbundene vorsichtige Hilfestellung. – Betont intellektualisierenden Patienten komme ich später in einigen Szenen des Tagtraumes etwas entgegen. Ich erläutere nahe liegende und allgemeine Bedeutungen der Inhalte, betone die mehrfache Determination der Symbole, und dass ich nur vage Anhaltspunkte geben könne. Ich verweise sie auf ihr eigenes Empfinden, ihr emotionales Erleben und die Notwendigkeit, Einfälle zu sammeln, um vermutete Zusammenhänge der individuellen Dynamik zu erkennen. Wenn ich so versuche, diesen Patienten die Breite der Bedeutung und der emotionalen Getragenheit der Tagtraumsymbole anschaulich zu machen, trifft das bei rational eingestellten Intellektuellen zunächst oft auf mehr oder weniger vorsichtig geäußertes Unver-

Dosierung der Einführung

ständnis. Das gilt besonders auch für die Tatsache, dass im Tagtraum der Satz vom Widerspruch aufgehoben ist. Deshalb gebe ich diesen Patienten im Verlauf der Therapie in kleinen Schritten und anhand einleuchtender Beispiele weitere Erläuterungen, etwa über die Psychologie des Primärvorganges, die Traumarbeit usf. – Wichtig bleibt jedoch, dass der Therapeut die einführende Aufklärung nicht zu sehr ausweitet wegen der Gefahr, den Patienten damit auf das intellektuelle Gleis zu lenken. – Ich verweise aber ausdrücklich darauf, dass der Patient jederzeit Fragen stellen kann und auch den Mut haben soll, das zu tun. Dadurch kann ich rechtzeitig erfahren, was ihm unklar geblieben ist. Ich kann mit ihm im Dialog bleiben. Ferner vermeide ich, dass er aufgrund der bei Patienten häufig bestehenden Gefügigkeit unausgesprochen hinnimmt, was geschieht oder was man ihm nahe legt (und dann doch innere Reservationen behält). Ausgedehntere Diskussionen aber können auch in den Dienst des Widerstandes gestellt werden.

Diskussion als Widerstand

Bedeutung des Konzeptes

Wie leicht zu handhaben ist KiP?

Oft entsteht auf den ersten Blick der Eindruck, die katathym-imaginative Psychotherapie sei ein relativ leicht zu handhabendes Verfahren. Je mehr klinische Erfahrung der Lernende damit gewinnt, desto mehr muss er erkennen, dass die KiP an eine Reihe wichtiger Voraussetzungen gebunden ist. Ich nenne und erläutere sie in den folgenden 4 Punkten.

Notwendigkeit der Selbsterfahrung

1. Neben dem wie in diesem Buch vermittelten kognitiven Wissen können die Voraussetzungen zur Anwendung des KB nur durch eine Fülle praktischer Erfahrungen und Selbsterfahrungen unter Einübung der KB-Therapie gewonnen werden. Dieses Rüstzeug wird in Weiterbildungsseminaren vermittelt. Besonders wichtig ist dabei, dass der in seiner Ausbildung fortschreitende Kandidat eine Anzahl von Fällen unter regelmäßiger Supervision behandelt, vor allem, um therapeutische Verläufe kennen zu lernen (vgl. Anhang III, S. 189).

Notwendigkeit der Wahrnehmungseinstellung

unbewusste Psychodynamik

2. Eines der häufigsten Missverständnisse bei der Vermittlung eines psychotherapeutischen Verfahrens entsteht dadurch, dass Teilnehmer von Seminaren glauben, die Durchführung der Psychotherapie würde primär von der Kenntnis der Methode abhängen. Man brauche diese nur erlernt zu haben, um schon bald psychotherapeutische Versuche unternehmen zu können. Dabei wird übersehen, dass die KiP eingebettet ist in eine Fülle psychologischer und psychopathologischer Wahrnehmungseinstellungen. Sie basieren nicht nur auf den o. g. Selbsterfahrungen und Einübungen, sondern auf einem Gerüst solider klinischer Kenntnisse der vielfältigen psychischen, neurotischen und psychosomatischen Störungen und ihrer Symptome. Diese können aber nicht allein aus ihren Krankheitsbildern verstanden werden. Vielmehr muss der angehende Therapeut über fundierte Kenntnisse und Einsichten in die sie bewirkenden Konstellationen der unbewussten Psychodynamik einer Person und deren Konzepte verfügen. Sie entsprechen der allgemeinen und speziellen Neurosen- und der psychosomatischen Krankheitslehre. Ihre Grundlagen werden bereits für die Erhebung der tiefenpsychologischen Vorgeschichte und für eine kompetente Gesprächsführung vor und während der Therapie erforderlich.

Notwendigkeit eines analytisch begründeten Konzeptes

3. Nur wer diese Konzepte beherrscht und am Einzelfall auch anwenden kann, wird vor verhängnisvollen Irrtümern bewahrt bleiben. Das Material des Patienten muss bei der Erhebung des Symptomkataloges, der auslösenden Situation und der aktuellen soziopsychologischen Szene sowie bei der späteren Durchforstung der genetischen Prägungshintergründe aus der Kindheit in die Konzepte eingeordnet werden. Auch die Inhalte der Imaginationsszenen muss der Therapeut in ihrer individuellen Ausprägung arbeitshypothetisch „mitlesen" und ihre Bedeutungszusammenhänge erkennen lernen. Er soll also lernen, „den roten Faden" des psychodynamischen Entwicklungsprozesses im Verlauf der Therapie zu verfolgen, um die „Topographie des Unbewussten" in der KiP immer besser verstehen und seine Interventionen darauf abstimmen zu können.

Gesichtspunkte der Prognose einer KiP müssen erfasst werden in der Absicht, die Indikation der Grundstufe für den jeweiligen Patienten zu erkennen und auf den Erfahrungsstand des Therapeuten abzustimmen (vgl. S. 161 ff.).

4. Eine weitere wichtige Aufgabe ergibt sich aus dem Umstand, dass sich der Therapeut mit dem Patienten in der Behandlung in einer dyadischen, also in einer Zweier-Beziehung befindet. Gewollt oder ungewollt bringt er sich dabei auch emotional ein, und das Gelingen der Therapie hängt stark von den Gefühlsreaktionen und Erlebnissen des Therapeuten seinem Patienten gegenüber ab. Das Problem des Therapeutenverhaltens und von Übertragung und Gegenübertragung von Gefühlen zwischen beiden hat hier einen hohen Stellenwert. Später gehe ich darauf ausführlich ein. Zur Erfassung dieser Dimension benötigt der Therapeut ebenfalls Übung und eine ausreichende Supervision seiner Behandlungen.

Einleitung der Psychotherapie

Bearbeitung der Schwelle zur Therapie

Nach Erhebung der tiefenpsychologischen Vorgeschichte ist vor Beginn der Therapie noch eine gewisse Schwelle zu überwinden. Die Beobachtungen und Daten, die der Therapeut vom Patienten gewonnen hat, bedürfen einer Zusammenfassung und Auswertung, um ein klärendes Gespräch über die einzuleitende Behandlung zu führen. Es dient hauptsächlich drei Zwecken:

1. Der Patient soll den Behandlungsauftrag, sein Ziel der Behandlung formulieren.
2. Der Therapeut versucht, sich ein abschließendes Urteil über die Behandlungsprognose zu bilden.
3. Das Ergebnis dieser Erwägungen wird dem Patienten mitgeteilt: Entweder mündet es in ein Behandlungsangebot, das an gewisse Bedingungen geknüpft ist, oder nur in eine Beratung.

Zu 1.: Behandlungsauftrag

Erwartungen des Patienten

Die Erwartungen des Patienten an die Behandlung sind nicht selten hoch gesteckt. Die Betreffenden glauben, in einigen Tagen bis Wochen könnten ihre Probleme gelöst werden. Die Zeitdimension muss bei neurotischen Menschen, die ja häufig voller Ungeduld sind, klargestellt und ein vorläufiger Plan über die Dauer der Behandlung und die Häufigkeit der Sitzungen entworfen werden. Viele Patienten glauben an den „großen Knall" im Verlauf der Behandlung, durch den sich der gordische Knoten der Neurose löst und der sie fast schlagartig von Symptomatik und Charakterproblemen befreit. – Patienten idealisieren auch die Rolle des Therapeuten als einem „großen Heiler". Oder der Ausspruch: „Sie können alles mit mir machen, Herr Doktor, machen Sie mich nur gesund", signalisiert, dass der Patient wenig bereit ist, die zu fordernde aktive Mitarbeit und oft schmerzhafte Auseinandersetzung mit sich selbst auf sich zu nehmen. Je realitätsferner die Erwartungen des Patienten, umso problematischer wird die Behandlungsprognose.

Ziel der Behandlung

Im Zusammenhang damit steht die Definition des Zieles der Behandlung, das mit dem Patienten gemeinsam erarbeitet werden soll. Voraussetzung ist, dass der Patient über die zu erwartenden therapeutischen Schritte, das angewandte Verfahren und dessen Leistungen informiert wird. Das wiederum setzt voraus, dass der Therapeut bereits Vorstellungen über die Behandlungsprognose entwickelt hat. Die Definition des Behandlungszieles richtet sich darauf, ob alle oder welche Symptome bzw. Verhaltensstörungen, die der Patient gern beseitigt sehen möchte, mit welcher Wahrscheinlichkeit behandelt werden können.

Zu 2.: Urteil über Behandlungsprognose

Prognoseurteil

Das Urteil über die Prognose der KiP ist von einer Reihe von Momenten abhängig. Dazu gehört die Bereitschaft des Patienten, sich den Anforderungen der Behandlung zu stellen. An ihr kann die wichtige Motivation des Patienten geprüft werden.

Belastung

Belastungen, die der Patient im Verlaufe der Behandlung wird auf sich nehmen müssen, sind zeitlicher und finanzieller Natur, emotionaler Stress, der sich in der beruflichen Situation, der Ehe sowie auch durch das Ausmaß der zu erwartenden Einstellungsänderung äußert.

äußere Bedingungen

Terminierung Kurztherapie

Sachliche Fragen sind zu klären: Die äußeren Bedingungen der Therapie, wie Häufigkeit der Sitzungen, Terminplanung, Staffelung einzelner Perioden, zu erwartende Unterbrechungen durch Ferien, sind zur Ermittlung der Gesamtbehandlungsdauer zu erörtern. Eine feste Terminierung der Therapie hat sich bei Kurztherapien von 15 bis 30 Sitzungen außerordentlich bewährt (Malan 1965). Wenigstens zwei Drittel der Behandlungen mit der Grundstufe der KiP benötigen nicht mehr als 20 bis 25 Stunden, sofern das Ziel die klinische Besserung mit begrenzter Beeinflussung der neurotischen Charakterhaltung ist. Deshalb empfehle ich, eine klare Absprache mit dem Patienten zu treffen.

Frequenz der Behandlung

Die *Frequenz der Behandlung* ist in der Regel einmal wöchentlich, nach äußeren oder inneren Gegebenheiten variiert. Die Behandlung kann intensiviert werden, indem der Patient zu Hause ein bis zwei Bilder der Tagtrauminhalte malt. Diese werden in der Therapiesitzung besprochen (Kulessa u. Jung 1980). Damit wird der Behandlungsprozess während des Intervalles produktiv fortgesetzt.*

* Eingehende Erläuterungen und klinische Beispiele finden sich in einem Buch mit exemplarischen Fallgeschichten zur KiP (Ullmann 2002)

Die genannte anfängliche Begrenzung der Therapie schließt nicht aus, eine weitere Verabredung zu treffen in Fällen, in denen eine Weiterbehandlung notwendig oder angeraten erscheint. Ich denke an eine Ausdehnung um eine bestimmte Anzahl von Sitzungen oder unregelmäßige Sitzungen je nach Bedarf als Fortsetzung oder nur eine Betreuung oder eine anschließende ergänzende andere Therapieform. – Eine solche Zusatzvereinbarung sollte erst getroffen werden, nachdem der anfängliche Therapieplan weitgehend abgeschlossen ist.

Motivation des Patienten

Die *Motivation des Patienten* für die Psychotherapie ist ein weiterer Angelpunkt der Prognose. Ein von Beginn an mangelhaft oder gar nicht motivierter Patient lässt sich auch nachträglich nur noch schwer motivieren. Er wird die Behandlung früher oder später aufgeben bzw. sie aus Gefügigkeit so lange erfolglos durchführen, bis geeignete Umstände oder der Therapeut Anlass zum Abbruch sind. Auf welche Weise kann die Motivation erkannt werden?

- In welchem Maß ist der Patient von dritter Seite bestimmt worden, zu uns zu kommen?

Leidensdruck

- In welchem Ausmaß leidet er innerlich wirklich im Sinne des Leidensdruckes („innere Motivation“)? Wieweit beeinträchtigen ihn Beschwerden oder Probleme in seinem Selbstverständnis, seinem Lebensglück und seiner sozialen Situation? Wieweit ist der Druck sekundärer Natur, etwa durch Arbeitgeber, Ehefrau oder andere, die die Behandlung zur Bedingung gemacht haben? – Ist ein Rentenverfahren beantragt worden oder winkt eine Kur, ist die Prognose getrübt, die Behandlung oft kontraindiziert.
- Die Motivation hängt stark von der Hypothese ab, die sich der Patient über die Entstehung bzw. Ursache seiner Erkrankung gemacht hat. Ist er von sich aus überzeugt, dass ausschließlich eine Psychogenese vorliegt? Sieht er in einer Psychotherapie die richtige Behandlung? Ist das Gegenteil der Fall, d. h., hat er daran Zweifel oder glaubt er überwiegend an eine somatische Genese? Wenn er (mehr oder weniger aus Gefügigkeit) eine psychologische Ursache akzeptiert, in der Hinterhand aber die Auffassung einer organischen Verursachung bereithält, bleibt die Prognose der Therapie belastet.
- Patienten, die keine klare Vorstellung haben, was sie von der Therapie erwarten, sind wenig motiviert.
- Für eine starke Motivation spricht der Umstand, dass der Patient bereit ist, für die Therapie Opfer auf sich zu nehmen wie: lange Anreise, Durchführung in seinen Ferien, Bereitschaft zu einer inneren Entwicklung und Umstellung, vorübergehend auf eine Reihe von Bequemlichkeiten zu verzichten bzw. angenehme Abhängigkeiten, etwa vom Elternhaus bei Heranwachsenden oder auch Wegzug von zu Haus, zu lösen.
- Für eine gute Motivation spricht ferner der Wunsch nach größerer Selbstständigkeit und Selbstverantwortlichkeit: Reifung des Ich unter Aufgabe von Illusionen mit Wunsch nach einer realitätsangepassten Lebensweise und Mobilisierung eigener Kräfte.
- Mitunter sind Patienten für eine Therapieform besonders gut motiviert, für eine andere, die der Therapeut vielleicht für sinnvoller hält (z. B. Gruppen- statt Einzeltherapie), nicht. Die Erwartungen des Patienten sind hier zu analysieren. Wieweit knüpfen sich daran illusionäre Erwartungen, eine Bequemlichkeitshaltung oder die Tendenz, sich nicht zu binden bzw. das Gegenteil, sich einer leidvollen Periode als dem für die Therapie zu zahlenden Preis auszusetzen?

Die hier erörterten Gesichtspunkte fallen unter den Begriff des Arbeitsbündnisses der Psychoanalyse. Er kann für jede andere konfliktzentrierte Psychotherapie übernommen werden. Ich zitiere:

Arbeitsbündnis

„Das Arbeitsbündnis ist die relativ unneurotische, rationale Beziehung zwischen dem Patienten und dem Analytiker, die es dem Patienten ermöglicht, in der analytischen Situation zielstrebig zu arbeiten" (Greenson 1975). – Die klinischen Anzeichen für dieses Arbeitsbündnis sind: die Bereitwilligkeit des Patienten, das angebotene Verfahren durchzuführen, und seine Fähigkeit, sich mit den sich während der Behandlung ergebenden peinlichen und traumatisierenden Einsichten analysierend auseinander zu setzen. Das Bündnis wird zwischen dem vernünftigen (erwachsenen) Ich des Patienten und dem analysierenden Ich des Analytikers geschlossen (Sterba 1934).

Zu 3.: Therapieangebot oder Beratung

Therapieangebot

Das Therapieangebot ergibt sich aus der verdichteten Schlussfolgerung, die der Therapeut aus den gesamten Daten und seinem klinischen Eindruck gezogen hat. Dazu gehört ein Großteil therapeutischer Erfahrung. Die Formulierung einer Behandlungsprognose hängt, über das zur Motivation Gesagte hinaus, von vielfältigen persönlichen Daten des Patienten ab. Drei Faktoren bestimmen die Prognosestellung:

Prognose

1. die Art der bestehenden Erkrankung, ihre Symptomatik und Schwere,
2. die Persönlichkeit des Patienten, seine Haltungen und Einstellungen,
3. die Art der anzuwendenden Therapie.

Dauer der Therapieformen

Zum letzten Punkt können wir für das Symboldrama relativ klare Vorstellungen entwickeln, nachdem wir wissen, dass eine Kurztherapie bis zu 30 Sitzungen bei einem unausgewählten Krankengut Wesentliches erreichen kann. Bei schweren und spezifisch gelagerten Fällen denkt man an 50 bis 80 Sitzungen, im Fall der Notwendigkeit einer längeren Charakteranalyse an 100, 150 Stunden und mehr. – Die beiden anderen Faktoren lassen sich nur durch sorgfältige Sammlung der Daten, wie oben erörtert, bestimmen.

selbstständige Entscheidung des Patienten

Was schließlich das Behandlungsangebot betrifft, gehört es m. E. zu den wichtigsten Strategien, dass sich der Patient nach Darlegung aller Umstände und der Behandlungsmöglichkeiten selbstständig entscheidet, ob er die Behandlung in der vorgeschlagenen Weise durchführen möchte. Therapeutische Anfänger machen leicht den Fehler, einen Patienten, der Zweifel an der Richtigkeit der Behandlung hat, überzeugen zu wollen, und beeinflussen ihn durch ihren Helferwillen, evtl. ganz gegen seine unausgesprochene Meinung. Die Motivation des Patienten wird hingegen verstärkt bzw. eine mangelhafte Motivation wird deutlich, wenn er die Entscheidung nach einer Bedenkzeit selbst fällt. Aus diesem Grund entlasse ich jeden Patienten aus dem letzten Gespräch mit dem Auftrag, sich die aufgeworfenen Fragen zu Hause reiflich zu überlegen. Dann möge er mir schriftlich oder telefonisch mitteilen, ob er die vorgeschlagene Behandlung durchführen wolle oder nicht.

Klärung des aktuellen Bildes

Wenn die prognostischen Merkmale nicht ganz eindeutig sind oder der Patient während der ersten Gespräche unter starkem Konfliktdruck steht und deshalb weitere Aussprachen sucht, biete ich diese zunächst an, um das Bild zu klären. Ähnlich gehe ich vor, wenn der Patient sich relativ verbindlich entschließt, ich selbst aber noch im Unklaren bin. Habe ich trotz zweifelhafter Prognose den Eindruck, dass der Patient gerade durch die Einbeziehung von Imaginationen eine Chance hat, schlage ich eine Probebehandlung von vielleicht 8 – 10 Sitzungen vor. Dann haben sowohl er als auch ich die Freiheit zu entscheiden, ob die Therapie fortgesetzt werden soll oder nicht. Das Gespräch muss nach den genannten Perioden aber auch wirklich stattfinden. Da die KiP in der Regel nach wenigen Sitzungen eine Entlastung bringt, sich u. U. auch Symptome bessern, kann dieses den Patienten überzeugen und für die Weiterbehandlung motivieren.

Probebehandeln

13. *Kapitel* Einleitung, zeitliche Struktur und Ablauf der therapeutischen Sitzung

1. Schwierigkeiten beim Einleiten der Imagination

erste Schwierigkeiten

Manche Patienten haben Schwierigkeiten, das erste Motiv zu realisieren. Das könnte als eine Störung aufgefasst werden, die dafür spricht, dass sich der Betreffende für das Verfahren nicht eignet. Das ist aber nur selten der Fall. Der Therapeut muss deshalb über mögliche Gründe informiert sein und darüber, wie diese Schwierigkeiten überwunden werden können. Haben Sie nach der Entspannung ein Standardmotiv angeboten und dem Patienten ausdrücklich offen gelassen, dass auch andere Motive willkommen seien, ergänzen Sie, er möge Ihnen auch über eine evtl. auftretende Störung berichten. – In den seltensten Fällen bleibt das Gesichtsfeld vor dem Patienten wirklich dunkel bzw. schwarz. Muster oder Farben stellen sich ein oder ein anderes Bild, vielleicht noch undeutlich. Der Patient hat nicht den Mut, darüber zu sprechen, weil er meint, unbedingt die gestellte Aufgabe erfüllen zu müssen. Mitunter hat er mehrere Bilder gleichzeitig, z. B. mehrere Blumen, und kann sich nicht für die eine oder andere entscheiden. Dann ist es eine Hilfe, wenn Sie ihn nochmals auffordern, über alles zu berichten, was er empfindet oder wahrnimmt. So erfahren Sie evtl. auch, dass er durch irgendwelche Körpersensationen gestört ist. Man soll ihn ermutigen, auch jeden kleinen, vielleicht ganz unbedeutenden Eindruck zu schildern. Mitunter aber ist ein Motiv, z. B. das Wiesenmotiv, affektiv besonders negativ besetzt. Dann soll man es mit einem anderen versuchen. Zwei noch sicherere Wege haben sich bewährt, wenn jegliche Einstellung einer Imagination misslingt:

Wiederholung des Blumenmotives

1. Ich lasse das Blumenmotiv von der vorhergegangenen Sitzung noch einmal einstellen. Dann gehe ich von diesem in folgender Weise weiter vor: Ich bitte nach erneuter Beschreibung der Blume, mit dem Blick dem Stengel nach unten zu folgen, um herauszufinden, wo die Blume steht. Den Ort lasse ich mir genau beschreiben. Dabei gibt es zwei Möglichkeiten:

Beispiele

a) Die Blume steht in einer Vase. Ich bitte, den Blick weiter schweifen zu lassen. Da ist irgendein Möbelstück. Dann erfasst der Blick Schritt für Schritt den betreffenden Raum, der nun zu beschreiben ist. Bei unsicheren und etwas ängstlichen Patienten wird deutlich, dass sie sich zunächst einmal an Bekanntes halten. Der Raum ist das eigene Zimmer, ein Raum im Elternhaus oder im Haus der Großeltern. Gleichgültig, ob das der Fall ist oder ob es sich um einen fantasierten Raum handelt, kann man den Patienten aus dem Fenster blicken und die Landschaft beschreiben lassen. Schließlich bitte ich ihn, das Haus zu verlassen, um in die Natur zu gehen. Auf diese Weise kann man ihn auch auf die Wiese führen.

b) Die Blume steht in einem Garten. Der umherschweifende Blick entdeckt dann vielleicht den Garten des Elternhauses, des eigenen Hauses oder den der Kinderzeit bei den Großeltern. Hier kann sich schnell eine spontane Altersregression einstellen, d. h. der Patient erlebt sich in einer Szene seiner Kindheit wieder. Daran können sich bald Erinnerungen ranken.*

Überleitung von der Realsituation

2. Die *zweite überleitende Technik* ist ein wenig prosaischer. Ich bitte den auf der Couch liegenden Patienten während des ersten Versuchs der Symboldramasitzung entweder sofort oder nachdem die Einstellung des einen oder anderen Motives misslungen ist, folgende Vorstellung zu entwickeln: Er möge sich mein Zimmer vorstellen, in dem er auf der Couch liegt. Dann möge er aufstehen und das Zimmer verlassen. Ich beschreibe alle weiteren Schritte: Wie er durch die anschließenden Räume dem typischen Weg aus dem Haus folgt. Je nach Lage der Dinge biete ich ihm Möglichkeiten an (zu Fuß, im Auto, mit der Straßenbahn usw.), hinaus in die Natur zu kommen und dort in einer mehr oder weniger bekannten Gegend auch eine Wiese zu finden. Das fördert den Lernprozess, von der realen Umwelt in die fantasierte zu gelangen, ist in diesem Umfang aber nicht unbedingt erforderlich. Es genügt beispielsweise, bei einem Bummel durch städtische Straßen Menschen und Geschäftsauslagen zu imaginieren.

Reaktionen

Interessant ist, dass die meisten der einigermaßen motivierten Patienten, erst recht die Ausbildungskandidaten, ein Erfolgserlebnis dadurch haben, dass ihnen zum ersten Mal plastische Imaginationen mit dem begleitenden Gefühlston gelingen. Die Wahrnehmung dieser „geheimnisvollen Ebene der inneren Bilder" hat eine eigentümliche Überzeugungskraft, und zwar unabhängig davon, ob die Inhalte verstanden bzw. entschlüsselt werden können oder nicht. Umgekehrt wird mangelhaftes Gelingen der Imagination oft als persönliches Versagen oder Fehlen einer wichtigen Eigenschaft erlebt, letzteres vor allem in Seminaren für Ärzte und Psychologen.

Lernprozess

Die beschriebenen beiden Einleitungstechniken setze ich in den folgenden Sitzungen kaum noch fort. Denn nun gelingt es bald, ein Motiv unmittelbar anzusprechen. Aus dem Gesagten geht aber hervor, und das sollte man sich stets vor Augen halten, dass die *Einführung des Patienten* in die KiP in der Regel *an einen Lernprozess* gebunden ist. Viele Menschen sind nicht gewohnt, mit der gleichen Leichtigkeit, mit der sie denken oder verbal kommunizieren, sich auf der Ebene der bildhaften Vorstellungen zu bewegen und darüber zu berichten. – Dieser Lernprozess nimmt mehrere Sitzungen in Anspruch. Durch ihn soll der Patient nicht nur mit dem Tagtraum vertraut gemacht werden. Er soll auch lernen, auf dieser neuen Erlebnisebene die imaginative Wahrnehmung und die Beobachtung der begleitenden Gefühle zu verfeinern. Er soll ferner erfahren, wie der Tagtraum sich über das anfangs eingeengte Blickfeld hinaus erweitert und wie er sich in einem immer breiter sich ausweitenden Szenario bewegen kann.

* Eine Modifikation kann bei einem leicht und plastisch imaginierenden Patienten schon bei der ersten Durchführung der Imagination einer Blume gelingen durch Anregung der geschilderten Ausweitung. Damit vermittele ich ihm noch im Sessel einen Teil der angestrebten Sicherheit im Umgang mit Imaginationen

Dabei warten wir zunächst aber ab, wie sich dieser Prozess entfaltet bzw. welche ergänzenden Inhalte sich von selbst einstellen. Wir beobachten auch, wie er sich in diesen z.T. neuen Szenen bewegt. Er kann anfangs vielleicht eher passiv sein, vielleicht sogar etwas ratlos. Dann geben wir ihm Hinweise, den Blick in die Weite schweifen zu lassen, etwa die Begrenzung der Wiese oder eines Gartens zu beschreiben und über diese hinauszublicken.

2. Zeitliche Struktur und Ablauf der Sitzung

aktuelle Konflikt-problematik

aktuelle Konflikte haben Vorrang bei Aussprache-druck

Es gehört für mich zu den festen Regeln der Psychotherapie, den Patienten nach der Begrüßung und nachdem er Platz genommen hat mit einer kurzen, eher etwas hingeworfenen Bemerkung anzuregen, über seine *aktuelle Situation zu* sprechen. Ich gehe davon aus, dass immer bewusste oder latente Konflikte vorliegen, z.B. kleine oder größere Probleme in der Familie, in der Partnerschaft oder im Berufsleben, die im Rahmen des jeweiligen neurotischen Verhaltensmusters liegen. Besonders in der KiP halte ich es für einen Kunstfehler, wenn der Patient vor Beginn der Tagtraumphase nicht Gelegenheit hat, über das zu sprechen, was ihn gegenwärtig emotional beschäftigt bzw. was ihm seit der letzten Behandlungssitzung bemerkenswert erscheint. Er muss auf jeden Fall Gelegenheit haben, sich in dieser oder in einer anderen Hinsicht verbal zu entlasten. Handelt es sich um eine der wiederholten Symptomschilderungen, mache ich ihm klar, dass ich darin nicht das Wesentliche unserer Arbeit sehe, und lenke ihn bald auf auslösende Situationen, Enttäuschungen oder Frustrationen, die er in der Zwischenzeit erlebt hat bzw. die damit zusammenhängen. Ist der Aussprachedruck sehr groß, höre ich über eine längere Passage ruhig zu. Werden die dynamischen Zusammenhänge allmählich deutlicher, empfehle ich ihm zu versuchen, die vorliegende Problematik im Tagtraum mithilfe eines geeigneten Motivs einzustellen. Ich bitte ihn, sich zur besseren Entspannung auf die Couch zu legen.

Bearbeitung von Entscheidungen

In einigen seltenen Sitzungen muss man darauf Rücksicht nehmen, dass mit einem aktuellen Problem Entscheidungen verbunden sind. Dann gilt es, das Problem unter verschiedenen Gesichtspunkten realitätsbezogen zu beleuchten, um den Patienten Klarheit über seine Gefühle, seine Absichten und das Für und Wider einer Entscheidung gewinnen zu lassen. Ratschläge sind dabei zu vermeiden, selbst wenn der Patient darum bittet. Er signalisiert damit seine Tendenz, sich dem Rat des Kompetenten zu unterstellen, statt seine Entscheidung nach Klärung selbst zu fällen. Nur in Ausnahmefällen, in denen sich der Patient als besonders unerfahren erweist („Erfahrungslücken"), biete ich verschiedene Lösungsmöglichkeiten an. Das gilt vor allem dann, wenn eine äußere Situation umgestellt werden muss, weil die (weitere) Therapie davon abhängt. Lösungen sollten immer gemeinsam anhand beiderseitiger Vorschläge erarbeitet werden.

Im Verlauf einer KiP sind Gesprächsphasen fruchtbar, wenn sie zur tiefenpsychologischen Klärung der anliegenden Probleme oder der voraufgegangenen Imagination im Zusammenhang mit aktuellen, psychodynamisch verstehbaren Problemen dienen (ausführlicher vgl. S. 135).

Die durchschnittliche Zeitrelation zwischen Gesprächs- und Imaginations-Phasen in einer Sitzung liegt im Verhältnis von etwa 60:40. Diese Relation entsteht zum Teil deshalb, weil die Inhalte der Imagination verbal zu bearbeiten sind. Im Verlauf einer Routinesitzung nimmt die Tagtraumphase in der Regel 20 bis 30 Minuten ein. Auch kürzere Phasen sind möglich. Längere hingegen ermüden den Patienten. Sie haben nur dann Bedeutung, wenn tatsächlich ein stark andrängendes und schwer zu bearbeitendes Problem in der Imagination auf einen gewissen Abschluss drängt.

Tagtraumphase in einer Sitzung

Auf die nun folgende Abschlussphase der Stunde möchte ich ausführlicher eingehen, da hier mancherlei Fragen entstehen.

Rücknahme der Relaxation

Die Tagtraumphase der Sitzung wird durch das auf S. 26 beschriebene Zurücknehmen abgeschlossen. Nach Öffnen der Augen kommt der Patient langsam in die reale Welt zurück und soll sich dann auf der Couch aufsetzen, indem er die Beine seitlich herunterhängen lässt. (Er sitzt dann im rechten Winkel zu mir.) – Wie wichtig die Zeremonie des „Zurücknehmens" ist, wird in dieser Periode besonders deutlich. Der Patient ist häufig durch sein regressives Tagtraumerleben von Stimmung und Gefühl noch stark okkupiert. Um sich wieder in der Realität zu orientieren, braucht er Zeit, obgleich er während des Tagtraumes die Realitätskontrolle behalten hatte. – Ich empfehle deshalb dem Patienten, noch eine Viertelstunde im Wartezimmer zu verharren oder einen kleinen Spaziergang zu machen. *Auf keinen Fall* sollte er sich sofort ans Steuer setzen oder sich zu Fuß in den Großstadtverkehr begeben. Diese „innere Absorption" ist individuell unterschiedlich, bedarf aber der Berücksichtigung.

Fixierung an die Tagtrauminhalte

Schonphase

Durcharbeiten

Im Zusammenhang damit ist die Frage zu beantworten, in welcher Form das Material des Tagtraumes zu bearbeiten ist. Es liegt nahe, am Ende der Sitzung die regressive Ebene zu verlassen und in einer rationalen Einstellung unter kognitiver Einsichtsfähigkeit, etwa im Sitzen, das häufig reiche Tagtraummaterial wie in der Psychoanalyse zu bearbeiten. Zu den einzelnen Teilen des Tagtraumes wären nun Einfälle und Assoziationen anzuregen. – In der Praxis der KiP hat sich allerdings herausgestellt, dass ein solches Vorgehen unpassend ist. Der Patient ist in dem ausklingenden Stadium des bewusstseinsverändernden Zustandes – wie oben beschrieben – zu dieser Arbeit entweder nicht oder nur sehr begrenzt fähig. Die Forderung nach einer kognitiven Umstellung wird vom Patienten allzu leicht als unangemessen erlebt. Sie kann das Gefühl hinterlassen, der Therapeut wisse offenbar nicht, was im Moment in ihm vorgehe.

Wie sollen sich aber die letzten 5 – 10 Minuten der Sitzung nach Abschluss des Tagtraumes gestalten? – Feste Regeln lassen sich nicht geben. Man muss individuell nach der Reaktionsweise des Patienten verfahren. Nur eine kleine Gruppe hat Schwierigkeiten, sich jetzt der Tagtrauminhalte zu erinnern, am ehesten bei den ersten Sitzungen. Der Therapeut sollte dann mit ihnen gemeinsam versuchen, die Szenen der soeben erlebten Imagination in Erinnerung zu rufen. Die größte Gruppe der Patienten weiß aus Erfahrung, dass sie sich an die meisten Inhalte wieder erinnert, auch wenn sie zu Hause das ggf. vereinbarte Protokoll schreibt. Dann kann man auf die volle Rekapitulation des Erlebten am Ende der Sitzung verzichten. Ich lasse mir in diesem Falle die herrschende Stimmung beschreiben und diese und die begleitenden Gefühle

Stimmung abklingen lassen

Verstärkung des Gefühlstones

in meiner Gegenwart mit nur wenigen Worten ausklingen. Durch gemeinsames Schweigen unter aufmerksamer Zuwendung des Therapeuten, weniger verbal oder durch verständnisvolle Bemerkungen signalisiert er dem Patienten, dass er ihn auch in dieser Verfassung versteht. Verstärkend mag er etwa sagen: „Das ist Ihnen nahe gegangen“, „Die Erlebnisse schwingen jetzt noch aus“ oder „Lassen Sie sich ruhig Zeit, damit alles in Ruhe abklingt.“

Beantwortung von Fragen

individuelle Handhabung

Eine dritte Gruppe von Patienten ist nicht in so hohem Maße emotional involviert. Sie möchte entweder Auskunft über Details haben oder gibt zumindest Anlass, über einzelne Inhalte zu sprechen. Dann frage ich, welche von ihnen der Patient für die wichtigsten hält und welche ihn am meisten beeindruckt haben. Eventuell greife ich einen der Inhalte zum weiteren Gespräch heraus. Ist der Patient mit dem Verfahren sehr vertraut, frage ich ihn, ob er einen Zusammenhang zwischen dem Tagtrauminhalt und dem zu Beginn der Sitzung besprochenen Problem oder einem anderen erkennen kann. Die Situationen sind vielfältig, und das Wechselspiel der Interaktionen ist von der Einfühlungsfähigkeit des Therapeuten (Empathie) in die unterschiedlichen Situationen abhängig.

offene Probleme fördern die Auseinandersetzung

abschließende Intervention

Stärkung der Ich-Abwehren

Das geschilderte Therapeutenverhalten betrifft Situationen, in denen der Tagtraum in seinem Endstadium relativ harmonisch ausgeklungen ist. Diese Situation liegt jedoch anders in jenen seltenen Fällen, in denen der Tagtraum einige negative Gefühle und Stimmungen ausgelöst hat und diese noch nachklingen: Ängstlichkeit, Unsicherheit, depressive Verstimmung oder Ratlosigkeit. Der empathisch einfühlende Therapeut empfindet dann mit Recht, dass er den Patienten mit einem noch offenen Restproblem aus der Sitzung entlässt. Der Therapeut sollte allerdings nicht allzu besorgt sein. Das Ich des Patienten kann die Beunruhigung meist bald kompensieren. Ein offen gebliebenes Problem zieht zudem meist weitere, therapeutisch fruchtbare Auseinandersetzungen nach sich. Darauf gehe ich ein und lege dem Patienten nahe, diese zwar schwierige, aber doch vom Gesichtspunkt der Therapie fruchtbare Situation entsprechend zu nutzen. Er möge sich alle Einfälle, die ihm in der Zwischenzeit zum Thema kommen, zur späteren Besprechung aufschreiben. Die nächste Sitzung muss aber festliegen. Hat der Therapeut hingegen den Eindruck, dass der Patient bis zur nächsten Sitzung stark beunruhigt und auf sich allein gestellt bleibt oder gar zur Dekompensation neigen könnte, muss er vorbeugend intervenieren. Er soll ihm durch abschließende Klärung oder Zuversicht ein Stück Sicherheit vermitteln. Ziel ist, die durch die Imagination gelockerte Ich-Abwehr wieder zu stärken. Das kann auch dadurch geschehen, dass der Therapeut die imaginierte Konfliktsituation aufgreift und durch ein Fremdbeispiel (Beobachtungen an einem anderen Fall), durch ein Selbstbeispiel (Schilderung einer Eigenerfahrung) oder durch eine eher allgemein gültige Erklärung versucht, die spezifische Besonderheit des Erlebens zu relativieren. Ergänzend ist es oft hilfreich, den Abwehrmechanismus der Intellektualisierung ins Spiel zu bringen. Inhalte, die den Patienten stark berührt haben, werden vorsichtig, aber direkt auf ihren Bedeutungsgehalt angesprochen. Zusammenhänge können zu schon bekannten Erlebnissen in anderen Tagträumen oder aus der Realität des Patienten in Beziehung gesetzt werden. Fragen über banale Details des Alltags – etwa, was der Patient am Tage noch machen, wen er treffen werde, wie er den Abend zu verbringen gedenke usw. – können durch das Gefühl der Anteilnahme des Therapeuten entspannend wirken. Im Notfall kann zwischenzeitlich eine telefonische Hilfe angeboten werden, von der der Patient nur selten Gebrauch macht. Durch diese empathisch abgestimmten Interventionen kann das Ich des Patienten gestärkt und eine selten einmal auftretende überdosierte Beunruhigung durch das Symboldrama gesteuert werden.

Protokoll

Bearbeitung

Fast jeder Patient erhält von mir den Auftrag, ein Protokoll des Tagtraumes zu schreiben.* In der nächsten Sitzung wird nach Besprechung der aktuellen Problematik das Protokoll von mir langsam und laut vorgelesen. Damit folgt nun jener Teil der Bearbeitung des Tagtraumes, der landläufig am Ende der vorhergehenden Sitzung erwartet worden wäre. Ich frage nach Einfällen zu Teilen und Details des Protokolls. Auch mögliche Zusammenhänge zwischen den Bildern der vorangegangenen Sitzung mit dem eingangs besprochenen Problem oder mit einem, das ihn inzwischen bewegt hat, können zur Sprache kommen, d. h., das gesamte Erlebnisumfeld von realen oder inneren Konflikten hat Bedeutung.

Einfälle

Statt der stereotypisierten Frage: „Was fällt Ihnen dazu ein?" wähle ich abwechselndere Formulierungen wie etwa: „Was meinen Sie dazu?", „Haben Sie eine Idee über mögliche Zusammenhänge?", „Was glauben Sie, bedeutet (dieser oder jener) Anteil in Ihrem Bild?". Der Patient erkennt durch diese Fragen mein Interesse. Zwischen den beiden Sitzungen folgen dann meist zu Hause zutreffende Einfälle zu einem den Patienten bewegenden Thema. So reichern sich Material und neue Einsichten an.

Interpretation der Tagtrauminhalte

Damit stoßen wir erneut auf die Frage nach der *Deutung der Inhalte des Tagtraumes* auf der Grundstufe. Der Therapeut soll damit stets zurückhaltend bleiben. Dem Patienten ist mit einer intellektuellen Kenntnis der vielfältig determinierten Symbole letztlich kaum geholfen. Die anzustrengende Verdeutlichung liegt vielmehr in den Händen des Patienten. Immer mehr lernt er, auf Fragen, was ihm durch seine eigene Intuition, seine Ideen und Einfälle zu dem einen oder anderen Inhalt in den Sinn kommt, dem Bedeutungsgehalt der Imaginationen näher zu kommen, handele es sich auch nur um Vermutungen. Zu letzteren muss er oft besonders ermutigt werden. Das Vorgehen entspricht ganz dem oben Beschriebenen. Hinweise können im Falle hartnäckiger Fragen des Patienten erweitert werden: Deutungen der Inhalte selbst durch den Therapeuten würden allzu leicht am Kern des individuellen Gehaltes vorübergehen. Sie müssten deshalb vage bleiben. Die Gedanken des Patienten im Verlauf der fortschreitenden Therapie seien wichtiger für die ihm selbst klarer werdenden Zusammenhänge. Wenn diese Klarheiten aber nicht wie erwartet erreicht würden, sei das im Grunde auch kein Nachteil. Die Wirkung der KiP vollziehe sich auf der Grundstufe doch vorrangig auf der Erlebnisebene. – Die Regel, mit Interpretationen zurückhaltend zu sein, soll verhindern, die Abwehrmechanismen der Intellektualisierung und Rationalisierung zu verstärken.

Gefahr, Abwehrmechanismen zu aktivieren

* In der gegenwärtigen Praxis der KiP ist es üblich, statt des Protokolls mehr Wert auf die zum Tagtraum gemalten Bilder zu legen und dem Gespräch darüber genügend Raum zu geben

Klärung hat Vorrang

In meinem Lehrbuch über das Gesamtverfahren (Leuner 1987) werden die feineren Strategien in Bezug auf deutende Hilfen ausführlich dargestellt. Das Vorfeld dessen liegt auf der Grundstufe in der subtilen kognitiven Klärung von Details der Bilder und im Verdeutlichen der begleitenden Gefühle. Sie können natürlich ergänzt werden durch die Gedanken und Fantasien des Patienten und seine Einfälle oder Ideen als wichtigstes Instrumentarium. Weitere technische Hinweise dazu finden sich im Abschnitt zum assoziativen Vorgehen.

Malen der KB-Szenen

Neben der Niederlegung des Behandlungsprotokolles sollte der Patient, wie schon gesagt, ein oder zwei von ihm ausgewählte KB-Bilder zu Hause malen. In der nächsten Sitzung werden die Darstellungen dann besprochen. Auf diese Weise entfaltet der Patient ergänzende kreative Fähigkeiten und fördert den therapeutischen Prozess auch in den freien Intervallen zwischen den Sitzungen.

Protokoll des Therapeuten

gleich schwebende Aufmerksamkeit

Regression mit dem Patienten

Tonbandaufnahme

Eine weitere Frage ist, ob der Therapeut während der Sitzung Protokoll führen soll. Entgegen früherer Praxis sind die meisten erfahrenen KB-Therapeuten heute davon abgegangen. Wer es noch tut, sagt, es diene als Gedächtnisstütze. Ich meine jedoch, es kann auch mehr der eigenen Abwehr dienen, um nicht zu sehr in die emotionale Welt des Patienten hineingezogen zu werden. Die „gleich schwebende Aufmerksamkeit" Freuds (1912) für ein empathisches Mitschwingen zur Erfassung feinerer inhaltlicher und emotionaler Nuancen des Tagtraumes geht dabei leicht verloren. Die notwendige Regression in die Welt des Patienten bleibt mangelhaft, wenn der Therapeut durch Konzentration auf Schreiben eher auf der kognitiven statt auf der mitschwingenden emotionalen Ebene operiert. Stattdessen lasse ich mit Einverständnis des Patienten einen Kassettenrecorder laufen mit dem Hinweis, dass ich auf diese Weise meine volle Aufmerksamkeit dem Patienten widmen kann.

14. Kapitel Begleitung und Strukturierung des Tagtraumes I

Die Begleitung und Strukturierung der KiP auf der Grundstufe ist durch zwei Momente gekennzeichnet:

Konflikt halbaufdeckend

- Der Tagtraum wird zum großen Teil im Rahmen symbolischer Einkleidungen geführt. Das schließt aber die Einstellung von Realszenen nicht grundsätzlich aus, wie ich auf S. 177 ff. beschreibe. Damit wird ein protektiver Begleitstil verfolgt. Er geschieht in der Absicht, affektiv stärker beunruhigende oder deprimierende Reaktionen und solche, die als Gefahren erlebt werden, nicht zu stark werden zu lassen. Das bedeutet aber nicht, dass die Therapie nun betont stützend oder gar konfliktezudeckend sein soll.
- Konfliktkreise und direkt fokussierende und damit konfrontierende Techniken werden nur in längeren Behandlungen und bei dafür geeigneten, Ich-starken Patienten benutzt.

Fokussierung und Konfrontation, wie auf S. 167, Abs. d) gezeigt, sind hauptsächlich Methoden der Mittelstufe.

Strukturierung auf der Grundstufe

Einen Überblick über die einzelnen Positionen der Leitung und der inneren *Strukturierung* des Tagtraumes auf der Grundstufe gibt die folgende Übersicht.

therapeutische Strategien und Einstellungen

Im Vergleich mit der Gesprächstherapie nach Rogers ist das hier abgehandelte Thema nicht unter dem Begriff „Therapeutenverhalten" zu beschreiben. Es geht dabei um Interventionsstrategien, die sich in den therapeutisch wirksamen Komponenten der KiP begründen, nicht etwa nur um ein „Therapeutenverhalten" als solches.

Übersicht

1. Therapeutisches Basisverhalten

Die therapeutische Einstellung der Grundstufe ist gekennzeichnet durch freundliche Zurückhaltung. Der Therapeut regt die einzelnen Motive an, wie ich schon veranschaulicht habe. Dabei ist seine Haltung eher abwartend, auf keinen Fall drängend, vor allem gewährend. Er ist in seinen Anregungen zunächst vorsichtig, eher zurückhaltend. Er soll vermeiden, durch Aufforderungen zu Aktionen im Tagtraum eine Führungsposition einzunehmen, z. B. dieses oder jenes zu unternehmen. Der auf S. 90 hervorgehobene Lernprozess des Patienten während seiner ersten Schritte im Tagtraum ist zu beachten. Das therapeutische Vorgehen ist demzufolge während der ersten Sitzung ein anderes als später während einer voll entfalteten Therapie. Fragen nach Details der Bildinhalte oder nach Stimmungs- und Gefühlselementen stehen anfangs im Vordergrund. Tätigkeiten im Panorama werden dabei nur vorsichtig angeboten. Trotzdem muss der Therapeut fähig sein, ggf. stärker strukturierend einzugreifen und dabei notfalls auch entschiedener Interventionen vorzunehmen wie z. B. das „Nähren und Anreichern". Diese Interventionen können sich auch darauf richten, den Patienten zum Vollzug einer bestimmten Aufgabe anzuregen. Umgekehrt aber braucht sie der Therapeut gelegentlich, um etwas energisch hintanzustellen oder nicht zuzulassen, was den Patienten in der Szene gefährden könnte.

Lernprozess

Interventionen

Der Therapeut soll den Patienten sein Interesse an den Imaginationen erkennen lassen. Dieses soll jedoch weniger intellektueller oder wissenschaftlicher Art sein, sondern Ausdruck der inneren Begleitung des Geschehens unter einer gewissen mitmenschlichen Wärme und Offenheit. Um das auszudrücken, ist es zweckmäßig, regelmäßig einfache, meist nicht verbale Signale zu geben, auch das angemessene Eingehen auf die sprachlichen Äußerungen des Patienten in Beschreibungen der Bilder ist sinnvoll. Aus ihnen erkennt der Patient die Nähe des Therapeuten zu ihm, die Echtheit seiner Einstellung und seines Verständnisses. Eigentümlicherweise vergessen häufig gerade junge und sehr bemühte Therapeuten diese kommunikativen Signale und Äußerungen, was dem Patienten das Gefühl gibt, nicht verstanden zu werden und allein gelassen zu sein. In angstbesetzten, kritischen oder gefahrvollen Szenen ist es besonders wichtig, dass der Therapeut jetzt sein *engagiertes inneres Mitgehen* zum Ausdruck bringt.

Empathie

Als besonders wichtig erweist sich die ergänzende Formulierung des vom Patienten nicht verbal ausgedrückten, den Tagtraum begleitenden Gefühlstones. Dieser kann sich im Inhalt der Szene oder der Eigenart der Stimmführung, der eingestreuten Pausen usf. ausdrücken. Das Verbalisieren von begleitenden Gefühlen und Affekten des Patienten, die dieser oft gar nicht selbst so deutlich wahrnimmt, soll ihn anregen, darauf aufmerksam zu werden. Am einfachsten, aber etwas sehr direkt, ist die Frage: „Wie fühlen Sie sich?" Einfühlsamer und weniger störend ist ein fragendes Statement angesichts einer bestimmten Szene wie: „Sie haben Angst?" oder „Das ist unheimlich ... Sie fühlen sich jetzt wohl?" und Ähnliches. Trifft der Therapeut in seiner Formulierung den Gefühlston nicht präzise, wie der Patient ihn erlebt, dann reagiert dieser in der Regel mit einer Korrektur. Nur sehr selten wird diese Intervention vom Patienten als suggestiv erlebt. Die auf diese

Verbalisierung emotionaler Inhalte

Weise erreichte größere Bewusstseinsnähe mindert den Druck seines negativen Affektes oder Gefühles, kann diese sogar neutralisieren und damit entlastend wirken. Das ist beispielsweise bei Angst erregenden Szenen oder anderen mit negativen Gefühlen belasteten Tagtrauminhalten hilfreich. Die herrschende Stagnation sowohl der Gefühle als auch der szenischen Inhalte löst sich auf. Diese Form der „Verbalisierung emotionaler Inhalte" ist zwar ein wichtiges Instrument in der Begleitung des Symboldramas, wann und wie es benutzt wird, hängt aber von dem empathischen Einfühlen in den jeweiligen Kontext des Erlebens beim Patienten ab, damit es nicht störend wirkt, statt richtig platziert zu sein.

In Seminaren werden häufig Fragen gestellt, die sich auf das Therapeutenverhalten beziehen. Es interessiert etwa, ob man viel oder wenig sprechen, der Patient laufend oder nur in Abständen berichten soll, ob Fragen des Therapeuten nicht stören usw. Eine generelle Antwort lässt sich dazu nicht geben. In jedem einzelnen Fall und je nach der Passage des Tagtraumes und deren emotionalem Charakter sind die Interventionen unterschiedlich. Der zentrale Maßstab für die jeweilige Eigenart der Intervention, gewissermaßen *der Schlüssel für alle Situationen* überhaupt, ist die mitfühlende und innerlich mitgehende Identifikation des Therapeuten mit der jeweiligen Szene des Tagtraumes. Der dazugehörige Fachbegriff lautet *„Empathie"*. Darunter wird die vorübergehende, probeweise Identifikation mit dem Patienten in der Absicht, das zu erleben, was in diesem Moment in ihm emotional vorgeht, verstanden. Derartige Identifikationen zum Zweck des Verstehens spielen bereits in den normalen zwischenmenschlichen Beziehungen eine Rolle. Sie beruhen auf der Fähigkeit der ganzheitlichen Wahrnehmung des anderen durch imitierende Identifikation. Durch die dabei entstehende große Nähe bzw. Verbundenheit ähneln sich die emotionalen Wahrnehmungen, und ein hoher Grad an Empathie, etwa in der Teilhabe an dem Tagtraum des Patienten, kommt zustande. Dabei malt der Therapeut in Anlehnung an die Schilderungen des Patienten die Szenerie in seiner eigenen Vorstellungswelt nach.

Identifikation

Ebenso schwingen seine Gefühle mit denen des Patienten mit, vermittelt durch die Summe der Signale des Patienten, mögen sie im Szenarium des Tagtraumes liegen, mögen sie durch Stimmführung oder mimischen und körperlichen Ausdruck in Erscheinung treten. Folgt der angehende Therapeut aber dieser Instruktion unablässig, so bahnt sich unter Umständen eine verhängnisvolle Entwicklung an. Diese muss rechtzeitig erkannt werden. Es kann ihm nämlich unterlaufen, dass er dieser Identifikation mit dem Patienten ganz anheim fällt und dadurch seine eigene Wahrnehmung oder der Patient ihn als Gegenüber „verliert". Damit verliert er aber auch seine Fähigkeit, den Tagtraum sachlich beobachtend zu verfolgen und reflektierend zu begleiten bzw. auch zu strukturieren.

Überidentifikation

Die Regel der empathischen Einfühlung ist deshalb in einem wichtigen Punkt zu ergänzen: Es darf sich jeweils nur um eine *vorübergehende Identifikation* handeln. Die große innere Nähe zu dem Patienten ist für empathisches Mitgehen zwar wichtig. In dem darauf folgenden Zeitabschnitt muss der Therapeut sich jedoch innerlich in einem gleichen Zeitraum wieder aus der Nähe zum Patienten lösen und zu seinem eigenen, reflektierenden Ich zurückkehren. Zwischen Nähe und reflektierendem Abstand besteht also eine wellenförmige Bewegung. Das scheint etwas schwierig zu sein, gelingt dem erfahrenen und eingeübten Therapeuten in der Regel jedoch relativ gut. In der Phase der vorübergehenden Distanzierung kann der Therapeut das in der Empathie gewonnene Wahrnehmungsmaterial kritisch und im Kontext seiner therapeutischen Kenntnisse und Konzepte prüfen und daraus Entscheidungen für seine weiteren Interventionen fällen. Schon die einfache Erwägung, ob er an einer gegebenen Stelle des Tagtraumes abwartend schweigt, ob er ein kurzes Signal gibt, ob er eine Gefühlstönung oder einen Inhalt verstärkt oder eine gezielte oder konfrontierende Frage stellt, ist das Ergebnis solcher Erwägungen. Sie können aber nur wirklich zutreffend und „maßgeschneidert" der aktuellen inneren Szene des Patienten entsprechend gelingen, wenn ihnen die empathische Einfühlung vorausgegangen ist. – Die Fähigkeit des empathischen Mitfühlens in der hier charakterisierten Form ist von Mensch zu Mensch unterschiedlich. Wir finden Therapeuten, die von vornherein eine natürliche Fähigkeit dafür besitzen. Andere, häufig stärker intellektualisierende und wissenschaftlich eingestellte Menschen, sind hingegen gewohnt, die Begleitung des Tagtraumes überwiegend auf kognitiver Ebene zu belassen. Damit werden sie aber den Erfordernissen der Empathie und der mitfühlenden Nähe nur schwer gerecht. Eine kleine Gruppe, meistens an Psychotherapie besonders Interessierte, tendiert zu einer gegenteiligen Verhaltensweise. Sie hat zwar eine sehr gute empathische Einfühlungsgabe und glaubt, durch dauernde einfühlende Nähe bzw. Identifikation die Therapie besonders vorteilhaft fördern zu können. Hier entsteht jedoch das Problem der mangelnden Abgrenzung gegenüber dem Patienten bzw. das einer „Überidentifikation". In meinem großen Lehrbuch stelle ich dieses Kapitel ausführlich dar (Leuner 1987). Die oben geschilderte Undulation zwischen vorübergehender, probeweiser Identifikation mit emotionaler Annäherung und nachfolgender Distanzierung zur Prüfung der Lage verhindert die Überidentifikation.

vorübergehende Distanzierung

Überidentifikation

undulierende Bewegung zwischen Nähe und Reflexion

Im Zusammenhang damit erweisen sich gewisse technische Verhaltensweisen des Therapeuten als ungünstig. Manche junge Therapeuten glauben z. B., sie sollten während der Tagtraumphase die Augen schließen, ebenfalls entspannen und Tagtraumbilder bei sich selbst lebhaft entfalten lassen. Das hat leicht zur Folge, dass die Betreffenden gemeinsam mit ihrem Patienten stärker regredieren. Sie entwickeln dann ihren eigenen empathisch analogen oder von dem „bildernden" Patienten abweichenden Tagtrauminhalt. Die Fähigkeit zur kognitiv kontrollierten Begleitung des Patienten und zur Strukturierung des Tagtraumes geht ihnen damit verloren. So kann es dem Unerfahrenen passieren, dass er bei einem stärker depressiven Patienten durch dessen zunehmend traurige Darstellung entsprechender Bildinhalte seinerseits immer ruhiger, stiller und passiver wird und sich darin, ohne es zu bemerken, verliert. – Die hier dargestellte interaktionelle Dynamik wird in der Regel erst beim Anhören des während der Sitzung aufgenommenen Tonbandes deutlich. Das ist ganz bestimmt aber dann der Fall, wenn dieses Band in einer Supervisionsgruppe abgespielt und zur Diskussion gestellt wird.

Lerntheorie

Einen weiteren Aspekt des Begleitstils möchte ich noch hervorheben. Er verbindet sich mit der Lerntheorie. Es ist immer sinnvoll, den Patienten beim Vollzug des Tagtraumes positiv zu unterstützen, d. h. zu ermutigen, und zwar erst recht dann, wenn er Schwierigkeiten bei der Erfüllung einer Leistung an einem der vorgeschlagenen Motive, z. B. in Verfolgung des Bachlaufes, hat.

Auch diskrete, freundliche Rückmeldungen, die nicht unbedingt den Charakter eines Lobes haben müssen, helfen hier gut. Gleiches gilt auch bereits zu Beginn der ersten Übung, etwa bei der Probeimagination einer Blume, wenn jemand Schwierigkeiten hat zu imaginieren. Ein solcher Mangel sollte immer „positiv gewendet" werden. Statt zu sagen: „Bei Ihnen hapert es aber offensichtlich noch etwas", wäre zu formulieren: „Für den Anfang, so ganz ohne Vorübung, war das schon ganz gut" und auf die weiteren Lernschritte hinzuweisen. – Bei den späteren begleitenden Signalen gehe ich dann auch über das unverbindliche „hmhm" oder „ach so" hinaus und sage etwa: „ich verstehe", „ja, sehen Sie" usf. Auch wiederhole ich etwas vom Patienten vorher schon Gesagtes, stelle es aber jetzt stärker in den Dienst der belohnenden Verstärkung, statt es als ein Signal von Nähe zu benutzen, wie es dort geschah. Man kann diese Verstärkung noch überhöhen, etwa: „Geben Sie genau Acht, was jetzt kommen wird", „das ist aber wichtig", „das finde ich interessant", „dem sollten Sie vielleicht weiter nachgehen". Es ist deutlich, dass diese Verstärkerzeichen, wie ich sie einmal nennen möchte, dazu führen, dass die gewissen Inhalte und Gefühlsmomente, die der Therapeut damit anspricht, auch für den Patienten damit größere Wichtigkeit erhalten, und dass er u. U. die weiteren Tagtraumproduktionen unbewusst stärker in Richtung dieser verstärkten Inhalte lenkt.

Hierin liegen also diskrete Steuerungsvorgänge des Tagtraumes, über die sich der Therapeut klar sein und die Kontrolle behalten muss. Er sollte dabei auch seine eigenen Vorlieben und Gegenübertragungstendenzen kennen, d. h. welche Richtung er besonders gern bevorzugt, um dies unter Kontrolle zu halten.

Schutz geben

Es gibt Situationen, in denen der Patient von sich aus Aktionen vornimmt, die sich gegen sein Ich richten. Ich denke an kühne Kletterversuche im Berg oder aggressive Handlungen gegen Symbolgestalten, die gefährlich zu werden drohen. Auf der Grundstufe müssen derartige Situationen möglichst vermieden werden, ganz besonders während einer Kurztherapie. Den Patienten daran zu hindern, kann leicht zu Formulierungen verleiten, die als missbilligend oder strafend erlebt werden. Besser sind an ihrer Stelle vorsichtig begrenzende

Formulierungen

Begriffe wie etwa: „Ich bin nicht sicher, ob das richtig ist", etwa ein Tier anzugreifen und zu schlagen. Noch vorsichtiger wäre zu sagen: „Ich könnte mir denken, dass..." – „Ich würde hier doch lieber vorschlagen... zu tun, – warum versuchen Sie nicht einmal...?" – Auf jeden Fall vermeiden wir einen befehlenden, anweisenden Ton wie: „Jetzt tun Sie das und das, – gehen Sie jetzt einmal den Bach entlang" usf.

Dem mündigen Patienten, von dem wir den Eindruck haben, er könne durchaus den Tagtraum aus eigenen Impulsen weiterentwickeln, stellen wir aber schon bald die Frage, was er gern tun möchte, z. B. auf der Wiese, oder wir bieten ihm eine Alternative an, ob er lieber dieses oder jenes betrachten, aufsuchen usw. möchte. Wir wollen ihm damit seine Wahlfreiheit und die Verwirklichung eines eigenen Wunsches oder Befriedigung eines Bedürfnisses erlauben und zeigen, dass wir ihm auch zutrauen, Ähnliches zu machen. Häufig ist das ein Versuch, ob der Patient darauf anspricht oder eher passiv bleibt und eine Strukturierung durch den Therapeuten (etwa aus Unselbstständigkeit) erwartet.

Abstinenzregel

Beim Thema der Beziehung zum Therapeuten darf die von Freud (1913) hervorgehobene *Abstinenzregel* nicht fehlen. Sie besagt, vereinfacht gewendet, dass der Therapeut während der Behandlungsperiode keinerlei persönliche oder familiäre Kontakte mit dem Patienten eingehen und die therapeutische Situation nicht für eigene Bedürfnisse nutzen soll. Ich halte es für wichtig, die Konsequenzen daraus zu erläutern, weil allzu leicht die Bedeutung dieser Regel nicht verstanden und dagegen leicht verstoßen wird. Daran kann eine Therapie aber leicht leiden oder letztendlich scheitern.

Ich möchte die Grenzen dieser Abstinenz gern etwas anschaulich erläutern:

persönlicher Umgang mit Patienten

– Sich mit dem Patienten nicht persönlich einzulassen, heißt, jeglichen gesellschaftlichen Verkehr wie Einladungen, Teilnahme an gemeinsamen Veranstaltungen usw. abzulehnen. Die psychodynamische Begründung liegt darin, dass mit der persönlichen Annäherung für den Therapeuten psychologische Versuchungssituationen verbunden sein können und damit unkontrollierte Gegenübertragungsgefühle. Es kann wohl kein Zweifel bestehen, dass der Therapeut seinem Patienten in der nächsten Behandlungsstunde anders begegnen wird, wenn er ihn aus Anlass einer Abendgesellschaft gesehen hat, mit ihm in ein Gespräch verwickelt war, getanzt hat und vielleicht erotische Gefühle von beiden Seiten erlebt wurden oder umgekehrt feindselige. Das Gleiche gilt für den Patienten. Er wird ganz andersartige Erwartungen an seinen Therapeuten haben, wenn dieser sich nicht ausschließlich auf seine Aufgabe als Psychotherapeut und neutraler und unbestechlicher Helfer beschränkt.

Behandlung Angehöriger

– Angehörige oder Bekannte nicht zu behandeln, fordert vom Therapeuten und Ausbildungskandidaten, weder Partner noch Geschwister, Schwägerin oder Schwager zur Imagination im Symboldrama anzuregen. Abgesehen von flüchtigen Versuchen müsste ein solches Vorgehen als ein Kunstfehler gelten. – Schon frühzeitig hat man erkannt, dass ärztliche Maßnahmen an bekannten oder verwandten Personen nicht frei von emotionalen Regungen sind und damit sowohl die diagnostische als auch die therapeutische Entscheidungsfähigkeit sowie die technische Sicherheit in der Anwendung der Therapie, erst recht bei dem sehr sensiblen imaginativen Verfahren, leidet. Die Verführung ist aber oft groß, weil der Betreffende glaubt, mit der KiP über ein Instrumentarium zu verfügen, mit dem er einem nahe stehenden Menschen helfen könne. Er sollte dabei jedoch reflektieren, dass gerade gegen ihn gerichtete Impulse seines Partners, Kindes usw. von diesem unterdrückt bzw. verdrängt werden mussten, und zwar sind es häufig gerade diejenigen, die besondere therapeutische Bedeutung haben können.

2. Begleitung des Tagtraums bei den Standardmotiven

Begleitung durch das Panorama

Dies ist die hauptsächliche Technik auf der Grundstufe. Sie bedeutet so viel wie die Einstellung der einzelnen Standardmotive mit dem Ziel, die damit verbundenen Aufgaben und Leistungen unter empathischer Begleitung des Therapeuten in einer jedem Motiv zugeteilten Therapiesitzung zu vollziehen. Dabei wird häufig die Frage gestellt, ob in der Sequenz der Standardmotive eine gewisse Ordnung einzuhalten sei. Es ist nicht sinnvoll, mehrere Motive der Grundstufe in einer Sitzung zu durchlaufen. Pro Sitzung sollte nicht mehr als ein Motiv eingestellt und bearbeitet werden. Falls wenig ergiebig, kann an das Wiesenmotiv das des Baches angeschlossen werden. Kann ein Motiv aus zeitlichen Gründen in einer Sitzung nicht ausgeschöpft werden, ist seine Fortsetzung in der folgenden durchaus möglich. Das betrifft besonders zeitaufwendige Motive wie die Verfolgung des Bachlaufes und die Hausbesichtigung. Die Reihenfolge der Motive soll nicht starr sein. Elegant ist es, wenn der Therapeut im katathymen Panorama an spontan auftauchende Motive anknüpft, um diese gleich genauer zu untersuchen. Es geht nach einer allgemeinen Regel nicht darum, möglichst viele imaginative Inhalte zu gewinnen oder die Standardmotive rasch absolvieren zu lassen. Einen solchen im Patienten schlummernden Leistungsaspekt sollte der Therapeut möglichst nicht bestärken. Das heißt nicht, dass wir nicht in gewissen Abständen darauf sehen, das eine oder andere der Motive tatsächlich von Anfang bis Ende imaginieren zu lassen. Von gleichrangiger Bedeutung ist aber auch die freie Entfaltung der individuellen Bildinhalte anhand der Grundmotive. Die Tiefe der inneren Anteilnahme, also die stimmungsmäßige und emotionale Betroffenheit angesichts der sich darstellenden Tagtraumszenen, halte ich in vieler Hinsicht für wichtiger als eine Wertschätzung der Fülle imaginativer Impressionen. Das Maß des während der Tagtraumphase entwickelten Erlebens hängt einerseits natürlich von der Dauer der Sitzung ab. Andererseits muss man aber auch das individuelle psychische Tempo jedes einzelnen Patienten berücksichtigen. Dieses bezieht sich besonders auf die Fähigkeit, Fantasie und Imaginationen zu entwickeln und diese zu beschreiben. Menschen mit einem eher trägen und zähflüssigen Temperament durchleben auch das Symboldrama langsamer. Es hat sich aber deutlich gezeigt, dass auch die Betreffenden in diesen Fällen therapeutische Geduld und etwas positives Feedback vom Therapeuten brauchen und dadurch weit mehr von der Therapie profitieren, als man zunächst erwartet. Ich habe daraus und aus vielfältigen anderen Beobachtungen die Regel abgeleitet, dass wir bei der Vermittlung der KiP an zukünftige Therapeuten bewusst davon abgehen müssen, eine Art von Standardverlauf oder durchschnittlichem und typischen Verlauf zu beschreiben. *Jeder Patient entfaltet den Tagtraum jeweils in seinem individuellen Stil,* und es ist die Aufgabe des Therapeuten, dessen Duktus zu akzeptieren und sich darauf einzustellen.

Reihenfolge der Motive

individuelles psychisches Tempo

kein Standardverlauf

Dieser Satz wird noch evidenter beim Vergleich mit solchen Patienten, die durch ein besonders lebhaftes Temperament, hohe Vigilanz und die Fähigkeit, schnell zu denken, den Tagtraum schnell entfalten und durchlaufen. – Diese relative Behändigkeit, u. U. auch die damit verbundene Farbigkeit, in der diese Patienten die Grundmotive entwickeln, spricht allerdings keineswegs dafür, dass sie zugleich auch angemessen emotional engagiert sind. Der erwartete therapeutische Erfolg kann dann trotz oder gerade wegen der Schnelligkeit beeinträchtigt sein, weil tieferes Gefühl nur mangelhaft erfasst wird. Die Begeisterung, z. B. an schönen Inhalten, erlaubt ihnen, sich über ein tieferes emotionales Engagement hinwegzusetzen. Dabei ist ihr Ich therapeutisch weniger betroffen als das von schlichteren Patienten mit weniger brillanten Tagtraumszenen. Die soeben erwähnten Personen sind in der Regel stärker hysterisch strukturiert und verdrängen oder verleugnen emotionale Betroffenheit in höherem Maß, als der Therapeut anfänglich erkennt. Die Betreffenden finden auch bald feinfühlig heraus, was dem Therapeuten gefällt und was

schneller Ablauf und emotionale Beteiligung

hysterische Struktur

er gern hört. Ihre Rollentüchtigkeit lässt sie schnell ein gutes Einvernehmen mit jedem Therapeuten herstellen, z. B. indem sich ihr Tagtraum unbewusst lebhaft und fantasieausgestaltet zeigt.

Detailarbeit

In diesen Fällen besteht also eine positive Übertragungsbeziehung nach beiden Seiten. Der Therapeut tut gut daran, möglichst früh seine sehr positive Gegenübertragung zu erkennen und zu analysieren (vgl. S. 155). Technisch gesehen sollte er hier besonders sein Augenmerk auf die Beachtung von Details in den Bildern legen. Diese sollen mit zunehmender Klarheit und Nüchternheit zur Beschreibung abgefragt werden. Aufkommende Gefühle sollen zunehmend deutlicher verbalisiert werden. Patienten dieser Gruppe neigen nämlich dazu, statt Details zu bringen, Schilderungen „im großen Bogen", gewissermaßen etwas „genial" zu geben. Nicht selten springen sie in dem Bild von einem zum anderen, die kleinen realistischen Schritte, etwa bei der Besteigung des Berges, suchen sie jedoch zu vermeiden. Wie durch ein Wunder sind sie dann plötzlich oben auf dem Berg angelangt, was ihrer narzisstischen Abwehrstruktur entspricht.

Entfaltung der Fantasie

Dieser hier etwas prononciert gezeichnete hysterisch-narzisstische Stil kann in milderer Form aber auch fruchtbar sein. Nur der Erfahrene wird das im Einzelfall ermessen können. Anfangs werden wir dieser fantasiegetragenen Erlebnisweise Rechnung tragen müssen, indem wir dem Patienten gestatten, sich auf diese Weise zu entfalten. Übertragen auf die Frage nach der Sequenz der fünf Standardeinstellungen der Grundstufe heißt das auch, nicht jedes Mal darauf zu bestehen, dass der Patient die ihm gestellten Aufgaben auch wirklich erfüllt. Hat es sich doch besonders auch hier als wichtig erwiesen, die Strukturen der Grundmotive kreativ auszuweiten (vgl. S. 121 f.), andererseits sollten umgekehrt aber auch vorübergehend vernachlässigte Motive aufgegriffen werden, um Einseitigkeiten zu vermeiden. Im Rahmen des assoziativen Vorgehens erwachsen dem Therapeuten später größere Freiheiten (vgl. S. 125 ff.). Hier jedoch gehen wir zunächst erst noch von einer schulisch ausgerichteten Begleitung des Tagtraumes aus.

15. Kapitel Begleitung und Strukturierung des Tagtraumes II

3. Vorgehen unter Berücksichtigung fixierter Bilder, Anregungen zur Auflockerung

Konfliktpunkte

Bei der Begleitung des Patienten durch die genannten Standardmotive spielt die Beachtung von Konfliktpunkten eine wichtige Rolle. Sie sind an den schon früher erwähnten fixierten Bildern am leichtesten erkennbar. Solche „fixierte Bilder" bilden oft den Kern von Verhinderungsmotiven. Sie sind die ausgeprägteste Form eines neurotischen Problems und haben hervorstechende diagnostische Bedeutung. Sie bieten dem Therapeuten eine wichtige Orientierung, gewissermaßen als Knoten- oder Brennpunkte, die er gut registrieren und auf die er früher oder später die Wahrnehmungseinstellung des Patienten hinlenken soll.

fixierte Bilder

neurotische Äquivalente

Bedeutungsgehalte

Widersprüche

negative Gefühle

Vom Oberbegriff der fixierten Bilder ausgehend, verstehen wir darunter Szenen, deren Inhalte sich durch ihre Stereotypie auszeichnen. Man kann sie zu wiederholten Malen aufsuchen, ohne dass sie ihre Inhalte ändern. Offensichtlich sind sie festgefahrene, unbewusste dynamische Konstellationen, die ein ausgeprägtes Problem repräsentieren, sind also Ausdruck in ihrer unbeweglichen Erstarrung als Äquivalente eines neurotischen Störungsherdes. Wie bei der Bildung von psychogenen Symptomen entstehen sie aus einem Kompromiss zwischen einem andrängenden Impuls und dessen Abwehr in oft komplizierter und mehrfach gestaffelter Formation. Im Verlauf unserer weiteren Beobachtungen zeigten sich noch andere Merkmale als die rein stereotype Festlegung der fixierten Bilder, die ich jetzt im Einzelnen erläutern möchte. So zeigen sich nicht selten Widersprüche in der Landschaft oder in anderen Bildformationen im Gegensatz zur natürlichen Welt. Etwa ein Wald steht einerseits im Herbstlaub, andererseits trägt er an anderer Stelle sommergrüne Blätter. Nicht selten sind es unwirkliche Inhalte und Formen, die wir in der Natur nicht finden, z. B. ein Berg besteht aus Kunststoff oder Stahl. Auch ein negativer Gefühlston markiert einen besonderen Bedeutungsgehalt. Man denke an Angst und Furcht, die Ausstrahlung von Kälte oder besonderer Erhabenheit oder Formen, die an surrealistische Skurrilitäten erinnern. Aber auch diffuse Gefühle von Unheimlichkeit, diffuse Angst usf. können eine Rolle spielen, wie deren Qualitäten schwer zu beschreiben oder aufzuzählen sind. Der Patient lernt, sich über den herrschenden Gefühlston Rechenschaft abzulegen und ihn mithilfe der genannten Verbalisation emotionaler Inhalte mitzuteilen. Der im Lesen des Tagtraumes geübte und mit der Symbolik vertraute Therapeut wird bis in die feineren Verästelungen konfliktgetragener Inhalte allmählich hineinleuchten können, eine Kunst, die durchaus erlernbar ist.

Ich werde nun einige charakteristische fixierte Bilder bzw. Verhinderungsmotive schildern, die an den einzelnen Standardmotiven in den ersten Sitzungen als Neurosezeichen zu finden sind. Dann gehe ich auf den späteren Umgang mit ihnen ein und wie sie therapeutisch zu nutzen sind, um dem Patienten Einsicht in seine unbewussten Konflikte zu vermitteln.

Verhinderungsmotive am Bach

Am Bachlauf sind Verhinderungsmotive leicht zu studieren. Besonders häufig sind Szenen, in denen der Bach zunächst zwar eine Strecke stromabwärts verfolgt werden kann, sich dann aber der Verfolgung entzieht. Er kann in einem großen Loch in der Erde verschwinden, um nach einigem Suchen mehrere hundert Meter entfernt wieder aufzutauchen. Der Bach kann in einem Teich oder Dorftümpel enden, einem stehenden Wasser, aus dem er nicht abzufließen scheint. Ziel der Verfolgung des Bachlaufes ist es aber, die Kontinuierlichkeit des Flusses durch Weiterverfolgung des Wassers aufrechtzuerhalten. Deshalb soll der Therapeut nichts unversucht lassen, den Patienten doch noch irgendeinen, wenn auch noch so geringfügigen Hinweis auf die Fortsetzung des Bachlaufes finden zu lassen. Wir lassen ihn also am anderen Ende des Dorftümpels nach irgendeinem kleinen Abfluss suchen. Wir weisen darauf hin, dass eigentlich ein solcher da sein müsse. Unerbittlicher ist die Situation, wenn der Bach plötzlich durch eine Beton- oder Holzmauer gestaut ist oder immer dünner werdend im Sand versickert und sich das Bachbett so leer fortsetzt. Besonders charakteristisch stellt sich dabei oft die Sequenz derartiger Behinderungen dar. Anfangs ist es nur eine Einengung des Baches, dann fällt er einen kleinen Wasserfall hinunter, später fließt er in einen Stausee hinein und kommt aus diesem nicht wieder heraus.

Überwindung

Die Begleitung des Tagtraumes legt es darauf an, den Patienten in den behinderten Situationen immer wieder einen Ausweg finden zu lassen, wie er der Natur des Motives nach angemessen sein könnte. Dabei spielen natürlich auch die Tatkraft und aktive Motivation des Patienten, diesen Ausweg zu finden, eine Rolle. Ein gewisser suggestiver Einfluss kann in sparsamer Form dadurch ausgeübt werden, dass der Therapeut den Patienten seine Überzeugung spüren lässt, durch genaues Hinblicken auf Details oder durch Suchen werde sich die Möglichkeit einer Überwindung der Behinderung doch ergeben. Unumstößliche Grenzen müssen aber auch akzeptiert werden, mag der Patient darüber zunächst auch enttäuscht sein.

Beispiel

Beispiel (13)

Ein drastisches Beispiel der Behinderung des Bachlaufes gab mir der an anderer Stelle erwähnte zwangsneurotische Physikstudent. Er erblickte zunächst einen reißenden Strom, der sich schnell auf eine Schwelle in der Landschaft zubewegte. Hier fiel er in einem massiven Wasserfall hinunter. Der Versuch, das Ende des Wasserfalles zu erblicken, gelang nicht. Stattdessen wurde deutlich, dass ein tiefer Grabenabbruch bestand und das Wasser unendlich tief fallen musste. Auf dem Weg zum nächsten, tieferen Plateau verdampfte es, kam also dort nicht an. – Dieser Umstand war zunächst einfach zur Kenntnis zu nehmen. Ich muss gestehen, dass ich davon sehr beeindruckt war, mein Patient nicht minder. Er fand es wohl auch ein wenig großartig, welche gewaltige Naturszene er mir darzustellen vermochte. Die Energie des strömenden Wassers löste sich symbolisch gesehen in sich selbst auf als ein Hinweis, dass alles letztlich vergeblich war, unendlich, gewaltig, schwierig und sie sich in den Dimensionen der gegebenen Natur nicht mehr einfangen ließ. Das ist, nebenbei bemerkt, ein sehr archaisches Bild, das auf eine Störung struktureller Art hinweist. Die Vorgeschichte gab genügend Anhaltspunkte für eine solche Störung im ersten Lebensjahr. Das hat nicht gehindert, dem Patienten in einer langen Therapie entscheidend zu helfen.

Eine andere Version des Verhinderungsmotives am Bach kann in der Paradoxie liegen, dass in Verleugnung der Realität der Bach bergauf fließt oder in Wellen einmal den Hügel hinauf, einmal hinunter. Zumindest können wir daraus lesen, dass ein Patient die physikalischen Naturgesetze nicht allzu ernst nimmt, die Realität poetisch oder auf andere Weise zu beugen versteht, also dazu neigt, sich illusionären Vorstellungen hinzugeben.

an Verhinderungsmotive heranführen

Probehandeln

Lösungen abwarten

Es gehört zur Strategie der Begleitung des Tagtraumes, den Patienten mithilfe der Standardmotive, wenn auch vorsichtig und ohne direkte und allzu krasse Konfrontationen, in Abständen immer wieder an die Verhinderungsmotive bzw. fixierten Bilder heranzuführen. Die therapeutische Arbeit liegt hier in der genauen Beschreibung der zu beobachtenden Details, dem Versuch, den ausgelösten Gefühlston beim Patienten oder den Stimmungsgehalt des landschaftlichen Motives beschreiben zu lassen. Schließlich soll der Patient versuchen, evtl. durch Hinweise unterstützt, mithilfe eigenen Probehandelns aufzuspüren, wie das jeweilige Verhinderungsmotiv wohl am besten überwunden werden kann. Um es zu einer Formel zu verdichten: In der Regel hilft es immer weiter, den Patienten auf irgendein nahe liegendes Detail hinzuweisen, das er im Zusammenhang mit diesem Motiv sehr genau betrachten und beschreiben soll. Daran knüpft sich dann leicht ein Wandlungsphänomen, und in irgendeiner Weise kündigt sich die Möglichkeit einer Lösung bzw. eines Weges an, die der Therapeut von sich aus möglicherweise nicht erwartet hätte. Nicht also der Therapeut soll die Lösung finden, nicht er soll direkte Angebote dafür oder Vorschläge induzieren, sondern über den Weg der subtilen Beschäftigung mit einem Detail des fixierten Bildes soll die der jeweiligen Situation angemessene Lösung abgewartet werden, die in der Regel auch (bei einiger Geduld des Therapeuten) folgt. Zur Verdeutlichung lasse ich ein Beispiel folgen:

Beispiel

Beispiel (14)

Eine Patientin kriecht durch einen niedrigen Tunnel, als von rechts zu ihren Füßen ein Bach in den Tunnel hineinfließt, dessen Nässe unangenehm ist. Sie kriecht weiter, sieht vor sich allmählich eine Öffnung, zu der sie gelangt. Ich lasse sie vorsichtig hinunterblicken, und sie erkennt, dass das Wasser tief über Felsen hinunterstürzt. Da hockt sie und weiß nicht, wie sie weiterkommen soll. Ich lasse sie umherblicken mit der Frage, ob sich nicht vielleicht irgendwo seitlich des Loches eine Abstiegsmöglichkeit ergeben könnte. Sie verneint. Daraufhin bitte ich sie zunächst, mir den Wasserfall sehr genau und in allen Einzelheiten zu beschreiben. Das gelingt auch Schritt für Schritt. Sie gewinnt ihm als Naturschönheit einiges ab. Im nächsten Schritt bitte ich sie, mit dem Auge das tiefer liegende nächste Niveau zu erfassen, auf das das Wasser hinabfällt. Auch das gelingt schließlich, und eine Landschaft mit einem zwar reißenden Bach, aber doch sonst grün, fruchtbar und angenehm tut sich vor ihr auf. Sie fühlt sich jetzt erleichtert, und ihre anfangs als gefährlich und exponiert erlebte Situation ist entschärft. Nun fordere ich sie erneut auf, die abfallenden Wände des Felsens rechts und links zu betrachten, ob sich vielleicht nicht doch Möglichkeiten für einen vorsichtigen Abstieg fänden. Das ist jetzt auch der Fall. Sie entdeckt, dass direkt neben dem Loch einige Stufen geschlagen sind und ein Seil herabhängt, an dem sie sich festhalten und die primitiven Stufen, die sich später in einen kleinen Pfad verwandeln, langsam hinabsteigen kann.

Natürlich ist es eine Frage des Mutes der Patientin, ob sie diesem unbequemen und schwierigen Abstieg folgen will. Eine andere hätte vielleicht aus Angst darauf verzichtet. Im Grunde bleibt ihr aber kaum eine andere Wahl. Ich ermutige sie ein bisschen mit dem Hinweis, dass sie notfalls wieder zurückkönne. Im Übrigen bestünden ja bereits Hinweise darauf, dass sich hier ein erprobter Abstieg befinde.

Hilfen des Therapeuten

Derartige Hilfen soll der Therapeut in einer nüchternen und Vertrauen erweckenden Weise, aber auch realitätsbezogen geben. Er formuliert so, als sei die betreffende Szene vor Augen des Patienten in allen ihren Zuordnungen ganz real. Darauf legen wir großen Wert. Ziel ist es dabei, den Patienten beim Probehandeln in dieser quasirealen Szene zu selbstverantwortlichem, erwachsenem Handeln anzuregen, sodass er lernt, mit der Wirklichkeit in angemessener Form umzugehen, sich in ihr zu bewegen und sich zu bewähren. Deshalb vermeiden wir in der KiP auch grundsätzlich, magische, illusionäre oder wunderbare Lösungen anzubieten.

Abschluss

Wandlungszeichen

Es ist naturgemäß nicht sehr ermutigend für den Patienten, wenn die Tagtraumphase einer Sitzung an einem Verhinderungsmotiv oder fixierten Bild endet, und er sich ohne eine Lösung des Problems ausweglos fühlt. Deshalb sollte der Therapeut generell danach streben, die Sitzung bis hin zu der Lösung einer Aufgabe zu führen. Das ist zwar keine Bedingung, es hat aber den Vorzug, den Patienten mit einem Erfolgserlebnis zu entlassen. Die anschließende Rückkehr zum Ausgangspunkt der Szene, z. B. der Wiese des Anfangs nach einer Bergbesteigung, erlaubt, die Endszene mit der Anfangsszene zu vergleichen. Wandlungsphänomene in positiver wie negativer Richtung können dadurch registriert werden. Sie geben Patienten und Therapeuten einen Einblick, in welcher Weise die abgelaufene Sitzung unbewusst verarbeitet worden ist.

4. Der Umgang mit fixierten Bildern

Gefahr instrumentaler Problemlösung

Beim Umgang mit Verhinderungsmotiven und fixierten Bildern kann für den Therapeuten der Versuch verführerisch sein, eine aktive, konstruktive Problemlösung anzubahnen. Aus dem Wunsch zu helfen, dem Patienten die Aufgaben zu erleichtern oder ihm die Macht des Therapeuten zu zeigen, kann der Anreiz entstehen, allzu direkt verstärkt suggestiv oder zu instrumental (durch technische Hilfsmittel) einzugreifen. Die Begleitung des Patienten im Tagtraum soll aber so wenig suggestiv wie möglich sein, der Therapeut soll allenfalls vorschlagen und strukturieren. Bereits bei der Frage, ob wir dem Patienten direkte (instrumentale) Hilfen geben sollen, sind wir sehr zurückhaltend und versuchen stattdessen, durch klärende Hinweise, Anregung einer detaillierten Beschreibung oder durch Formulierungen, die versachlichen oder Mut machen, Hilfen zu geben (s. oben). Technische Instrumente bieten wir nur ganz ausnahmsweise an. Das betrifft besonders zerstörerische Aktionen zur Überwindung von schwierigen Hindernissen, bei denen es symbolisch eher um Wandlung geht als um Beseitigung. Das hat einen doppelten Grund. Auf der einen Seite gerät der Patient dadurch in unsere Abhängigkeit und der Therapeut allzu leicht in die Rolle des Tagtraummagiers. Zum anderen wollen wir den Patienten als Vorbild nicht lehren, ungeduldige, aggressive oder unrealistische (d. h. illusionäre) Problemlösungen anzustreben. Was wir ihm im Tagtraum nahe legen, übernimmt er allzu leicht später auch in sein reales Leben und wird dort mit ähnlich neurotisch-ungeduldigen und kurzschlüssigen oder auch autoritären Regelungen versuchen, zwischenmenschliche Probleme zu lösen. Es geht darum, die Fähigkeiten der reifen Ich-Anteile des Patienten zu stärken, indem ich ihn differenzierte, realbezogene Lösungsmöglichkeiten finden lasse. Dieses Bemühen soll weitgehend dem unbewussten Motivationsgefüge des Patienten, seinen Anschauungen und seinem Erfahrungshintergrund entspringen. Letztere kann der Therapeut wegen ihrer komplexen Strukturen aber nicht überblicken. Direktive Maßnahmen haben oft einen überrumpelnden Charakter. – Manche Patienten tendieren aber auch ihrerseits dazu, derartige Bravourlösungen oder „Gewaltakte“ vorzunehmen, um Verhinderungsmotive schnell und eindrucksvoll zu überwinden. Das führt in der Regel zu kurzschlüssigen Scheinerfolgen oder sogar zu einer Verstärkung von Abwehren und Widerständen, die sich ja gerade in den Verhinderungsmotiven ausdrücken. Dafür ein charakteristisches Beispiel.

technische Instrumente

Rolle des Therapeuten

direktive Maßnahmen vermeiden

Beispiel

Beispiel (15)

Ein angehender KiP-Therapeut behandelt einen 23 Jahre alten Patienten, der an einer Zwangsneurose mit Kontaktgehemmtheit leidet. Er findet sich auf der Wiese in einem kleinen, quadratischen Areal eingeschlossen, das ein Stacheldrahtzaun umgibt. Bei genauem Hinsehen findet sich kein Gatter oder etwas Ähnliches, um hinauskommen zu können. Diagnostisch gesehen befindet er sich in einer für zwangsstrukturierte neurotische Patienten nicht seltenen Lage: Sie fühlen sich durch ihre innere oder äußere Situation stark beengt, wie eingeschlossen.

Hier erhebt sich für den Therapeuten die Frage – und er hat leider nicht allzu viel Zeit, um nachzudenken –, was er in einer derartigen, vielleicht harmlosen, vielleicht aber auch prekären Situation tun soll. Auf jeden Fall wird er sich scheuen, die Sitzung in dieser frustrierenden Lage zu beenden. Die Szene ist in eine düstere Landschaft eingebettet und der Patient ist recht betroffen, derart eingeschlossen zu sein. Eine ausgesprochene Gefahr besteht jedoch nicht. Unser junger Kollege erkennt einen sofortigen Handlungsbedarf und geht recht forsch nach dem Motto vor: „Hindernisse sind dazu da, überwunden zu werden“. Er gibt dem Patienten eine instrumentelle, suggestive Hilfe: Er gibt ihm in der Imagination eine Drahtschere, damit der Patient den Draht einfach durchschneiden kann. Dieser Versuch hat zunächst Erfolg. Das Endergebnis ist jedoch anders, als beide erwartet hatten: Der Zaun verwandelte sich unversehens in eine etwa 2 m hohe, feste Mauer. Die unbewusste Psychodynamik der neurotischen Einengung war offensichtlich stärker, als dass sie durch diesen einfachen instrumentalen Akt hätte überwunden werden können. (Ich verweise auf das oben Gesagte.) Ohne das jedoch zu ermessen und dieses Zeichen als die Verstärkung des Widerstandes zu erkennen, setzt der Kollege nun (gewissermaßen seine Stoßrichtung fortsetzend) ein weiteres technisches Mittel ein. Er suggeriert dem Patienten, er habe jetzt eine Leiter und solle damit die Mauer übersteigen. Der Patient, einerseits in Not, andererseits gefügig, folgt dieser Aufforderung. In diesem Moment jedoch wächst die Mauer ins Unendliche und ist nun unübersteigbar. – Am Ende befinden sich Patient und Therapeut gleicherweise in einer aussichtslosen Lage.

Das vorliegende Beispiel führte nicht zu der erhofften Lösung, wie fast immer, wenn versucht wird, Verhinderungsmotive durch rein technische Mittel, also direkt instrumental, zu überwinden. Die Intervention erreichte das Gegenteil, nämlich eine dramatische Verstärkung der Abwehrmechanismen. Hinter dem Verhinderungsmotiv steht eine tief wurzelnde Psychodynamik, und diese kann eben nicht durch einen instrumentalen Eingriff überwunden werden.

Aus diesem für ähnliche Versuche repräsentativ stehenden Verlauf kann für den Umgang mit Verhinderungsmotiven eine wichtige Lehre gezogen werden: Jedwedes direktes und angreifendes Vorgehen gegen diese muss immer dann misslingen, wenn das Ausmaß und die Tiefe sowie die Bedeutung dieser Abwehrstrukturen im jeweiligen Einzelfall vom Therapeuten nicht angemessen bedacht werden. Die Frage ist doch, welchen Stellenwert im gesamten Abwehrsystem des Patienten in diesem Moment das angegriffene Verhinderungsmotiv hat. Im vorliegenden Beispiel hat es auf jeden Fall größte Bedeutung, weil die sich darstellende starke Einengung tief in der Charakterstruktur des Patienten wurzelt und schon seit langem integriert ist. – Der Therapeut überblickt trotz Erhebung der Vorgeschichte und der Daten aus der Therapie das unbewusste Motivationsgefüge des Patienten oft nicht vollständig. Deshalb empfiehlt sich die oben demonstrierte Strategie der kleinen Schritte und des Appelles an die Kreativität des Patienten, einschließlich der Beschäftigung mit dem Detail.

Stellenwert der Ich-Abwehren

Strategie der kleinen Schritte

Was die Abwehrmechanismen selbst betrifft, beziehen sich die ersten Erwägungen auf unser Wissen, dass sie für den Patienten selbst zunächst einmal eine wichtige Schutzfunktion haben. Deshalb kann er sie auch nicht ohne weiteres und schnell aufgeben. Handelt es sich um eine Reaktionsbildung, d. h. eine angelernte Verhaltensweise, die in der neurotischen Charakterstruktur verankert ist, kann sie erst recht nicht aufgegeben werden. Deshalb sind Abwehrformationen häufig von existenzieller Bedeutung für die Menschen. Das schließt allerdings nicht aus, dass sie in der KiP-Therapie in einer oft bemerkenswerten Weise langsam zur Auflösung und damit zur Mobilisierung unterdrückter Vitalimpulse gelangen können.

Schutzfunktion der Abwehr

Ich will es bei diesem Beispiel bewenden lassen um zu begründen, warum eine instrumentale technische Bearbeitung von Verhinderungsmotiven therapeutisch selten zum Ziele führt. Das gilt auch für eine andere Variante zur Überwindung von Verhinderungsmotiven: einen Zauberstab. Diese Anwendung stammt von der Tagtraumtechnik des Franzosen Desoille (1945). Thomas (1967) hat das Motiv in die Oberstufe des autogenen Trainings übernommen. Offensichtlich hat er übersehen, dass damit der Arzt dem Patienten nicht nur eine magische Lösung anbietet, sondern ihm in Form des Zauberstabes seine eigene männlich-phallische Kraft leiht (die dem Patienten ja abgeht). Diese Lösungen wirken in der Imagination oft hochdramatisch, halten jedoch der von uns angestrebten organischen Entwicklung des therapeutischen Prozesses nicht stand. Sie führen nämlich auf das Gleis der illusionären infantilen Problemlösung, die viele Neurotiker im Stillen erwarten. Die oben beschriebene, von einem reifen Ich getragene realitätsbezogene Problemlösung vergessen sie aus neurotischer Ungeduld, oder sie ist ihnen überhaupt fremd.

illusionäre Problemlösungen

Worin nun hätte in diesem Sinn die bessere therapeutische Technik in unserem Beispiel bestanden? – Der Therapeut hätte seinen Patienten anleiten sollen, wie schon früher erwähnt, sich mit dem ärgerlichen fixierten Bild im Detail zu beschäftigen. Der Patient müsste sich also den Stacheldrahtzaun im Einzelnen genauer betrachten und Einzelheiten untersuchen, wie man das auch in der Realität tun würde. Zunächst sollte mit dem Patienten mehr darüber gesprochen werden, wie er das Hindernis und die Chancen, es zu überwinden, einschätzt. Es wäre auch zu bedenken, ob der Patient den Zaun als Symbolisierung eines Schutzes braucht, dann wäre es sinnvoll, die Gegend ringsum genau zu betrachten, nicht auf die Überwindung der Einengung zu fokussieren. Man kann sogar über Einzelheiten einer möglichen Lösung diskutieren. Daraus erfährt der Therapeut dessen innere Einstellung zu dem Problem. Ist er optimistisch oder neigt er zur Resignation? Hat er Angst, ein Risiko einzugehen? Der Therapeut sollte den Patienten auch anregen, sich eigene Lösungsvorschläge einfallen zu lassen. In unserem Beispiel hätte der Therapeut eine Bemerkung über die Erwartung einstreuen können, dass es einen Ausweg aus der Einzäunung gäbe oder noch stärker: Er könne sich nicht vorstellen, dass sich keine Lösung finden ließe. – Etwas vorsichtiger formuliert: „Ich möchte doch annehmen, dass… – Ich kann mir nicht vorstellen, dass… Sie sollten doch einmal versuchen, ob nicht…?

realistische Lösung am Detail

Verhalten des Patienten

Einfälle anregen

Noch eine andere technische Lösung im obigen Beispiel der Eingeschlossenheit des zwangsstrukturierten Patienten möchte ich erläutern. Gesetzt den Fall, die bisher beschriebene Technik würde keinen Erfolg haben, der Patient bliebe weiter in seinem engen Areal eingeschlossen. Dann hätte der Therapeut nur den Ausweg, die Imagination abzubrechen: ein therapeutisch enttäuschendes und unbefriedigendes Ende. Alternativ bliebe nur übrig, den Patienten auf die Gefühlsseite dieser unglücklichen Situation anzusprechen. Er müsste sich auf das herrschende Gefühl der Eingeschlossenheit, des Nicht-Herauskönnens usf. konzentrieren und es ausführlich beschreiben. Psychologisch gesehen heißt das, er müsste vor sich und vor seinem Therapeuten zugestehen, dass er hier an eine Stelle gelangt ist, an der er keinen Ausweg findet, also damit auch schwach und hilflos ist. Gleiches trifft cum grano salis natürlich auch für den Therapeuten zu. Diese Art eines Bekenntnisses sollte der Therapeut ganz *wertfrei* als eine sachliche Einsicht in die nüchterne momentane Gegebenheit aufnehmen. Die Bereitschaft des Patienten, zu dieser sich darstellenden Hilflosigkeit, oder wie man es auch immer nennen mag, auch zu stehen, ist als seine Stärke anzuerkennen und vorsichtig zu loben. Zugleich soll er auch sein Verständnis für diese schwierige Lage zeigen. Damit

emotionale Seite ansprechen

bewirkt er eine Ich-Stärkung, die in einem Nachgespräch gefördert werden kann. Ist der Patient selbst erfahren und kooperativ genug, kann die in dem Bild sich darstellende Einengung aufgegriffen werden, besser vielleicht noch während der Entspannung selbst. Die Assoziationen lassen sich anregen durch Fragen nach ähnlichen ausweglosen emotionalen Situationen der letzten Zeit, d. h. aus der Realität des Alltags, aber auch aus früheren Erfahrungen, soweit sie noch erinnerlich sind. – Die Frage nach Stimmung und Gefühlston der Szene schlägt dabei eine Brücke zu latenten Erinnerungen. Damit würde das scheinbar ausweglose Tagtraumbild eine Einordnung in bereits vertraute Erlebnisweisen finden. Das würde genügen, den Patienten auch auf das offensichtlich in diesem Bild vorliegende zentrale Problem seiner Neurose hinzuweisen. Diese Art eines Gespräches gehört zu dem schon erwähnten Typ der Reduktion negativer Affekte und ist hilfreich in dem Fall, dass ein Problem am fixierten Bild nicht sofort zu einer entlastenden Lösung gebracht werden kann. – Mit diesen Erläuterungen wurde die assoziative Technik der Mittelstufe zur Förderung von Einfällen und Assoziationen ein wenig vorweggenommen (S. 123 ff.).

Brücke zu Einfällen

Bearbeitung

Zusammenfassend ist zu sagen: Verhinderungsmotive als äquivalente neurotische Widerstände und Abwehrformen treten nicht nur häufig und in relativ charakteristischer Form auf. Sie können als Zielpunkt des therapeutischen Vorgehens mit angemessenen Interventionen vorsichtig, aber fruchtbar bearbeitet werden. An ihnen zeigen sich, vor allem anhand der Wandlungsphänomene, die Entwicklungsschritte des therapeutischen Prozesses am leichtesten. Zum Teil sind die fixierten Bilder oberflächlicher Art, und sie wandeln sich von selbst oder während der Therapie sehr schnell. Zum Teil sind sie aber tief in der Person als Introjekte bzw. Repräsentanzen von zentralen Bezugspersonen oder als stabilisierende Abwehrmechanismen des Ich verankert.

Fruchtbarkeit fixierter Bilder

Schließlich soll ein genereller Hinweis auf die einzuschlagende therapeutische Strategie im Umgang mit den fixierten Bildern gegeben werden. Es geht also um die wiederholt hervorgehobenen Repräsentanten von Abwehrmechanismen und Widerstand, die dem Patienten als Schutz vor unbewussten Impulsen und Ängsten dienen. In der tiefenpsychologischen Therapie stehen sich Abwehr und unbewusste Impulse wie im Alltag häufig gegenüber. Dass sie dabei einen Kompromiss miteinander eingehen, wenn ein Symptom gebildet oder eine symbolische Darstellung hervortritt, sei hier nur am Rande vermerkt.

Widerstand und Abwehr

Im psychotherapeutischen Vorgehen können zwei mögliche Strategien eingeschlagen werden.

Abwehr und Impuls

1. Der durch Abwehr behinderte Impuls kann gefördert werden, d. h., er wird durch entsprechende Interventionen vom Therapeuten verstärkt, etwa indem er angesprochen wird, der Patient ermutigt wird, ihn freizusetzen, indem er ins Bewusstsein oder in seinen Handlungsansatz kommt. Das gelingt in der gewünschten Form oft nur sehr begrenzt. Vielmehr besteht die Gefahr, dass durch Verstärkung verdrängter Ängste und Impulse die diese in Schach haltenden Abwehrmechanismen nun verstärkt werden. Es ist ähnlich, als würde man einen durchsetzungsgehemmten Patienten ermutigen, doch nun endlich einmal mit der Faust auf den Tisch zu schlagen. Das gelingt nicht, sei es aus

Angst vor den Folgen, sei es infolge der großen Gehemmtheit überhaupt. Nur unter ganz bestimmten Bedingungen kann auch einmal ein starker Affektdurchbruch im Sinne der Abreaktion entlastend wirken, ohne dass damit ein nachhaltiger therapeutischer Erfolg verbunden ist, eher ist das Gegenteil der Fall.

Aufmerksamkeit gilt den Verhinderungsmotiven

2. Die Erfahrung in der KiP hat in Parallele zu den Erkenntnissen der Psychoanalyse gelehrt, dass die *primäre Aufmerksamkeit* nicht den im Tagtraum spontan nach Durchsetzung drängenden Impulsen gelten soll, wie sie zunächst dem Wunsch des Patienten entsprechen, der sich – im Zustand der Entspannung – gern intensiver ausleben möchte. Vielmehr muss in erster Linie die Aufmerksamkeit den Abwehrmechanismen und deren nachfolgender Bearbeitung, d. h. den Verhinderungsmotiven und fixierten Bildern gelten. Ich erinnere an die Formen der Stauung des Bachlaufes mit dem immer wiederholten Versuch, an dieser Stelle eine Lösung zu finden, damit das Wasser doch weiterfließen kann. Ich denke ferner an die Patientin, die zunächst hoffnungslos den Wasserfall hinunterblickte und dann nach Beschäftigung mit der Szene allmählich doch einen Abstieg fand. An den fixierten Bildern zu arbeiten, ist also weit wichtiger als an jenem Material, das die Impulse verkörpert. Am Beispiel des durch den Stacheldrahtzaun gefangenen Patienten ließ sich das Scheitern der Impulsverstärkung ganz besonders verdeutlichen. Der Versuch, den Zaun mit einer Drahtschere zu durchschneiden, entspricht der Verstärkung des Impulses herauszukommen, hier durch Darreichung dieses „technischen Instrumentes". – Unser Ansatz liegt in der schon genannten Beschäftigung mit der Repräsentanz des Widerstandes, dem Stacheldraht im Detail. Wir zentrieren also die Aufmerksamkeit auf den Widerstand und akzentuieren damit eine Auseinandersetzung mit diesem. Erfahrungsgemäß lässt die Behinderung dann, wie schon in Beispielen gezeigt, allmählich von selbst nach. Dann findet der Impuls ohne Umwege die Möglichkeit, den geschwächten Widerstand zu passieren und an sein Ziel zu gelangen. Damit werden die bisher nicht verfügbaren stabilen Bildkonglomerate fixierter Bilder allmählich in einen flexiblen Zustand, d. h. in variable Bilder, übergeführt. Die erreichten Freiheitsgrade zeichnen sich in den folgenden Tagtraumsitzungen an der Wandlung der Verhinderungsmotive und an der früher besprochenen synchronen Wandlung ab. Ich denke etwa an die Veränderung des Rundblickes vom Berg im Verlauf des Behandlungsfortschritts. Darin liegt ein sicheres Zeichen für die in Bewegung geratene innere Umstrukturierung, d. h. die Wandlung des Ich und seiner Abwehrstrukturen. Ihnen folgt später unter Umständen eine Besserung der Symptomatik und des gestörten Sozialverhaltens des Patienten. Darüber existieren zahlreiche kasuistische Einzeldarstellungen.

16. Kapitel Die KiP trägt zur Lösung von Alltagsproblemen bei

1. Transfer von symbolischem Probehandeln

Die KiP geht in Anlehnung an die tiefenpsychologische Traumlehre primär von der Förderung unbewussten Symbolmaterials aus. Von Patienten nicht so leicht zu verstehende bildhafte Darstellungen vermeiden ein brüskes Aufdecken der Konflikte bzw. das Wachrufen von Abwehrmechanismen, wie z. B. Intellektualisierung oder Rationalisierung. Das entspricht bekanntlich den Vorzügen projektiver Verfahren überhaupt. Die bildhaft symbolischen Strukturen haben darüber hinaus noch den Vorzug, dass sie die breite Spanne mehrerer Bedeutungen, auch im Sinn der Verdichtung und Ambivalenz, sowie die Kompromissbildung zwischen Impuls und Abwehr umschließen. Daraus erklärt sich der hohe Grad emotionaler Verbindlichkeit der Symbolik im Tagtraum.

Der Transfer vom symbolischen Probehandeln auf das Realverhalten des Patienten beruht auf jahrzehntelangen Erfahrungen mit der KiP und den noch zu nennenden neueren Theorien über Techniken mit Imaginationen. Zu diesem Transfer bedarf es nicht unbedingt weiterer therapeutischer Schritte durch Interventionen oder Techniken, die in das Alltagsverhalten des Patienten eingreifen. Der Transfer findet vielmehr bei richtiger Anwendung der KiP spontan statt. Hier liegt ganz offensichtlich eine unbewusste Eigenleistung des lernfähigen Ich vor.

Nach den theoretischen Ergebnissen der Imaginationsforschung (Klinger 1990) begreift die Psyche die imaginierte Welt fast in gleicher Weise wie die reale Welt, vor allem auch was das Lernverhalten betrifft.

Aus dem „mentalen Lernen" im Sport und aus der „verdeckten Verhaltenstherapie" ist die praktische Anwendung seit einer Reihe von Jahren bekannt. Hinzu kommt für die KiP, dass sich der Patient im Zustand veränderten Bewusstseins befindet. Die Inhalte und Problemlösungen in der Imagination wirken demgemäß suggestiv zurück auf das Ich.

Aus unserem Alltagsbereich folgt ein anschauliches Beispiel vom Transfer des symbolischen Probeverhaltens. Die außerordentlich kurze Behandlungszeit dieses Falles soll den Leser nicht verblüffen. Es handelt sich um einen jener seltenen Fälle einer subakuten Krisensituation, die mithilfe der KiP gelegentlich so rasch und schnell, hier durch 4 Einzelsitzungen, kompensiert werden kann.

Beispiel

Beispiel (16)

Der 17-jährige, aus der DDR stammende Gymnasiast erkrankte nach der Übersiedlung mit seiner Familie in die BRD unter dem Bild einer autistischen Pubertätskrise. Der Verdacht auf eine beginnende hebephrene Schizophrenie konnte nicht ausgeräumt werden. Wortkarg, kontaktgestört und mit starrem Gesicht berichtete er nur stockend seine Vorgeschichte. Er klagte über heftige, organisch nicht erklärbare Kopfschmerzen. Vor der Umsiedlung ein recht guter Schüler, versagte er in der neuen Schule vollständig. Die Symptome waren vor 4 Monaten, unmittelbar nach der Übersiedlung, entstanden.

Im Tagtraum zeigt sich spontan eine am Fuße eines Berges gelegene Höhle. Ich fordere den Patienten auf (wie wir es sonst bei dem Motiv des Waldrandes tun), den Höhleneingang aus der Entfernung zu beobachten. Nach einiger Zeit tritt ein rübezahlähnlicher Riese mit grimmigem Gesicht hervor. Er bleibt aber zaghaft am Höhlenausgang stehen und winkt schließlich den Patienten zu sich. Ich ermutige ihn, dem Riesen zu folgen. Dieser führt ihn in die Höhle und zeigt ihm dort seine eigene Welt: eine Landschaft mit einem Fluss, mit Weinbergen, Vorratskammern und einem Stall voller Kühe, fast ein kleines, üppiges Paradies. Ich rate dem Patienten, den Riesen nach den Gründen seines Rückzuges von der Welt zu fragen. – Er sei dahin geflohen, weil man ihn gemieden und belächelt habe.

In den folgenden drei Sitzungen von je 50 Minuten Dauer rege ich den Patienten an, den Riesen aus der Höhle in die Welt der Menschen zurückzuführen. Der Riese begegnet zunächst den Bauern auf dem Felde. Nach Überwindung von Hemmungen (Widerständen) ist er bereit, bei der Arbeit mitzuhelfen. Beim Betreten des nahe liegenden Dorfes zögert er zunächst furchtsam. Ich lasse mir Einzelheiten berichten und ermutige den Riesen hineinzugehen. Größere Wanderungen führen ihn durch Dörfer und Städte. Immer wenn Hemmungen, Furcht oder Scheu auftreten, lasse ich diese aussprechen und gebe ermutigende Hinweise. Im Verlauf dieser Exkursionen verkleinert sich die Gestalt des Riesen von Mal zu Mal. Einmal legt er sich, zur Größe eines Kindes geschrumpft, in das Kinderbett des Patienten in dessen ehemaliger Wohnung. Ich lasse ihn sich ausruhen. Bald erscheint er umso tatkräftiger wieder unter den arbeitenden Bauern. – In der dritten Sitzung berichtet der Patient über eine auffällige synchrone Wandlung. Während der Fluss vorher durch zwei Felsnasen scharf eingeengt war, sind diese nun zurückgetreten. Eine breite Straße begleitet den unbehinderten Fluss, und ein Hotel ist daneben entstanden. Im Hinblick auf die Kontaktgestörtheit und die Arbeitsstörung des Patienten scheint es mir nun wichtig, das Vorgehen auch auf besseres Kontaktverhalten auszudehnen. Dem mittlerweile zum normalen Menschen geschrumpften Riesen rate ich im Tagtraum, sich als Hausbursche in dem Hotel zu verdingen. Viele Menschen, denen er begegnet, kommen und gehen, und er hilft ihnen. In diesen Situationen, die vom Patienten ernst genommen werden, gewinnt der Riese Vertrauen. Aus dem vorher zurückgezogen lebenden und von niemandem anerkannten Riesen wird ein Mensch, der eine, wenn auch bescheidene, so doch geachtete und sozial nützliche Rolle einnimmt.

Nach der vierten Sitzung berichtet der Patient, dass die Kopfschmerzen fast ganz verschwunden seien. Psychisch wirkt er jetzt nicht nur offener, gesprächiger und emotional lockerer, sondern hat auch in seiner neuen Klasse erstmals engeren Kontakt mit den Gleichaltrigen gefunden. Er nimmt bald darauf sogar an Bundes-Sportwettkämpfen teil und bringt wieder gute Noten nach Hause.

Interpretation

In dieser extremen Kurztherapie zeichnen sich zunächst deutlich die autistische Zurückgezogenheit und weltferne Erwartungen des Patienten ab, verbunden mit Omnipotenzwünschen (Riese) sowie dem Verzicht auf eine Auseinandersetzung mit Konkurrenten. Trotzdem ist man erstaunt, dass auf die synchronen Wandlungen (Fluss) im Tagtraum bald der unmittelbare Wandel des Realverhaltens folgt. Das klinische Bild war bei der ersten Untersuchung in hohem Maße auffällig, insofern auch der Wandel des Verhaltens durch die Therapie. Der psychodynamisch Geschulte wird erkennen, dass hier nur ein ganz bestimmter Teilbereich des unreifen Ich des pubertierenden Patienten angesprochen worden ist, zugleich aber offensichtlich seine Objektbeziehungen eine Wandlung erfuhren. – Die durch den Wechsel des sozialen Milieus (Aussiedlung) situativ entstandene Reaktion blieb daraufhin für die Dauer eines Jahres kompensiert. Aus Anlass des bevorstehenden Abiturs stellte sich der junge Mann erneut, und zwar mit einer leichten psychogenen Armlähmung, vor. Die tief liegenden Anteile der Konfliktproblematik des Patienten hatten in 4 Sitzungen nicht bearbeitet werden können. Leider war er nun aber nicht motiviert, die KiP fortzusetzen.

Rückfall

Transfer nicht regelmäßig

Der Vollständigkeit halber muss erwähnt werden, dass ein wie in diesem Beispiel vollzogener Transfer der Verhaltensänderung auf die Ebene des realen Lebens keineswegs immer und derart unmittelbar erfolgt. Häufiger hinkt die äußere Adaption nach oder nur kleine Teilergebnisse sind Schritt für Schritt zu sehen, können aber auch über lange Strecken ausbleiben. – Derartige klinische Beispiele direkter Reaktionen auf das Symboldrama haben einen hohen Evidenzgrad. Damit wird jedoch noch nichts ausgesagt über die psychodynamischen Vorgänge und welche Bedeutung sie für den angestrebten klinischen Heilungsprozess haben.

2. Direktes Einstellen von realen Situationen in der Imagination

Das imaginative Einstellen von Realsituationen selbst hat unter dem Eindruck der therapeutischen Erfolge des symbolischen Dramas lange Zeit im Hintergrund gestanden. Mit dieser, im folgenden Beispiel exemplifizierten Technik können aber erfreulich schnelle und positive Problemlösungen und Verhaltensänderungen erreicht werden. Das haben auch die einleitend genannten theoretischen Ergebnisse und weitere praktische Erfahrungen bestätigt. In diesem Abschnitt steht wieder die akute therapeutische Problemlage im Vordergrund. Sie geht von realen Szenen aus. Im Gegensatz zu der Theorie der Verhaltenstherapie, die in der Verhaltensstörung, also im Symptom, bereits die Neurose sieht und auf unbewusste Prozesse verzichtet, folgen wir auch bei der hier beschriebenen Technik dem Grundkonzept vom Symbolismus. Denn den eingestellten Realszenen wohnt auch ein weiter greifender Bedeutungsgehalt inne. Er schließt analoge frühe Erlebnisstrukturen ein.

auch reale Szene hat Symbolbedeutung

Diese in der Realszene aber nicht unmittelbar und bewusst zum Ausdruck kommenden genetischen Anteile stellen wir in der Therapie zurück oder greifen sie nur gelegentlich, wenn sie assoziiert werden, auf.

konkrete bekannte Szene

Das direkte Einstellen von Realszenen kann bei vielen Problemen Lösungen bieten. Im Gegensatz zum primären Aufdecken unbewusster Konstellationen und deren schrittweiser bewusst machender Bearbeitung (wie z. B. in dem vorbeschriebenen Beispiel von dem Riesen) gelten hier andere Voraussetzungen: Das Problem muss dem Patienten aus seiner Wirklichkeit bereits bekannt sein oder sich ihm als solches zu stellen drohen. Es muss in Form einer konkreten Szene einstellbar sein. Am häufigsten handelt es sich um die Begegnung mit einem oder mehreren Menschen, die angstbesetzt oder anderweitig kommunikationsgestört ist. Sie kann auch in der Vergangenheit liegen, was auch zur Lösung therapeutischer Schwierigkeiten beitragen kann. Problemlösungen können auch einen schwierigen Umgang mit einem Tier, einer Formation der Natur betreffen, z. B. einem Berg (in dem man sich verstiegen hat), oder Bergstück bzw. die Meisterung einer schwierigen sportlichen oder künstlerischen Aufgabe. Insofern ist die Anwendung dieser Technik ein überaus weites und durchaus fruchtbares Feld.

phobische Situationen

Vorgehen wie am fixierten Bild

Rollentausch

Angstdosierung

Ein großer Sektor der Bearbeitung sind phobische Situationen wie das Lampenfieber von Schauspielern, Musikern oder Rednern, die häufig als Beispiele angeführt werden. Man setzt die Person in der Imagination jener Szene aus, in der sie sich angesichts eines großen Publikums befindet. – Technisch folgen wir hier im Tagtraum dem Vorgehen bei fixierten Bildern. Als ersten Schritt lassen wir uns die angstbesetzte Situation, den Angst auslösenden Gegenstand bis ins Detail beschreiben. Dann suchen wir in Diskussionen mit dem Patienten (während der Imagination) einen Weg, ihn mit der Szene vertrauter zu machen. Besonders wirkungsvoll ist es, ihn zunächst einmal *zurückweichen* zu lassen. Erst dann mag er sich der Situation vorsichtig schrittweise nähern usf. – Dem erfahrenen Leser wird deutlich, dass wir uns damit dem Ansatz der Verhaltenstherapie nähern. Unabhängig von ihr, als die Verhaltenstherapie noch nicht existierte, sind wir der stufenweisen Annäherung an das Furcht erregende Objekt schon sehr früh gefolgt (Symbolkonfrontation, Leuner 1957). Auf diesem Weg kann eine gewisse Stufung der Angstdosierung erreicht werden. In der Psychoanalyse ist die Freisetzung von Ängsten unter dem Schutz des Therapeuten seit jeher therapeutisch wichtig. Handelt es sich um Umgang mit Furcht erregenden Personen, kann als ein Sonderfall in der Fantasie ein Rollenspiel inszeniert werden.

Beispiel einer Konkurrenzsituation

Beispiel (17)

Eine 32-jährige Akademikerin hat seit langem ein Partnerschaftsproblem. Sie zeigt eine ausgesprochen depressive Grundstruktur mit Schwierigkeiten, sich zu behaupten. In ihrer Dienststelle ist vor kurzem eine Kollegin eingestellt worden, die ihr die geplante Übersiedlung in die Poliklinik bereits in der ersten Begegnung streitig gemacht hat, auch sonst sehr selbstbewusst und expansiv auftritt. Sie behauptet, eine Zusicherung von dem zuständigen Oberarzt zu haben, was den Informationen meiner zaghaften Patienten, die sich an den Rand manövriert fühlt, widerspricht. – Ich schlage ein Rollenspiel im Tagtraum vor, um eine mir notwendig erscheinende Auseinandersetzung mit der Konkurrentin im Probehandeln durchzuspielen. Ich lasse eine Szene am Mittagstisch in der Kantine einstellen, wo man sich trifft. Zunächst lasse ich Erscheinung, Verhalten und die emotionale Ausstrahlung der „Kontrahentin" genau beobachten und beschreiben. Dann rege ich Einfälle über analog erlebte blonde, expansive Frauen an. Die Patientin erinnert sich an eine ähnlich dominante Mitschülerin, die ihr lange Zeit sehr zugesetzt und sie an die Wand gespielt hatte. Dazugehörige Szenen werden in der Imagination unter milderer Abreaktion evoziert. Dann führe ich auf die Originalszene in der Kantine zurück mit der Frage, in welcher Weise sie ihren Standpunkt in der Konkurrenzsituation klarlegen und älteres Recht vertreten möchte. – Die ersten Versuche sind zögernd, die Wortwahl ist ungeschickt, die Bedeutung einer sachbetonten Argumentation unter Klärung der Zusage des Oberarztes usw. wird nur mangelhaft erkannt. Ich schlage in mehreren, jeweils neuen Ansätzen imaginiertes Rollenspiel in direkter Rede zur Auseinandersetzung vor. Die im vorangegangenen Tagtraum mit ihr diskutierten Möglichkeiten verbessern sich. Letzter Schritt ist die zusammenfassende klare und inzwischen kraftvoll vorgebrachte Argumentation. – Die Mimik der Kontrahentin spiegelt jetzt deutlich Rückzug mit Nachlassen der forcierten Selbstbehauptung wider. – Dieses Rollenspiel in der Imagination nahm etwa 20 Minuten in Anspruch. – In der nächsten Sitzung berichtet die Patientin mit leichtem Triumph, dass sie sich mit der Kollegin auseinander gesetzt habe und beide gemeinsam in einem Gespräch mit dem Oberarzt die Lage zu ihren Gunsten geklärt hätten.

Technik des Vorgehens

Kommentar: Mein Vorgehen scheint mir psychodynamisch gesehen konsequent: Einstellen einer typischen Begegnungsszene, differenzierte Wahrnehmung des Gegenübers, der auftretenden Gefühle und Assoziationen einer Schlüsselfigur aus der Vergangenheit mit kurzer Bearbeitung der damaligen Konkurrenzsituation (Tagtraum-Szenen, Abreaktion); Rückkehr auf die aktuelle Situation und gemeinsame Erarbeitung eines Szenarios der Auseinandersetzung im Tagtraum mit sachbetonter (reiferer) Lösung der Konkurrenzsituation. Für mich war überraschend, dass die sonst zaghafte, sich leicht unterlegen fühlende Patientin das imaginierte Rollenspiel ohne allzu große Schwierigkeiten in die Realität übertragen konnte. Hilfsfaktoren waren meine aktive, zupackende Art und die Argumentationsvorschläge. Damit habe ich ihr einen Teil meines Ich vorübergehend zur Verfügung gestellt, bzw. sie hat es introjiziert.

Konfrontation mit Alltagsszenen

Reale Begegnungsszenen können sich auch auf die Beziehung zu Vorgesetzten oder auf die eigene Familie bzw. den eigenen Partner beziehen. Sie können auch in der Vergangenheit aufgesucht werden und dort mit den Mitteln des reifen Ich realitätsgerecht durchgespielt, ggf. auch durch korrigierende Problemlösung zu einem befriedigenderen Abschluss geführt werden. Das kann zu starker Entlastung von traumatischen Situationen führen, die wiederum in die Gegenwart hineinwirken.

Beispiel 18 zeigt eine solche Arbeit an Realsituationen der Vergangenheit:

Beispiel

Beispiel (18):

Ein 31-jähriger Arzt erinnert sich an häusliche Szenen als Schüler, die ihn in ohnmächtige Wut und Resignation versetzt und sein Selbstwertgefühl untergraben haben. Seine Mutter pflegte immer, wenn sie meinte, er habe sein Zimmer nur mangelhaft aufgeräumt, den Inhalt von Schrank, Schubladen und Bücherregalen auf den Fußboden zu werfen. Bei der Heimkehr fand er dann ein totales Chaos in seinem Zimmer vor. Die Mutter verlangte penibelste Aufräumarbeiten. In einer Sequenz von Tagträumen lasse ich diese Szene wiederholt einstellen und führe ihn zu der Frage, in welcher Weise er seine Ohnmacht überwinden und sich gegenüber der Mutter behaupten lernen könne. Er findet mehrere Versionen. Einmal beschwert er sich im Tagtraum bei dem immer zurückhaltenden, zaghaften Vater, der nie einen Ausgleich zwischen Mutter und Sohn versucht hatte. Später verbündet er sich mit ihm; ein anderes Mal kann er sich bei der Mutter lauthals beschweren, verlangt Wiederherstellung der Ordnung und droht mit Auszug (nun in stärkerem Maße mit dem Mut seines reiferen Ich). – Die Szenen beeindrucken ihn selbst sehr. Verzweiflung, Trauer, Wut und Ärger reagiert er vorher ab. Diese kurze Sequenz der Sitzung ist in eine längere Therapie eingebettet, trägt aber jetzt erheblich zur Förderung seines Selbstbewusstseins und seiner Sicherheit bei. Das zeigt sich sowohl am Arbeitsplatz als auch gegenüber der Ehefrau. An anderer Stelle (Leuner 1987) habe ich diese Technik auch als „Korrektur früher Objektbeziehungen" beschrieben.

Die Technik der Einstellung von Realsituationen hat noch andere Vorteile. Es gelingt damit leicht, Material aus der Vorgeschichte zu fördern, das anders niemals so plastisch und erlebnisnah zu gewinnen ist. Die Rückkehr in das Elternhaus, Begegnungsszenen mit Angehörigen, etwa am Mittagstisch der Familie, fördern Sensibilität und Einsichten in die familiäre interaktionelle Dynamik. Darin kann eine Art retrospektiver Familientherapie liegen.

emotionale Prägnanz

Selbst die Imagination banaler Alltagssituationen kann emotional viel dichter und prägnanter erlebt werden als in Wirklichkeit. Damit erhält der Proband Antworten auf die Frage: „Wie wirkt meine Umgebung unbewusst auf mich?" Ein Fülle bislang verdrängter Konflikte und Zusammenhänge oder auch das Gegenteil, positive Szenen und Zuwendung, werden als ermutigend wahrgenommen. Diese Fähigkeit vertieften Erlebens in der Entspannung, die in der KiP auch ohne Induktion eines Hypnoides auftritt, hatte O. Vogt (1896) für die Hypnose schon sehr früh als „Mikroskop der Psyche" bezeichnet.

17. Kapitel Kreative Entfaltung und das assoziative Vorgehen

1. Spontane kreative Entfaltung

Auf die Wichtigkeit dieses Kapitels ist schon verschiedentlich hingewiesen worden. Der Therapeut gestattet dem Patienten bereits auf der Grundstufe, von den Standardmotiven und ihren Aufgaben abzuschweifen und im Tagtraum auch spontan eigene Wege zu gehen. Man soll also nicht ausgesprochen schulmäßig ein Motiv nach dem anderen absolvieren lassen, indem der Patient strikt auf die gestellte Aufgabe und deren Lösung fixiert bleibt.

Anregung zur Kreativität

Im Rahmen der Grundstufentechnik manifestiert sich bereits die in vielfältigen Seminaren erprobte Möglichkeit, sehr leicht kreative Fähigkeiten in der KiP anzuregen. Wie der nach Problemlösungen ringende Künstler oder Wissenschaftler kann der Patient en miniature spontan oder durch einige Übung aktive Lösungen finden und seine Fantasien entfalten. Gemeinsam mit Erika Landau (1971) bin ich diesen Dingen nachgegangen, und wir haben in hohem Maße gefunden, dass der Patient im Verlauf des sich entfaltenden therapeutischen Imaginationsprozesses schrittweise kreativer wird. Das äußert sich allein darin, dass der Tagtraum in seinen Inhalten breiter, bunter und zunehmend mit Handlungsimpulsen angereichert wird. Dabei entwickeln sich im Umgang mit den fixierten Bildern bzw. Verhinderungsmotiven kreative Lösungen immer besser. – Eine andere Form der kreativen Entfaltung liegt in einer eigenständigen, sich vom Grundmotiv unabhängig lösenden, sich mehr expansiv darstellenden Aktivität des Patienten im katathymen Panorama.

Das kreative Potenzial manifestiert sich dann im Bildmaterial in *zwei Phänomenen:*

kreative Ausweitung des Panoramas

a) Die therapeutisch produktivste kreative Entfaltung verläuft relativ ruhig und richtet sich vor allem auf die sich von selbst und zunehmend entwickelnde Ausweitung des Panoramas, seine Anreicherung mit Elementen der Natur und der zunehmenden Existenz von Tieren und Menschen. Sie äußert sich letztlich in den subtilen, einzelnen therapeutischen Schritten. In denen der Patient mehr und mehr lernt, dass die fixierten Strukturen an den Verhinderungsmotiven sich zunehmend lockern und beginnen, sich konstruktiv und eigenständig zu lösen. Insofern ist im Verlauf einer Therapie ein kreativer Lernprozess zu beobachten. Er wird nicht zuletzt auch durch das Beispiel des Therapeuten an Offenheit und Wertschätzung für die Ausweitung des katathymen Panoramas und sich anbahnende Versuche der Problemlösung ausgelöst. In den späteren Stufen der KiP erstreckt sich das kreative Problemlösungsverhalten auch auf zwischenmenschliche Beziehungen, sei es in der überwiegend symbolischen Einkleidung, etwa am Landschaftsmotiv (vgl. Beispiel 10, S. 55), sei es in Realszenen, wie schon beschrieben.

b) Der Patient selbst gestaltet das ihm aufgegebene Grundstufenmotiv. Der Therapeut muss dann die Freiheit gewähren, ihn auch weiter abschweifen zu lassen, also etwa von der Wiese aus einen Spaziergang zu unternehmen, bei der Verfolgung des Bachlaufes an Details zu verharren oder in die Landschaft zu gehen, vielleicht auch gedanklich abzuschweifen und Einfälle zu dem jeweiligen Motiv aus seinen eigenen persönlichen Erfahrungen zu bringen. Das damit verwandte eigentliche assoziative Vorgehen ist eine Technik der Mittelstufe, auf die im Anschluss an diesen Abschnitt noch ausführlich eingegangen wird.

Ermutigung

Wie kann der Therapeut die kreative Entfaltung des Tagtraumes seinerseits fördern? – Das ist eine wichtige Frage für den Einstieg in die ersten Sitzungen unserer Patienten mit Entfaltungsschwierigkeiten. Sofern er überwiegend in schulischer Form vorgeht, besteht die Gefahr der Unterdrückung spontaner Entfaltungen. Gibt er dem Patienten nach Einstellung seines Grundmotives wie Wiese, Bach, Bergbesteigung, Haus usf. ganz einfach durch Gewähren von Freiheit Raum, daran sich rankende Ergänzungen, Bilder und Verhaltenswünsche zu entfalten, werden die frei steigenden schöpferischen Impulse deutlich. Er kann noch einen Schritt weitergehen und die Fantasie des Patienten an dafür besonders geeigneten Stellen anregen. Ich habe das beispielsweise häufig nach Einstellung des Wiesenmotives getan mit der Frage, was er nun gern tun möchte bzw. was ihm Freude bereiten würde.

An vielen Stellen des Panoramas kann zu einer Ausweitung der szenischen Eindrücke angeregt werden, allein durch die Bitte, sich umzusehen und den Therapeuten an Einzelheiten der landschaftlichen Eindrücke teilnehmen zu lassen. Dafür eignen sich schon der Bewuchs der Wiese, die Frage nach Tieren dort und nach der Landschaft um die Wiese herum. Auch der Weg auf den Berg bietet eine wechselnde Umgebung mit Ausblicken (was anfangs oft erfragt werden muss, weil vielen die Bedeutung der breiteren Naturbetrachtung im Tagtraum nicht geläufig ist). Ganz besonders vielfältige Facetten einer Landschaft schließlich bietet der Rundblick vom Berg in die vier Himmelsrichtungen und die jeweiligen Staffelungen in Vorder-, Mittel- und Hintergrund. Ein plastisches Beispiel wurde in Abb. 1 und 2 (S. 59 f.) gezeigt. – Das Äußere des Hauses kann ebenso wie auch das Innere vielfältige kreative Impulse der Gestaltung hervorlocken. Dabei sind auch kuriose Hauskonstruktionen, wie etwa das „Geisterhaus“ einer schwer gestörten Patientin oder ein eigenartiges, sogar „unmögliches“ Interieur, durchaus kreative Leistungen.

kreative Lösungen an Verhinderungsmotiven

Besonders interessant sind die spontanen kreativen Lösungsversuche angesichts von Verhinderungsmotiven, wie im vorigen Abschnitt angeführt. Ich denke an die Fokussierung von und die Problemlösung an fixierten Bildern mit Konzentration auf kleine Details. Die nachfolgenden Wandlungsphänomene und die auf eine Problemlösung zielenden Bilder sind stets kreativ.

weit schweifende Fantasien

Kreative Fähigkeiten manifestieren sich ferner, indem eine kleine Gruppe besonders fantasiebegabter Patienten die Neigung entfaltet, ihre *eigenen Fantasien* von selbst mehr oder weniger weitschweifend *zu entwickeln.* Der Therapeut kann dann die Motive der Grundstufe nur hier und dort noch erkennen.

Diese Patienten haben die Fähigkeit, von selbst szenische Abläufe im Tagtraum zu entwickeln. Das wird dann am deutlichsten, wenn diese noch sinnvoll im Kontext des gesamten Szenarios bzw. im Rahmen des behandelten Problemkreises stehen.

2. Das assoziative Vorgehen

Erweiterung der Grundstufentechnik

Das der Mittelstufe der KiP entlehnte assoziative Vorgehen (Leuner 1987) erweitert das therapeutische Spektrum der ursprünglichen Grundstufentechnik entscheidend. Damit eröffnen sich neue Freiheitsgrade im therapeutischen Vorgehen, und es wird die therapeutische Zielsetzung auch für den Therapeuten auf der Grundstufe erweitert.

Für die Weiterbildung zu einer den heutigen Erfordernissen angepassten KiP sind die assoziativen Ansätze bei dafür geeigneten Patienten von zentraler Bedeutung.

freie Assoziationen seit Freud

Anwendung auf Bilderfolgen

Bekanntlich hat Freud (1912) die freien Assoziationen als eine Technik in die frühe Psychoanalyse eingeführt, um bei dem Patienten ohne Anwendung der Hypnose (die er früher verwandte) unbewusstes Material zu fördern. Es kann zumindest als eine Hypothese aufgefasst werden, dass durch die Anreicherung von Einfällen und Gedanken, z. B. zu einem Traumanteil, nach Art eines selbst steuernden Prozesses der Kern des unbewussten Konfliktes umkreist wird und, wie Freud (1912) es ausdrückt, „anfangs langsam, fast unfehlbar, die pathogene Lage in der reinsten Ausbildung findet". Technische Voraussetzung ist naturgemäß auch in der Psychoanalyse, dass der Patient tatsächlich in der Lage ist, Einfälle zum Traum zu sammeln. Das kann zwar erlernt werden, scheint jedoch selten und nur bei ganz gut „trainierten" Analysanden in Form von Assoziationsketten aufzutreten. – Das Prinzip des assoziativen Vorgehens in der KiP beruht nun in dem nahe liegenden Versuch, freie Assoziationen auf die Ebene des Bildbewusstseins zu übertragen. Dabei zeigt sich, dass, wie im gedanklichen Bereich, analog sich auch in der Imagination Bildentfaltungen ganzer Ketten von Bildinhalten einstellen und ebenfalls allmählich auf den Konflikt hinsteuern. Die Benutzung dieser Gleitschiene des assoziativen Symboldramas mit der sich häufig anschließenden verbindlicheren Probehandlung im Sinne eines aktiven Agierens in der Fantasie hat sich sehr bewährt.

auch gedankliche Assoziationen

Festzuhalten ist also, dass wir assoziative Entfaltungen auf 2 kategorial unterschiedlichen Ebenen sehen:
- auf der Ebene des Bildbewusstseins und
- auf der Ebene gedanklicher Einfälle und Assoziationen.

Mischung beider Formen

Beide können sich im fortgeschrittenen therapeutischen Prozess der KiP miteinander mischen. Die überwiegende Form bei dem an das Imaginieren gewohnten Patienten, zumal, wenn er sich in einer imaginativen Sitzung befindet, sind die Assoziationen auf der bildhaften Ebene. Gedankliche Assoziationen treten im Allgemeinen weiter zurück. Der erfahrene Therapeut kann sie durch Anregung von Einfällen zu einem Thema, einem im Tagtraum eingestellten Konfliktfokus, anregen. Darauf komme ich später noch zurück.

Assoziationen können nicht evoziert werden

Die assoziative Technik kann auch in der KiP vom Therapeuten nur in den seltensten Fällen aktiv „in Gang gebracht" werden. Das gelingt schon gar nicht bei Patienten, die aus hier nicht näher zu besprechenden Gründen feststehende Bilder vor Augen haben. Gemäß unseren Erwartungen für die Grundstufe beschreiben diese detailliert ein Landschaftsmotiv und vielleicht auch den davon ausgehenden Gefühlston. Sie werden sich in diesem Bild bewegen oder auf unsere Anregung hin sich umsehen, einen Spaziergang machen oder die von uns gestellte Aufgabe, wie Verfolgung des Bachlaufes, Durchsuchung des Hauses usw., vollziehen. Sie mögen aufgrund größeren Interesses und größerer innerer Aktivität Veränderungen oder Weiterentwicklungen des Bildes vollziehen, auf Entdeckungsreise gehen usf. Darauf ist der Therapeut auf der Grundstufe nach ausreichender Weiterbildung vorbereitet.

Voraussetzung aktiv imaginierender Patienten

Die Kenntnis des assoziativen Vorgehens und die Frage, auf welche Weise man mit ihm umgeht, betrifft aber eben jene Gruppe von Patienten, die im Tagtraum spontan szenische Entwicklungen entfalten, die sich ohne unser Zutun fortsetzen. Ganze Geschichten können dabei erlebt werden, die so etwas wie einen märchenhaft-lyrischen Charakter haben, in denen Konfliktmaterial von selbst aufgesucht wird, und die dabei auch einmal in eine dramatische Zuspitzung einer konflikthaften Szene hineinlaufen. Andere Formen sind das spontane Auftreten von Szenen aus der frühen Kindheit (Altersregression, vgl. S. 136). Schwerer zu handhaben sind Verlaufsformen der Fragmentierung der Inhalte. Zunächst soll jedoch das Transkript eines Tonbandes von einer längeren assoziativen Entwicklung wiedergegeben werden. Es soll das Verständnis des Lesers für diese Form der gegenüber der Grundstufe ganz unterschiedlichen Patientenbegleitung wecken.

18. Kapitel Assoziative Passage und fragmentierte Form

therapeutisches Vorgehen

Auf einige für das assoziative Vorgehen charakteristische technische *Einzelheiten* möchte ich im Vorhinein hinweisen: Die Patientin imaginiert nach Einstellung der Wiese von selbst eine sich szenisch entfaltende Erlebnisgeschichte. Der Therapeut gibt nur wenige Zeichen, um sein Interesse und sein Dabeisein zu signalisieren. Gelegentlich stellt er Fragen in der Absicht, die Patientin zu präziseren Angaben anzuregen, sei es über die Bildinhalte, sei es über ihre begleitenden Gefühle. Die *Fragen gelten* also *einer Klärung*. Aber damit ist der Therapeut auch relativ sparsam. Nur an gewissen Stellen, vor allem wo Angst im Spiel ist, geht er inhaltlich und auch verbal vorsichtig engagiert mit, versucht, etwas Schutz bzw. Ermutigung zu geben, oder er regt Konfrontation mit einem fixierten Inhalt an. Hilfe hingegen bietet er selten oder gar nicht an. Die *Grundidee des assoziativen Vorgehens* ist die zunehmende Verselbstständigung des reifer werdenden Patienten. Es bleibt dann eine Angelegenheit der Weiterbildung des Therapeuten und seiner Erfahrung, inwieweit er in seltenen, aber doch gelegentlich überraschend auftretenden Situationen seine eigenen Ängste (Identifikation in der Gegenübertragung) kontrollieren kann, und welche Interventionen er anwendet, um den Patienten Ich-stützend durch diese, gelegentlich auch abenteuerlich anmutenden Abläufe hindurchzuführen. – Derartige Passagen finden sich in dem folgenden Tagtraum nur in zwei Szenen. Die erste Angst erregende und konfliktbeladene ist das Auftauchen eines Gewitters mit einem schweren Platzregen. Die zweite ist die Szene mit in Käfige gesperrten aggressiven Hunden, die die Patientin unter eigener Gefährdung versucht zu füttern.

Beispiel

Beispiel (19)

Das Krankheitsbild der Patientin und ihre Biografie bedürfen für dieses Beispiel keiner Darstellung. Nur so viel sei gesagt, dass sie 22 Jahre und unverheiratet ist. Von Beruf ist sie Buchhändlerin und leidet an einer Zwangsneurose mit einem sehr starken, sie behindernden Waschzwang. Sie wirkt jünger, als es ihrem Alter entspricht, tritt in jungmädchenhafter, heiterer und munter-aktiver Form auf, bewegt sich so auch auf der Krankenstation. In der hier beschriebenen Sitzung treten zum ersten Mal im Tagtraum stärker konfliktbesetzte Inhalte hervor und auch ausgeprägtere aggressive Impulse, entsprechend symbolisch eingekleidet.

Transkript vom Tonband

(Versuchen Sie, sich eine Wiese vorzustellen oder was auch immer kommen mag, und sprechen Sie dann davon.)

„Ich sehe an und für sich mehr von einem Berg hinab in ein ganz tiefes Tal.“ – (Ja.) – „Und es ist an und für sich nicht schönes Wetter, sehr vernieselt, es geht auf der anderen Seite ganz steil ab, und unten im Tal sind ganz viele Häuser, aber das ist irgendwie – so eingekesselt sind die." – (Hmm.) – „Ich denke immer: Wie kommt man da überhaupt hin?" – (Hmm.) – „Ich gehe da ganz auf 'ne Bergspitze und guck da runter. Überall ist Wiese und Bäume und viel Grün, an und für sich herrliches Wetter. Aber diese Häuser sehen mir so düster da unten aus, ich weiß nicht, was die da sollen. Wer kann sich da nur hinziehen, das ist mir unverständlich."

düstere Häuser

(Können Sie mal zählen?)

„So 6, 7 Häuser sind da ganz aneinander gereiht." – (Hmm.) – „Ganz dunkel und verfallen, sehr schmutzig, das passt überhaupt nicht in die Landschaft rein!" – (Hmm.) – „Obwohl in dieses Loch auf jeden Fall, aber nicht in diese Landschaft."

(Ja, alte Häuser, neue Häuser?)

„Ja, alte – alte, verfallene –"

(Hm, wie wirkt das auf Sie?)

„Richtig öde, verkommen alles."

(Können Sie auch Menschen sehen?)

„Nee, kann ich nicht erkennen."

(Oder irgendwas, was die Menschen arbeiten –)

„Hunde hört man bellen." – (Ja.) – „Ja, ganz schrecklich bellen die, mehrere Hunde. Sie sind in einem großen Zwinger, das kann man so in etwa noch erkennen." – (Hmm.) – „Die springen jedes Mal an diese Drahtzäune, die haben hier so'n Drahtkasten gebaut, und die springen dagegen, wollen unbedingt raus. Und das Bellen ist fürchterlich, aber kein Mensch scheint sich dadrum zu kümmern, vielleicht ist auch gar keiner da unten." – (Hmm.) – „Ich weiß es nicht."

eingesperrte Hunde

(Steigt Rauch aus den Schornsteinen?)

„Nee, es ist Sommer, kein Rauch."

(So?)

„Ja – nee, kein Rauch."

(Ein Feld?)

„Das Feld ist da gar nicht. Auch kein – kein – keine – kein Garten, gar nichts, einfach sind die Häuser da." – (Hmm.) – „Fast in Reih und Glied nebeneinander. Kurze Abstände, aber –"

(Hm, und dazwischen?)

„Dazwischen ist auch wieder nur Gras und Sträucher, sonst überhaupt nichts. Keine Seele, da ist überhaupt nichts!“

(Ganz isoliert, was?)

„Ja! Ich weiß überhaupt nicht, was das soll. Es ist gar kein Weg da, man muss da durchs hohe Gras laufen.“

(Fällt Ihnen was ein dazu?)

Dunkelheit

„Nee, es ist so dunkel vor meinen Augen. –“

(Weg!)

„Nee, weg nicht, aber so dunkel.“ – (Ja?) – „Sonst ist das nie so schwarz vor meinen Augen.“

(Es wird wieder deutlich, passen Sie auf. Gleich wieder sehen Sie's ganz deutlich, es wird deutlicher –)

„Ja, dass jetzt über diesen ganzen Häusern und dem ganzen Tal sich Wolken auch richtig zusammenziehen.“ – (Oh ja, oh ja.) – „Jetzt wird's ganz duster auf einmal.“

(Ja, Schatten –)

Wolkenbruch

„Schatten – das ist mehr als ein Schatten, das sieht aus wie beim Wolkenbruch oder was jetzt kommt.“

(Ja, beobachten Sie es mal ganz genau.)

Hunde sind wild

„Die Sonne ist auf einmal weg, aber ganz plötzlich.“ – (Hmm.) – „Es zieht sich immer dichter,“ – (Ja.) – „die Häuser werden immer hässlicher dabei.“ – (Ja, aha.) – „Die Hunde, die werden wild! Die – das ist ganz schrecklich.“ – (Ja.) – „Man hat Angst, dass da einer rauskommt.“ – (Aha.) – „Ganz große Schäferhunde, sehen furchterregend aus.“

(Ja, und Sie beobachten immer weiter.)

„Jetzt fängt – ganz dicke Tropfen fangen an zu regnen.“ – (Hmm.) – „Mit dem Wetter wird's aber ganz schlimm mit dem Regen, es rieselt richtig nur so, man würde pitschenass, wenn man da stehen würde.“

(Gucken Sie mal zum Himmel.)

„Der ist ganz duster, man kann überhaupt nichts erkennen, kann – als wenn ein ganz grauer Schleier nur über dem Himmel wäre, man – also Wolken in dem Sinne kann man gar nicht erkennen. Ganz grau ist das alles.“ – (Ja.) – „Wird richtig schwarz!“ – (Hm.) – „Ich habe das Gefühl, das – das – das

Himmel drückt nach unten

kommt immer mehr nach unten, als wenn der Himmel sich immer mehr nach unten bewegt." – (Ja.)

„Das drückt noch mehr das ganze, das ist richtig gruselig." – (Ja.) – „Ein richtiges Gespensterbuch ist das. Ich versuche jetzt eigentlich, mal da runterzuklettern," – (Ja.)

„um mal zu gucken, ob da jemand ist."

(Das wäre ganz gut.)

„Also, ich möchte mich da runterrutschen lassen, es ist nämlich unheimlich steil, und es geht an und für sich nicht gut, aber ich bin – ich mach das." – (Ja.) – „Aber ich trau mich nicht, weit ranzugehen, weil ich Angst hab vor den Hunden."

(Hmm, na, dann gehen Sie mal so nah, wie Sie sich trauen.)

Häuser ohne Fenster

„Ja, die Häuser, die haben überhaupt keine Fenster!" – (Ach.) – „Ich konnte das von oben nicht erkennen." – (Hmm.) – „Überhaupt keine Fenster, richtige Kästen sind das nur. Das Dach ist ganz flach," – (Ja.) – „wie so'n Kasten, komisch – verstehe ich nicht, was das soll. Sieht aus wie'n Bunker oder was." – (Hmm, hmm.) – „Ist auch ganz dickes – dicke Mauern, so richtig dickes Gestein. Obwohl das verfallen aussieht, aber ich glaub, das muss unheimlich stabil trotzdem noch sein."

(Hm, das muss ja für einen Zweck dort hingebaut worden sein.)

„Ja, und für was? Vor allem was die Hunde da sollen – vor jedem Haus ist so'n Käfig mit so 'nem Hund."

(Die muss ja jemand füttern.)

menschenleer

„Ich sehe keinen Menschen. Ich trau' mich so von hinten mal an die Häuser ran" – (Ja.) – „und höre und horche da rum – aber ich kann – keine Menschenstimme zu hören."

(Eine Tür, oder ein Eingang?)

„Gar nichts, das ist ein richtiger Kasten, vorne und hinten kein Eingang."

(Nun gucken Sie mal alle Häuser ganz genau an.)

„Ja, da ist eins wie das andere gebaut. Die sehen aus wirklich wie – – wie absichtlich so dahingestellt."

(Vielleicht sind's gar keine Wohnhäuser.)

„Ja, scheinbar, sah von oben so aus."

(Jaa, gucken Sie sich mal weiter um, nähere Umgebung, – oder was wollen Sie machen?)

„Hm, das ist – ich hab Angst, auf einmal müsste da jemand kommen." – (Hmm.) – „Es muss ja jemand irgendwo da sein, denn wer hat die Hunde dahin gebracht." – (Genau!)

„Das ist ja an und für sich unmöglich – aber es kommt keiner! Ich fange mal an zu rufen – –" – (Ja.) –

Hunde wütender

„Es kommt kein Mensch. Die Hunde werden immer wilder. Die scheinen zu platzen darin bald, so 'ne Wut haben die."

Mitleid mit den Tieren

(Hm, hm, was machen die denn?) – „Die springen immer gegen dieses – diese Gitterstäbe oder Drahtzäune oder was das ist." – (Ja.) – „Die springen dagegen und bellen und beißen daran, die wollen da raus, aber schaffen tun sie's leider nicht." – (Sind denn mehrere – – –) – „Was heißt leider, Gott sei Dank für mich." – (Na leider, die haben Ihr Mitgefühl.) – „Ja, für die Hunde tut's mir schrecklich leid, in dem Käfig dadrin. Ich gucke jetzt, trau mich ein bisschen näher ran, weil ich sehe, dass es ziemlich stabil ist, dass die gar nicht da raus können – – die haben nicht mal irgendwie 'n Futternapf oder irgendwas da drin. Wovon leben die eigentlich? Wer mag die da eingesperrt haben?" – (Was meinen Sie?) – „Hm, zum Teil sind das hässliche Tiere, aber irgendwie tun die mir schrecklich leid." – (Ja.) – „Das sind richtig – am liebsten, wenn ich ja nicht Angst hätte, würde ich da irgendwo die Tür aufmachen." – (Ja.) – „Aber – ich hab so viel Angst." – (Hmm.) – „Nachher fällt einen so'n – so'n Hund an, wenn der nichts zu fressen gehabt hat – –"

(Die können Ihnen ja dankbar sein, wenn Sie sie da rausholen.)

„Ja, wenn ich mich das traue — Ich würd's gerne tun, die tun mir nämlich schrecklich leid." – (Ja.) – „Na, vielleicht hole ich mal 'nen großen Stock oder" – – (Ja, hmm.) – „dann kann ich mich ja im Notfall wehren. Dann werde ich mal erstmal einen rauslassen." – (Ja.) – „Das wär vielleicht 'ne Möglichkeit – ein paar Steine – wenn die kommen, dann könnte ich ja gegen sie schmeißen. Aber dann werden die noch wilder, das kann man auch nicht machen. Oder ich müsste erst was zu fressen besorgen."

(Ja, das wäre gar nicht schlecht, ne?) „Ja." (Erst was zu fressen besorgen.)

„Oh, das ist jetzt schwierig. Da muss ich erst versuchen, da raufzugehen, da geht's in – so'n bisschen ein Absatz wieder – in ein Dorf," – (Ja.) – „dort kaufe ich ein."

(Fragen Sie doch mal die Leute, was das dahinten ist, hinter dem Berg.)

„Ich trau mich nicht, ich weiß nicht warum." – (Aha.) – „Ich traue mich einfach nicht zu fragen."

(Wohin gehen Sie?)

kauft Futter

„Ja, ich geh da in eine Metzgerei rein, kaufe Fleisch für Hunde, die gucken alle so blöde! Warum ich für Hunde – als wenn sie was ahnen, aber kein Mensch sagt was. Ich traue mich dann auch nicht richtig zu fragen. Ich kaufe so viel ich tragen kann." – (Hm, ja.) – „Die Leute, die gucken ganz entsetzt eigentlich!" – (Hmm.) – „Zuerst haben sie so dumm geguckt, jetzt gucken sie ganz entsetzt, sie sehen nämlich, in welche Richtung ich gehe." – (Ja!) – „Ja, jetzt klettere ich wieder da runter zu den Hunden, ganz vorsichtig."

Angst vor Fütterung

ein Hund befreit

(Wie viel sind es?) – „Oh, das sind ungefähr 5 Hunde, sind im Zwinger, und ich stelle für jeden 'ne ganze Menge Fleisch – ich habe 'ne ganze Menge gekauft," – (Ja.) – „dann sind die erstmal damit beschäftigt." – (Ja.) – „Jetzt versuche ich erstmal, einen rauszulassen." – (Hmm.) – „Ich habe jetzt ein bisschen Angst dabei, aber egal, mehr wie auffressen kann er mich ja nicht." – (Hmm.) – „Ich mach die Tür auf, zuerst da hab ich so das Gefühl, er springt gegen mich! Aber auf einmal da riecht der das Fleisch." – (Hmm.) – „Der stürzt sich darauf, das können Sie sich gar nicht vorstellen!" – (Hm, hm.) – „Als wenn er ein halbes Jahr nichts mehr zu fressen bekommen hätte. Und frisst und – läuft zu dem anderen Käfig und frisst dem anderen Hund das auch auf!" – (Hmm.) – „Und immer mehr, hat alles aufgefressen." – (So, so.) – „Aber ganz schnell, der ist flink wie ein –."

(Die brauchten viel mehr als Sie gedacht haben.)

„So viel konnte ich gar nicht tragen!" – (Ja, macht ja nichts.) – „Ja, jetzt kann ich ja die anderen Hunde nicht rauslassen."

(Was macht der eine jetzt?)

„Der rast weg, aber fragen Sie nicht wie." – (Wohin?) –

rast davon

„In Richtung den Berg hinauf." – (Wo Sie herkommen?) – „Ja, dann in dieses Dorf rein." – (Ah ja? Gehen Sie hinterher.) – „Hmm, die Leute sind – stehen so zum Teil auf der Straße, wie das so im Dorf üblich ist, dort steht einer und tratscht, der andere ist im Garten und so – als die den Hund sehen, laufen die alle weg – – und ich hab das Gefühl, die schließen jetzt alle Türen ab, die haben Angst. Und dann läuft der Hund immer weiter, ich kann dann nicht mehr nachlaufen."

(Doch, immer hinterher! Sie nehmen ein Fahrrad und fahren hinterher.)

sie soll folgen

erreichen Hütte

„fürchterlicher Mann"

„Der rast, aber wie ein – der ist verrückt der Hund!" – (Ja, ja, trotzdem, wir wollen ihn nicht aus den Augen verlieren.) – „Oh, da muss ich aber unheimlich rasen. Der rast immer weiter." – (Ja.) – „Und dann auf einmal wieder – Berg rauf," – (Jaa.) – „da ist 'ne Hütte, und da springt der gegen die Tür und bellt und faucht und tobt da rum wie verrückt." – (Ja.) – „Und drinnen höre ich Stimmen und vom Fenster versuche ich reinzugucken, der Hund tut mir nichts." – (Ja.) – „Ich kann mich jetzt an den Hund ranwagen." (Aha.) – „Und ich gucke in das Fenster rein, da ist ein Mann drin. Der sieht fürchterlich aus. So richtig verzaust und – und wie so'n Verbrecher."

(Gucken Sie mal genau hin!)

„Ein ganz – richtig böses und – widerliches Gesicht." – (Ja.) – „Und – seine Augen!"

(Ja, gucken Sie ihm in die Augen, gucken Sie mal genau hin!)

Mann kämpft mit Hund

„Falsch, ganz kalt," – (Jaa.) – „starr, – jetzt weiß ich, was der macht. Der nimmt sich ein Gewehr!" – (Aha.) – „Der kriegt nämlich jetzt Angst. Dann muss der Mann was mit den Hunden zu tun haben." – (Oh ja, aha.) – „Der Hund der kläfft und bellt und tobt gegen die Tür, und die Tür reißt auf." – (Ja.) – „Der Hund – der – der springt gegen den Mann. Der schreit – und das ist so'n richtiger Kampf."

(Hm, geben Sie gut Acht.)

„Und – der schießt den Hund tot." (Tatsächlich?)

„Hm, schafft den auch."

(Hmm, ist das ein männlicher oder ein weiblicher Hund, können Sie das erkennen?)

„– – – ein weiblicher." (Hm, der schießt den tot?)

schießt Hund tot

„Jaa." – (Und?) – „Der ist sofort tot. Der Mann ist ganz von Blut auch bespritzt. Das ist ganz fürchterlich anzugucken."

(Ist der auch verletzt oder was?)

„Ja, der Hund hat ihn ja vorher auch schon gebissen, die haben ja erst gekämpft gegeneinander." – (Ja, ja.) – „Und dann hat er doch 'ne passende Gelegenheit erwischt und – konnte noch auf ihn schießen." – (Hmm, ja.) – „Der Mann rennt raus mit dem Gewehr. In meine Richtung – ich hab mich versteckt. Ich lasse mich ja nicht sehen."

Mann flieht

– (Hmm.) – „Der hat so'n Motorrad und rast – schwingt sich dadrauf und rast in die Richtung, wo der Hund auch hergekommen ist." – (Ja.) – „Fährt der dahin – und da oben auf der Wiese kann er ja nicht runter, und da muss er zu Fuß gehen, geht den Abhang runter. –" (Und Sie gehen fix hinterher und machen die Hunde frei?)

„Ich verstecke mich dahinter."

(Können Sie nicht die Hunde freimachen?)

„Nee, das – ich schaff das nicht, der ist doch längst vor mir. –" (Nein? Ach so, ich dachte, Sie könnten das fix –)

„Nee."

Kommentar: Auf Details der Psychodynamik einzugehen, geht über die Absicht meiner Demonstration hinaus. Deutlich dürfte sein, dass wir bei dem

Interpretation Regen, Hunde

Auftreten des Regens vielleicht an eine Bestrafungstendenz denken könnten, bei den gefangenen Hunden an abgespaltene aggressive Impulse. Die Patientin hat von sich aus den nahe liegenden Gedanken, die Hunde durch Sättigung zu beruhigen. Das entspricht auch dem Prinzip des Nährens der KiP-Grundstufe, das ihr allerdings nicht bekannt ist. – Zu dem im Bild erscheinenden

Mann

Mann assoziiert sie einen älteren, verwahrlost wirkenden Mann, der sie einmal in einem dunklen Eisenbahnabteil zu bedrohen schien, und meint auch, eine gewisse Ähnlichkeit zu ihrem Vater zu erkennen, den sie auf Geheiß der Mutter gelegentlich in volltrunkenem Zustand zu Hause ausziehen musste.

Konfliktpunkte

Dieses Beispiel ist charakteristisch für ein gut geordnetes, diagnostisch und therapeutisch fruchtbares assoziatives Vorgehen einer Patientin. Die Konfliktpunkte können durch Stützung des Therapeuten überwunden werden. Stresssituationen, Erstaunen, Entsetzen und Angst können durchlebt und durchlitten werden. Es ist eine wichtige therapeutische Möglichkeit, solche Abwehrimpulse freizusetzen und diese vorsichtig zu bearbeiten. Dadurch er-

Stützung

fährt das Ich eine Stützung und Stärkung.

Selbstentfaltung

Probehandeln

fragmentierte Verlaufsform

Dass in diesem Verlaufsbeispiel ein Grad der Selbstentfaltung der Person, zumindest in einigen Anteilen, zum Ausdruck kommt, ist offensichtlich. Ich denke beispielsweise in der Darstellung und dem Probehandeln an die hier im KB zum ersten Mal deutlich werdenden aggressiven Impulse. Eine ausgeprägte Störung des Verlaufes und der Steuerung des Ich wird jedoch nicht erkennbar. Ich denke an die erwähnte abschweifende Verlaufsweise, auf die ich hier nur am Rande noch eingehen werde, und ebenso an die *fragmentierte Verlaufsform,* die ich jetzt noch kurz charakterisiere, weil sie Interventionsprobleme aufwirft.

Beschreibung

In diesen extremen Fällen ist die Einstellung eines Standardmotives, das in Ruhe betrachtet werden kann, gelegentlich bereits schwierig. Die imaginierte Szene entwickelt sich von einer kurzen Passage zur anderen, springt gewissermaßen um, und solche Passagen reihen sich mit einer gewissen inneren Kontinuität oder auch mehr bruchstückartig kurzen Strecken aneinander. Sobald der Therapeut versucht, auch nur andeutungsweise zu intervenieren, bricht das Bild zugunsten eines anderen ab. Er fühlt sich also bald veranlasst, ganz zurückhaltend zu bleiben und fühlt sich von dem erwarteten dialogischen Prozess weitgehend ausgeschlossen. Ihm bleibt nicht mehr, als durch regelmäßige Signale in Abständen seine zuhörende Aufmerksamkeit zu zeigen. Auf jeden Fall gerät er besonders immer dann in Verlegenheit, wenn er versucht, nach Art der Grundstufentechnik den Patienten an einem Inhalt „festzuhalten", um diesen genauer betrachten oder gar in seinem Gefühlston wahrnehmen zu lassen.

Varianten

Naturgemäß gibt es viele Varianten zwischen diesem bruchstückhaften szenischen Erleben und der kontinuierlichen Szenerie in unserem Beispiel. Im mittleren Bereich, aber und auch bei der extremen Form besteht bereits zu Beginn einer Imagination die Schwierigkeit, überhaupt ein Bild einzustellen. Wir erinnern uns in diesem Zusammenhang daran, dass die Technik, von Standardbildern auszugehen, zum Teil begründet war als eine Startposition, um den Tagtraum einzuleiten. Der „Einstieg" bei Patienten mit lebhafter assoziativer Bildproduktion kann sich aber auch mit einem unstrukturierten

Beginn in Form relativ vager, andeutungsweiser Vorgaben begnügen. Man formuliert etwa nach Einstellung der Entspannung: „Vielleicht gehen Sie als Einstieg einmal von einem Landschaftsbild aus, das jetzt zu Ihrer Stimmung passt“ oder „Wenn Sie gut entspannt sind, lassen Sie einfach einmal Bilder kommen, die von selbst aufsteigen wollen“ oder „Warten Sie ab, was an Bildern aufsteigt und beobachten Sie möglichst sorgfältig diese Bilder; beschreiben Sie mir die Bilder, aber auch die Gefühle, die damit verbunden sind.“

Wie intervenieren?

So viel zum Einstieg. Die nächste Frage, wie die Führung und die Interventionen zu gestalten sind, erklärt sich aus dem Verständnis für die Patienten.

Ursachen des fragmentierten Ablaufes

In der Regel sind es extrem stark gestörte Menschen, die nicht nur eine ausgeprägte Fantasiebegabung haben, sondern oft auch eine stark hysterisch bzw. narzisstisch strukturierte Neurose mit einem ganz frühen Ich-strukturellen Defizit. Das Pathologische zeigt sich u. a. darin, dass sie unter starker innerer Spannung bzw. einer dauernden emotional-affektiven Erregung stehen. Diese veranlasst sie, ein Bild nach dem anderen gewissermaßen schnell „herauszuschleudern“, um sich damit zu entlasten. Untersucht man diese Bruchstücke durch nachfolgende Kontrolle des Tonbandes, so wird in extremen Fällen ein eigentümliches Hin- und Herspringen von einem kurzen Bild zum anderen deutlich, offensichtlich bestimmt durch eine schnell einsetzende Abwehr, dadurch kenntlich, dass sich nach dem ersten Bild schnell ein nächstes Bild nachschiebt. Die erste Szene braucht und kann damit nicht fortgesetzt werden.

Impuls-Abwehr

Das wird besonders deutlich, wenn dieser plötzliche „Sprung“ gerade dann geschieht, wenn der Therapeut nach einer Einzelheit des Bildes oder nach dem begleitenden Gefühlston gefragt hat. Gleiches geschieht, wenn er versucht hat, noch so vorsichtig eine interpretierende Hilfe anzubieten. Dazu kann allein der Versuch gehören, ein Gefühl mit einem Stichwort zu verbalisieren.

19. Kapitel Assoziatives Vorgehen und Altersregression

Alltagsszenen

Oft besteht Unsicherheit darin, ob es im Zusammenhang mit dem assoziativen Vorgehen akzeptiert werden könne, wenn der Patient länger an realen Alltagserinnerungen festhält. Die Inhalte schienen oft zu banal und würden aus der Tiefe des emotional getönten Bilderlebens herausführen. – Ich pflichte dem im Prinzip zwar bei, aber in Vertretung der gewährenden Position empfehle ich zu prüfen, ob der jeweilige Inhalt noch in einem zumindest lockeren Kontext mit dem ursprünglich fokussierten Konflikt steht. Selbst banale Alltagsinhalte oder gerade diese können nämlich auch hintergründige Konflikte ausdrücken. Bleiben aber verbale assoziative Passagen schließlich ohne emotionales Engagement, wird die Beziehung zum Konflikt fraglich im Sinne des oben genannten abschweifenden Verlaufes. Man kann dann ohne Schwierigkeiten den Patienten direkt fragen, worin er jetzt noch eine Beziehung zwischen dem zuletzt Gesagten und dem Konfliktinhalt des Ausgangsbildes sehe. Das wirkt für beide Seiten schnell klärend. Dann kehrt der Patient von selbst zu dem Bild zurück, oder der Therapeut bittet ihn, dieses erneut einzustellen. Er kann auch die etwas einfache Formel benutzen: „Was haben Sie jetzt gerade vor Augen?“

abschweifender Verlauf

Rückkehr auf Bildebene

Die Frage der Rückkehr auf die Bildebene macht den Therapeuten in Situationen stark andrängender Fantasien nicht selten unsicher. Neigt sich die Therapiestunde dem Ende zu, teile ich das dem Patienten mit. Wir verabreden dann für das nächste Mal eine Fortsetzung, um noch ein (kurzes) Abschlussgespräch anzuschließen. Besteht aber genügend Zeit, lässt man die bildhaften oder verbalen Assoziationen weiterlaufen, selbst wenn diese weite und sogar fantastische „Voluten“ schlagen. Das schließt selbst nicht aus, dass ich derartige kreative und fantasievolle Entfaltungen durch kleine Signale fördere. Psychodynamisch ist dabei zu bedenken, dass starke Abschweifungen vom Grundthema Ausdruck eines Widerstandes sein können. Aber selbst dann hat es sich immer wieder bewährt, dem Patienten diese Exkursionen nicht nur zu „erlauben“, sondern ihn darin sogar dezent zu bestärken. Das ist vor allem bei Jugendlichen günstig, die auch einmal extravagante, extrem narzisstische Exkursionen bieten, bis hin zum Schweben durch den stellaren Raum, Verwandlung in eine Rakete, die aggressiv durch eine Supernova stößt usf. Unter dieser Interventionstaktik finden die Betreffenden früher oder später mit Sicherheit einmal wieder auf die Erde und damit zur Realität zurück. Mit anderen Worten: Man sollte keine Besorgnis haben, wenn der Patient selbst fantastisch ausschweift und damit offenbar einem latenten, andrängenden Bedürfnis – und sei es nur zur imponierenden (narzisstischen) Selbstdarstellung – nachkommt. Gewährenlassen oder sogar die genannte Verstärkung erreichen eine „dynamische Sättigung“, die bald zum Abschluss einer solchen Passage führt.

fantastische Voluten

narzisstische Exkursionen

Es wäre aber ein Missverständnis, eine KiP-Sitzung oder gar -Therapie auf Dauer allein auf dieser Basis des bildstreifenartigen Ablaufes spontaner Assoziationen fortzusetzen. Ich gehe zwar von der liberalen Auffassung aus, dass jeder Patient seinen eigenen, individuellen Tagtraum entfalten soll. Trotzdem versuche ich aus den genannten Gründen oder wenn die Sättigung sich ankündigt, den Betreffenden zur Imagination von Konfliktpunkten zurückzuführen. Die ergänzende und ebenso wichtige Integration eines solchen Materials ist früher oder später notwendig, wie auch die kognitive sprachliche Bestimmung des sich darstellenden Konfliktes einschließlich der sich verbindenden feineren emotionalen Verästelungen. Die Imagination allein ist zwar vieldimensional, lässt aber letztlich doch die Prägnanz der verbalen Formulierung vermissen. Aber gerade in der verbalen Klärung als übergeordnete Ebene liegt die große Bedeutung des Selbstverständnisses durch begriffliche Bestimmung des Erlebten. An Stellen, an denen mir als Einschiebsel eine solche klärende kognitive Besinnung, ohne allzu sehr zu stören, erforderlich erscheint, frage ich sogar auch einmal unmittelbar in die Assoziationskette hinein und bitte, das herrschende Gefühl, etwa an einem mehrfach auftretenden Konfliktpunkt, zu verbalisieren.

zurück zu Konfliktpunkten

begriffliche Bestimmung

Eine weiter fortgeschrittene Technik liegt darin, dass der Therapeut anschließend während der Imagination oder bei verbal-gedanklicher Assoziation interveniert. Als Beispiel führe ich die Situation an, dass ein Patient an einem Scheideweg steht und unter dem Gefühl der Unentschiedenheit wie gelähmt verharrt. Hier halte ich inne und frage, ob und woher er im Alltag, vielleicht sogar gegenwärtig (oder aus der Vergangenheit), eine analoge Situation, besser ein ähnliches Gefühl, kenne. Die Brücke zwischen diesem Fokus und den sich an ihn ankristallisierenden gedanklichen Einfällen oder Bildern ist zunächst einmal die Konzentration auf den von ihm formulierten Gefühlston. Ist er deutlich wahrgenommen, gehe ich wie beschrieben vor mit Äußerungen wie: „Vielleicht kennen Sie ein ähnliches Gefühl (einen ähnlichen Konflikt, eine ähnliche Situation) auch in Ihrem Alltag?" – Oder: „Ich könnte mir vorstellen, dass ein ähnliches Gefühl (ähnlicher Konflikt, ähnliche Situation) Ihnen auch früher schon einmal, vielleicht sogar in der Kindheit, begegnet ist."

Konflikt-strukturen fokussieren

dazu assoziieren

Diese Technik ist bereits ein Teil des Durcharbeitens in der KiP und fordert nicht nur einen über die Grundstufe hinausgewachsenen Therapeuten, sondern auch einen mit der Tagtraumtechnik seit längerem vertrauten, fortgeschrittenen und damit auch assoziationsfähigen Patienten. Ich erwähne das hier der Vollständigkeit halber. In dem großen Abschnitt über das assoziative Vorgehen der Mittelstufe im Lehrbuch (Leuner 1987) findet der Leser eine ausführliche Darstellung dieses progressiven und z.T. stärker strukturierenden Vorgehens.

Wenn die assoziative Technik insgesamt dem Erfahreneren im Großen und Ganzen vorbehalten bleiben muss, so ergeben sich aber doch hier oder da schon früher von selbst „kleine Ausflüge" in diese Richtung mit spontan gut assoziierenden Patienten.

Altersregression

Die spontane assoziative Entfaltung hält für den Therapeuten noch eine spezifische Überraschung bereit: die zuerst von Barolin (1961), später von diesem mit Bartl und Krapf untersuchte *Altersregression*. Darunter wird die Imagination von Szenen aus der Kindheit verstanden, die in verschiedener Ausprägung ins Bewusstsein treten können. In ausgeprägter Form kann sich der Patient selbst jünger erleben, kann sein Alter nennen und sieht die Welt tatsächlich aus der Perspektive eines Kindes dieses Alters. Mitunter vollzieht sich die Altersregression in einer Sitzung auf verschiedene Altersebenen gleichzeitig. Diese Regression kann bis in eine Periode vor der Sprachentwicklung führen (Beispiel Lehrbuch Leuner 1987, S. 150). Der Patient kann auch nur Zuschauer einer Szene aus seinem frühen Alter sein, sich entweder darin selbst beobachtend oder, noch distanzierter, eine frühe Szene gewissermaßen als Außenstehender betrachtend.* –

Beispiel

Beispiel (20)

Ein stationär aufgenommener 19-jähriger Patient reagiert auf eine für ihn selbst geringfügige Auseinandersetzung unvermittelt mit Angst, Hilflosigkeit und einem unangenehmen Druck auf der Brust. Davon stark getroffen und beunruhigt, sucht er seinen Therapeuten auf. Im Tagtraum wird er gebeten, sich auf die Sensationen zu konzentrieren und in die Kindheit zurückzuschreiten, bis ihm eine ähnliche Situation in Erinnerung kommt, in der ein nichtiges Ereignis eine unerwartet große Folge gehabt hat. Nach wenigen Minuten berichtet er: Als 8- oder 9-Jähriger habe er einem Nachbarjungen ein großes Stück Torfmull auf den Kopf geworfen. Dieser sei schreiend davongelaufen. 2 Tage später sei die schon länger krebskranke Mutter dieses Freundes verstorben. Er hatte heftige Schuldgefühle und glaubte, dass dieses Ereignis Anlass für den Tod der Nachbarin sei, da seine Mutter ihn wiederholt ermahnt hatte, sich wegen der Krankheit dieser Frau im Freien ruhig zu verhalten.

Die Fokussierung wurde hier durch Konzentration auf die akut aufgetretene Körpersensation erreicht, ergänzt durch die Struktur der aktuellen Konfliktsituation wie beschrieben. – Diese Zusammenhänge führten zu weiteren Einfällen und ermöglichten die Bearbeitung bislang unbewusst entstehender Angstsymptomatik, wie durch das Beispiel anschaulich wird.

Wert und Gefahr der Altersregression

Die gezielte Einstellung von Altersregressionen soll allein von einem weit fortgeschrittenen Therapeuten vorgenommen werden. Durch die beschriebene Fokussierung ergeben sich eine Reihe interessanter Anregungen für die Erfassung frühkindlicher psychischer Traumata (mit der Gefahr, sehr archaisches Material zu evozieren), die Klärung der Familiendynamik in verschie-

* Der Begriff „Altersregression" stammt von dem englischen Wort „age-regression". Er hat mit dem Regressionsbegriff der Psychoanalyse (Leuner 1978) nichts gemeinsam. Diese „age-regressions" sind schon früh unter Einfluss von Selbsthypnose, Hypnose und Hypnoanalyse bekannt geworden. Aber auch Alexander (1955/56) beschreibt ausgeprägte Rückschritte auf eine frühe Altersstufe im Verlauf einer psychoanalytischen Behandlung. Seine Differenzierung sollte auch in der KiP beachtet werden: Er unterscheidet zwischen a) Regression in das psychische Trauma und b) Regression vor das psychische Trauma. Die letztgenannte bedeutet den Rückgriff auf eine konfliktfreie Erlebnissphäre im Sinne eines „Kinderparadieses". Beide Formen kommen im Tagtraum vor. Die letztgenannte zeigt enge Beziehungen zu der „Befriedigung archaischer Bedürfnisse" etwa in Form oraler Beruhigung oder narzisstisch-symbiotischer Harmonie.

denen Altersstufen und die Möglichkeit, infantile Objektbeziehungen nochmals zu beleuchten.

Psychodynamisch gesehen erschließt das *assoziative Vorgehen* dem Patienten *verschiedene Dimensionen.* Ich nannte schon die Eröffnung größerer Freiheitsgrade durch die weniger protektive Haltung des Therapeuten, größere Selbstständigkeit im Sinne der Ich-Stärkung mit vermehrter Eigenverantwortlichkeit, etwa durch Belastungen in Form Angst erregender Szenen oder solcher des Alleinseins bis an die Grenze zur Verlassenheit. Die Eröffnung dieses *breiten Spielraumes* ist für den Patienten besonders dann sehr förderlich, wenn regressive Tendenzen und solche der (symbiotischen) Abhängigkeit sichtbar sind. Ferner ist die *expansive Dimension zu* nennen, wenn sie vielleicht zunächst auch nur vom Patienten vorsichtig erprobt wird. Sie ist vor allem für zwangsstrukturierte Patienten und Zwangskranke wichtig. Dazu und überhaupt ist die *Dimension des Probehandelns* im assoziativen Vorgehen außerordentlich bedeutsam. Vorsichtige Ermutigungen durch bestätigende nicht verbale oder verbale Interventionen wirken dabei ermutigend und unterstützend. Das alles betrifft, um es zu wiederholen, die assoziative Ausweitung des Bildes, ebenso die imaginative Handlungsebene und ergänzend die verbal-gedankliche Ebene assoziierter Einfälle.

Grenze der Altersregression

Das assoziative Vorgehen vollzieht sich in der KiP bei jener schon mehrfach genannten Gruppe der sehr aktiv Imaginierenden offensichtlich zunächst relativ problemlos, wenn der Therapeut die hier aufgezeichneten Richtlinien des Verhaltens verfolgt. *Fallstricke* oder sogar eine *Grenze* in der Anwendung dieser Technik liegen u. a. in der Art der therapeutischen Begleitung der Imagination. Ich beschreibe dies ausführlich im 21. Kapitel. Ich muss jedoch hier in zusammengefasster Form einen Teil vorausnehmen, um das Problem kenntlich zu machen. Das geschieht wohl am besten, wenn ich die drei wichtigen Momente des standardmäßigen Therapeutenverhaltens vereinfacht formuliere. Bei der Entwicklung der KiP wurde Wert darauf gelegt, dass der angehende Therapeut schon relativ früh in dem Weiterbildungsprogramm Erfahrung (unter Supervision) am Patienten gewinnen kann. Das verlangt allerdings, hinsichtlich möglicher Überschwemmungen des Patienten mit starken negativen Gefühlen, extremen und archaischen Szenen und ähnlichen Durchbrüchen durch die Behandlungstechnik gewissermaßen einen Schutzwall gegen diese zu bilden. Das ist mit der ausgefeilten Grundstufentechnik auch befriedigend gelungen. Ich bezeichne sie trotz der gegebenen Entfaltungsmöglichkeiten der Imaginationen als milde protektive, d. h. schützende Einflussnahme. Die drei Momente, die dem Schutz des Patienten dienen, sind die folgenden:

drei Momente

- Für die Projektion der Konflikte wird ein Standardmotiv als Kristallisationspunkt angeboten, mit dem der Therapeut bereits vertraut ist.
- Obgleich dem Patienten im Rahmen der kreativen Entfaltung Spielraum gegeben ist, bleibt dieser doch begrenzt. Die Begründung liegt u. a. in der Wahl der sich überwiegend in der Natur abspielenden Motive und den sehr vorsichtig gestellten Aufgaben.
- In besonderem Maß, und zwar variabel protektiv, ist das Verhalten des Therapeuten im Sinne eines freundlichen, hilfreichen und schützenden Begleitstils, der die später beschriebene vertrauensvolle anaklitische Übertragung (vgl. S. 158) aufrechterhält. Der Schutz kann, den jeweiligen Situa-

anaklitische Übertragung

tionen angepasst, durch eine stärker strukturierende therapeutische Begleitung, besonders beim Auftreten von kritischen Situationen im Tagtraum-Panorama, verstärkt werden. – Der Therapeut selbst kann sich in diesem Klima relativ sicher fühlen. Der Patient überträgt in ziemlich konstanter Weise sein Vertrauen und Wohlwollen dem Therapeuten. Das Inhaltsrepertoire und die individuellen Gestaltungen der Grundmotive der Grundstufe bleiben übersichtlich, und der junge Therapeut sammelt schon im Verlauf weniger Behandlungsfälle einen übersichtlichen Erfahrungsschatz.

Lockerung der protektiven Begleitung

Gegenübertragung

Diese Situation wird beim assoziativen Vorgehen aktiv imaginierender Patienten unübersichtlicher und kann den Therapeuten verunsichern, wenn er nicht über ausreichende Eigenerfahrung verfügt und gelernt hat, seine Gegenübertragungsgefühle einschließlich der Angst wahrzunehmen und zu kontrollieren.

Ich möchte das Gesagte kurz erläutern.

Je mehr der Therapeut die protektive Haltung und die Eingrenzung auf die Standardmotive lockert oder von ihr abweicht, umso breiter entfalten sich (vor allem bei aktiv imaginierenden Patienten) die sich frei entwickelnden Bildassoziationen. Der Therapeut wird dann früher oder später an eine Grenze stoßen, die durch zwei Momente gekennzeichnet ist.

negative Dynamik

- Der Bilderfluss begibt sich in Bereiche, auf die weder der Patient noch der Therapeut vorbereitet sind. Dabei entfalten sich alle Möglichkeiten einer negativen Dynamik, wie etwa das Auftreten angriffslustiger und aggressiver Impulse seitens des Patienten gegen wichtige Symbolgestalten menschlicher oder tierischer Form. Damit verbunden oder unabhängig können autoaggressive Impulse frei werden, die den Patienten in der Imagination bedrohen, Panikreaktionen auslösen können oder in denen er sich in Szenen depressiver Verlassenheit hineinmanövriert. Mit anderen Worten, der Therapeut gerät, mit oder ohne seine Veranlassung, in imaginäre Ängste und verliert damit seine Fähigkeit, die Imagination schützend zu begleiten. Dies wiederum verunsichert den Patienten, sodass im schlimmsten Fall zwei verunsicherte Menschen in einer Sackgasse zu landen drohen. – Wenn ich an dieser Stelle den sehr seltenen, aber doch immerhin gelegentlich einmal vorkommenden Fall einer solchen dramatischen Zuspitzung skizziere, geschieht das bewusst als eine Warnung. Denn nichts ist unglücklicher, als wenn eine gute, korrekt angewandte psychotherapeutische Methode das Gegenteil dessen erreicht, was sie leisten könnte, nämlich den Therapeuten entmutigt und den Patienten in Widerstände oder abnorme Reaktionen drängt.

negative Übertragungsgefühle

- Negative Übertragungsgefühle können sich beim Therapeuten auch dadurch einstellen, dass er seinen Patienten deshalb negativ erlebt, weil dieser assoziative Freiheiten, fantastische Entwicklungen oder was auch immer entwickelt, die der Therapeut sich seinerseits nicht gestatten würde, die er als übertrieben, unsinnig, fantastisch, von der realen Welt abgehoben usw. erlebt und aufgrund seiner eigenen Wertmaßstäbe ablehnt.

Ich kann mir an dieser Stelle versagen, nochmals auf die Notwendigkeit der gründlichen, bis in den Bereich der Mittelstufe hineinreichenden Weiterbildung zum KiP-Therapeuten hinzuweisen, verbunden mit entsprechender Selbsterfahrung und Erlernung der Wahrnehmung und Bearbeitung der Gegenübertragungs-Übertragungs-Relation.

Zusammenfassend kann gesagt werden, dass das assoziative Vorgehen die wichtigste an die Grundstufe der KiP anschließende technische Entfaltung ist. Sie führt den Therapeuten elastisch an die mehrere Dimensionen umfassende Mittelstufentechnik heran. Diese Technik gibt dem Patienten größere Freiheit, erweitert die Unabhängigkeit vom Begleitstil des Therapeuten und gibt damit Selbstständigkeit auf der imaginativen und gedanklichen Ebene. Dem Therapeuten erlaubt sie, größere Erfahrung und Sicherheit im Umgang mit der KiP zu sammeln. Er kann Kontrolle der eigenen Gegenübertragung üben und Übertragungsgefühle des Patienten beobachten lernen. Jetzt hat die im 21. Kapitel beschriebene anaklitische Übertragung nicht mehr den Vorrang. Die Therapeut-Patient-Beziehung ist jetzt vergleichbar mit der eines sich aus der Kleinkindphase herausentwickelnden Kindes, das sich von der elterlichen Therapeutengestalt in seinem Aktionsradius zunehmend entfernt und auf eigene Entdeckungsreise geht. Das geht aber letztlich nicht ohne die Sicherheit und Erfahrung des Therapeuten.*

* H. Leuner beschreibt hier ausführlich das assoziative Vorgehen. Die Erweiterung der Grundstufentechnik vollzieht sich einerseits in diese Richtung freierer Assoziationen, sei es auf der imaginativen Ebene, sei es als verbale Assoziation. Die andere Seite der Erweiterung des Verfahrens stellt die **Symbolkonfrontation** dar. Bei dieser Technik fördert der Therapeut den intensiven, durchaus auch ängstigenden Kontakt des Patienten mit bestimmten Symbolgestalten, die früher oder später spontan im Verlauf der Imagination auftauchen und die dann durch den Therapeuten fokussiert werden, auch wenn der Patient die Tendenz hat, ihnen auszuweichen. Es handelt sich also um ein fokussierendes bzw. konfrontierendes Vorgehen, immer angepasst an die Belastbarkeit des Patienten bzw. die Belastbarkeit der Patient-Therapeut-Beziehung. Es handelt sich um eine Mittelstufentechnik, deren Prinzipien, wie z. B. das Fixieren von Augen oder Händen, hier nicht weiter ausgeführt werden können.

20. Kapitel Konfliktfreie Szenen und Ressourcenaktivierung

Wunsch-erfüllungs-tendenzen

Im Traum und im Tagtraum stellen sich nicht nur Konflikte und ungelöste Probleme dar, sondern auch Wunschtendenzen und deren Erfüllung. Das erste Konzept der KB-Therapie ging gemäß der generellen Linie der Psychoanalyse von der Konfliktdarstellung aus. Der Patient sollte in einer dosierten und für ihn erträglichen Weise, aber regelmäßig, die problembeladenen Szenen (fixierte Bilder) erleben. Sie sollten ihm näher gebracht werden, und er sollte mit dem Therapeuten Konfliktlösungen im Probehandeln suchen, wann immer es notwendig und zweckmäßig erschien. Mit anderen Worten, wir bewegten uns überwiegend in un- oder vorbewussten Konfliktkreisen, wie in den bisherigen Kapiteln dargestellt.

konfliktfreie Szenen

Entspannung

Im Verlauf der langen Geschichte der KiP und ihrer schrittweisen Entwicklung aus der klinischen Empirie heraus entstanden Zweifel, ob diese ausschließlich konfliktzentrierte Strategie richtig sei. Sie schien nicht nur einseitig, sondern für manche Patienten, besonders die schwer, d. h. Ich-strukturell gestörten und Ich-schwachen oder psychosomatischen, eher Ich-schwächend zu sein. Hinzu kamen klinische Erfahrungen, in denen sich neben problemträchtigen fixierten Bildern zeitweilig auch ganz gegenteilige darstellten, die von den Patienten sehr stark beachtet wurden. Gemeint sind konfliktfreie Szenen im Tagtraum von besonderer Art. Sie kennzeichnen sich durch verstärkte innere Anteilnahme des Patienten, etwa an einem ästhetischen Naturerlebnis, den Empfindungen des Sich-Wohlfühlens, der Entfaltung einer angenehmen, erhebenden, oft sogar beglückenden Stimmung usf. Diese Stimmungen können sich auch in der Begegnung mit Menschen niederschlagen, die eine positive emotionale Ausstrahlung haben, etwa von Beruhigung und Entspannung. Ein anderer Bereich ist das Gefühl von Einssein mit der Natur. Dazu zählen *Wassermotive* und das häufige Bedürfnis, sich mit dem Wasser des Baches, der Quelle, des Stromes oder des Meeres zu befassen. Die Patienten trinken, sie erfrischen sich, sie baden oder schwimmen darin usf. Die damit verbundene Befriedigung betrifft tief liegende und starke regressive Bedürfnisse. Der Umgang mit dem Wasser gehört ganz offensichtlich zu den Prototypen der in diesem Abschnitt besprochenen Befriedigungs- und Beruhigungsmöglichkeiten. Die Verfolgung dieser Wirkung des Tagtraumes und die analoge Beobachtung ganzer therapeutischer Verläufe im Rahmen konfliktfreier Szenen und beglückender Befriedigungserlebnisse verdichteten sich zu einem von verschiedenen Therapeuten unabhängig voneinander zusammengetragenen Material besonderer Aussage. Seine Auswertung führte zu der *zweiten Dimension des Katathymen Bilderlebens,* im Gegensatz zu der ersten, der konfliktzentrierten Dimension.

zweite Dimension des KB

Zuerst glaubte ich, die sich beim Vorgehen der Grundstufentechnik spontan einmal einstellenden konfliktfreien Inhalte hätten eine selbst belohnende Bedeutung. Deshalb empfahl ich, dem Wunsch des Patienten zu folgen, wenn er sich etwa auf der sonnigen Sommerwiese hinlegen, gar schlafen will (Paradiessymbolik), oder wenn sich bei einem erbaulichen Rundblick vom Berg die herrschende Stimmung entfaltet. Ich betrachtete diese Erfahrungen damals unter dem Gesichtspunkt der Lerntheorie, d. h. als ein natürliches „Reinforcement". Es schien also klug, überall, wo sich Anlässe dazu boten, dem Patienten diese Belohnung zu gewähren.

Befriedigung – Konfliktabwehr

Unter dem Aspekt der tiefenpsychologischen Theorie konnten diese konfliktfreien Szenen natürlich nichts anderes als Abwehrmechanismen gegenüber Konfliktinhalten oder Angst und depressiver Verlassenheit bedeuten. Um mich nicht weiter auf theoretische Einzelheiten einzulassen, soll schon jetzt gesagt werden, dass hier zweifellos *einerseits* Mechanismen der Abdeckung von Konflikten eine Rolle spielen. *Andererseits* jedoch liegen die Verhältnisse komplizierter und reichen bis in die neue *Lehre vom primären Narzissmus* hinein, auf die ich hier nicht weiter eingehen kann (vgl. Pahl 1983, Leuner 1987).

Der Durchbruch zu unserer neuen Auffassung über die Befriedigung archaischer Bedürfnisse und das konsequente Zulassen konfliktfreier Szenen erfolgte mit dem Fall einer Kurztherapie von 15 Sitzungen bei einer vielfältig gestörten Patientin (Wächter 1984). Ich bringe dieses Beispiel hier gekürzt, obgleich es zum ersten Mal die therapeutische Bedeutung der „zweiten Dimension des Katathymen Bilderlebens" in voller Breite erkennen ließ.

Beispiel für die therapeutische Bedeutung

Beispiel (21)*

Die Patientin war 39 Jahre alt, verheiratet und hatte 2 Kinder. Anlass zur Überweisung in unsere Sprechstunde war die seit einem Jahr im Gesicht und stark am Rücken bestehende Acné excoriée. Sie litt ferner unter Schlafstörungen, Gallenblasenbeschwerden, spastischen Oberbauchschmerzen und hatte depressive Verstimmungszustände. Sie war nervös, leicht erregbar und hatte die Zwangsbefürchtung, sterben zu müssen. Die meisten Symptome bestanden seit 9 Jahren und waren mit der Geburt des zweiten Kindes ausgelöst worden. Auf dem Weg zum Krankenhaus glaubte sie damals, sie würde dort sterben. Bei der Erhebung der tiefenpsychologischen Anamnese zeigte die Patientin deutlich Widerstände. Aktuelle Konflikte wurden negiert. In ihrem Verhalten wirkte sie etwas schulmädchenhaft-kindlich. Ihr Protokoll erinnerte an einen Schulaufsatz, und im KB bestätigte sich dieser etwas kindlich-verspielte Eindruck, als sie Papierschiffchen im Bach schwimmen ließ, Steinchen in den Fluss warf usf. – Die Imagination war gekennzeichnet durch Wiesenmotive und andere Landschaftsbilder, die ausgesprochen freundlich, blumig, in Sonnenschein getaucht, also nicht nur problemlos waren, sondern geradezu eine „Kinderbilderbuchwelt" verkörperten. Auf der Wiese legte sie

* Der Fall gehörte zu dem oben beschriebenen Forschungsprogramm von Wächter u. Pudel (1980). Er wurde mit der Grundstufentechnik behandelt.

sich gerne hin, genoss die freundliche Szenerie oder schlief ein. Bei der Besichtigung des Hauses fand sie auf dem Boden einen Heuhaufen, in dem sie sich schlafen legte. Bei Einstellung einer Szene mit ihrer Familie im Freien herrschten eitel Harmonie und Freundlichkeit. Alle Versuche, eine hintergründige Problematik zur Manifestation zu bringen, scheiterten. In den Imaginationen stellten sich keinerlei Konflikte dar. Der Stil des KB und die Einstellung der Patientin änderten sich bis zum Ende der Therapie nicht. Die Therapie wurde nach der 15. Sitzung beendet.

Wir waren in hohem Maße über das Ergebnis überrascht. Die Patientin erlebte sich subjektiv als außerordentlich beruhigt und entspannt. Die spastischen Oberbauch- und Gallenbeschwerden bestanden nicht mehr, die Schlafstörungen waren erheblich gebessert, auch die Stimmungsschwankungen geringer und kürzer. Selbst die Zwangsbefürchtung, sterben zu müssen, war verschwunden. Die Acné excoriée war teilweise zurückgebildet, verglichen mit früheren Befunden. Während der über drei Jahre durchgeführten Nachbeobachtung kam es zu keinem Rückfall. Die testpsychologischen Untersuchungen zeigten korrespondierend eine Reduktion der psychosomatischen Beschwerden (Gießener Beschwerdenliste), die Werte für neurotische Tendenz (nach Brengelmann) und die der manifesten Angst (nach Taylor) waren erheblich reduziert.

Kommentar: Es war für uns sehr bemerkenswert, dass hier seit 9 Jahren bestehende psychosomatische Symptome durch eine derartige konfliktvermeidende KB-Therapie eine anhaltende Besserung erfahren hatten. Noch erstaunlicher war, dass auch das klinischer Erfahrung nach sehr hartnäckige Symptom der Zwangsbefürchtung entscheidend beeinflusst worden war.

Inzwischen kann eine Reihe anderer Therapeuten über ähnliche, im konfliktfreien Milieu abgelaufene Behandlungen berichten, die z. T. durch sehr kurze Dauer (10 und weniger Sitzungen) zu auffallenden und guten Ergebnissen geführt haben und der Kontrolle standhielten (vgl. Leuner 1994, Wächter 1984).

theoretische Hintergründe

Wir mussten *Schlussfolgerungen* ziehen, *dass die Dimension der konfliktfreien Szenen* und/oder Ressourcenaktivierung – wie auch immer man sie erklären will – *eine ernst zu nehmende, neue therapeutische Komponente des Katathymen Bilderlebens darstellt.* Sie weiter aufzubauen und systematisch zu untersuchen, schien erstrebenswert.

Vom psychoanalytisch-theoretischen Aspekt aus betrachtet, beobachteten wir Tagtrauminhalte, die für eine Regression entweder auf die primär-narzisstische Erlebnisphase oder auf eine mehr oral getönte, selten eine anal akzentuierte Phase der Befriedigung sprechen.

offen bleiben für spontane konfliktfreie Szenen

Ich kann das Thema der Ressourcenaktivierung hier nicht umfassend darstellen. *Wo immer sich Ansätze im katathymen Panorama der Grundstufe ankündigen,* muss der Therapeut darauf vorbereitet sein und *wissen, dass in der Einstellung konfliktfreier Szenen ein beträchtliches therapeutisches Potenzial liegt.* Zunächst bringe ich zwei Beispiele.

Beispiel

Beispiel (22)

Es demonstriert die beruhigende und vegetativ stark sedierende Wirkung der Wasseranwendung im Verlauf einer katathymen Imagination.

Ein 50-jähriger Arzt ist nach einer Blinddarmoperation Patient. Die Operation kam für ihn überraschend und hinterließ den Eindruck einer existenziellen Bedrohung. Damit verband sich als charakteristisch das Erleben starker Ohnmacht. Er war beunruhigt, schlaflos und obgleich postoperativ an das Bett gefesselt, war der Blutdruck auf 170/120 RR gegenüber seinen regulären Werten vor der Operation von 130/80 RR angestiegen. Der Betreffende war in das KB eingeübt. Er imaginierte nun unter Entspannung eine Szene, in der er sich passiv an seine Umgebung hingeben konnte. Er stellte sich vor, in dem langsam strömenden Wasser eines Flusses in Rückenlage zu schwimmen. Bald empfand er, wie er vom Wasser getragen wurde und sich dem Gefühl der zunehmenden Verschmelzung mit dem umgebenden Wasser hingeben konnte. Das Bild komplettierte sich zu einem großen, breiten Fluss, der, bis an den Rand mit Wasser gefüllt, sich in zwei Arme teilte und von grünen Wiesen umgeben war. Der Betreffende bemühte sich, sich dem Gefühl des schwimmenden Schwebens im Wasser, das sich als sehr angenehm herausstellte, eine längere Zeit abwartend hinzugeben. Er wiederholte diese Einstellung am gleichen Tag mehrmals. Dabei erlebte er eine erhebliche Entspannung und Beruhigung, die auch die Schlafstörungen positiv beeinflussten. Der am folgenden Tag gemessene Blutdruck lag bei 130/80 mmHg RR.

Kommentar: Die schnell das Vegetativum beeinflussende Wirkung ist überraschend. Selbstübungen, in denen autogenes Training mit einem charakteristischen, archaische Bedürfnisse befriedigenden katathymen Bild verbunden ist, haben große Bedeutung für eine tiefe, nicht medikamentöse Sedierung des psychovegetativen Systems. Ihr Ausmaß wird an der Senkung des diastolischen (des unteren) Wertes deutlich. – Das Beispiel hat eine gewisse Parallele zur *Wasseranwendung* der auf S. 50 beschriebenen Patientin mit einer *Schilddrüsenüberfunktion. Drei Krankengeschichten von Pszywyj (1983)* zeigen in ganz unterschiedlichen Fällen markante und anhaltende therapeutische Wirkungen von imaginierten Bädern.

Beispiel

Beispiel (23)

Dieses zweite Beispiel zeigt die Einstellung einer Ressourcenaktivierung im individuellen Fall und die Gefahr, die in einer Selbstübung liegen kann.

Ich wurde zu einer 40 Jahre alten, verheirateten Patientin in die Medizinische Universitätsklinik gerufen. Sie war wegen einer schweren, rezidivierenden Colitis ulcerosa aufgenommen worden. Ich kannte die Patientin von einer früheren Behandlung in einem ähnlichen akuten Zustand. Ich traf sie in ihrem Krankenzimmer in reichlich erregtem Zustand an. Sie telefonierte hastig in der Gegend herum, um die Angelegenheiten der bei verschiedenen Freunden untergebrachten sechs Kinder vom Bett aus zu regeln. Im Gespräch ließ ich sie zunächst ihre aktuellen Probleme berichten. Sie litt unter Angst, entweder werde jemand ihr eines ihrer Kinder abspenstig machen und/oder ihre schwere, seit Jahren nicht zu beherrschende Erkrankung werde tödlich sein. Die übersteigerte Aktivität war der Versuch, diese panischen Ängste abzuwehren. Sie schlief unruhig und sehr wenig, konnte kaum etwas essen und hatte trotz der medikamentösen Therapie häufige, blutige Stühle. Eine psychotherapeutische Krisenintervention schien unbedingt nötig. Unglücklicherweise hatte ich wenig Zeit und am übernächsten Tag einen auswärtigen Termin. Ich versuchte, das Beste aus der Situation zu machen. – Ich musste ihr nahe bringen, dass es für sie im Moment am wichtigsten wäre, zur Ruhe zu kommen, um ihre Lage distanzierter und ausgeglichener und damit realistischer betrachten zu können. Nachdem sie das akzeptieren konnte und meine betont ruhevolle Haltung wohl auch einer Übertragungserwartung entsprach, zielte ich auf eine Krisenintervention mit dem KB ab. Ich fragte sie nach einer Situation in ihrem Leben, sei es in der Natur, sei es im Umgang mit Menschen, in der sie sich besonders wohl und geborgen gefühlt hatte. Nach kurzem Nachdenken beschrieb sie mir ihren Garten an einem Sommernachmittag. Sie lag im Liegestuhl, und die Sonne schien schräg durch die blühenden Rosen. – Ich bat sie, sich in diese Szene ganz einzuleben, und wartete nun auf sehr kurze verbale Mitteilungen, um sicher zu sein, dass die Einstellung erhalten blieb. Sie sollte sich der herrschenden Stimmung hingeben und das Bild in meditierender Haltung in sich aufnehmen. Nach etwa 15–20 Minuten ließ ich das Bild abklingen, bat sie aber, der Stimmung der sich ausbreitenden Ruhe und Entspannung noch nachzuhängen, und verließ still das Krankenzimmer. – Am nächsten Tag fand ich die Patientin wesentlich ruhiger, gelöster, entspannter, und sie begrüßte mich freundlich lächelnd im Bett. Die aktuelle Lage schien sich entspannt zu haben.

Krisenintervention durch Einstellen einer individuellen Szene der Ressourcenaktivierung

Sie hatte gut geschlafen und Appetit. Die peristaltische Unruhe im Darmbereich hatte nachgelassen; insgesamt stellte ich einen auffälligen Wandel des vegetativen Zustandes und der psychischen Einstellung der schwer kranken Frau fest. Ich führte die Übung noch einmal durch und bat sie, das Vorstellungsmotiv in einer ruhigen Stunde oder abends vor dem Einschlafen selbstständig einzustellen, da ich am nächsten Tag nicht kommen könne. – Am übernächsten Tag ging es ihr weiterhin relativ gut. Der behandelnde Internist war recht zufrieden. Nur berichtete sie mir, dass bei der Selbstübung eine unangenehme Reaktion eingetreten sei. Nach Einstellung der Szene im Liegestuhl hätte sie begonnen, körperlich zu schrumpfen, und sei immer kleiner und kleiner geworden. Am Ende habe sie sich wie ein im Liegestuhl verlorener Embryo gefühlt. Das hätte sie beunruhigt, nicht aber grundsätzlich negativ beeinflusst. – Ich setzte die Übung in meiner Anwesenheit in den folgenden Tagen fort und führte entlastende Gespräche über aktuelle Fragen. Die Patientin stabilisierte sich weiterhin und konnte die Nachricht über die sehr schweren ulzerösen Befunde ihrer Darmerkrankung, die eine Operation nahe legten, gefasst und fast frei von der anfänglichen depressiven Stimmung aufnehmen.

spontaner Zwischenfall

Besprechung

Kommentar: Auch hier hat die KiP die Funktion einer Krisenintervention. Deutlich wird der starke Einfluss auf das psychovegetative System bereits durch die erste Sitzung. Damit ist nicht nur eine Ermutigung der Patientin, sondern auch ein starker Vertrauensvorschuss für den Therapeuten verbunden. Der technische Weg, eine individuelle ressourcenaktivierende Szene einzustellen, die der Therapeut gerade bei differenzierten Personen nicht kennen kann, wird deutlich. Hier wie auch beim Wassermotiv muss in jedem einzel-

archaische Triebbefriedigung

nen Fall durch das Vorgespräch geklärt werden, worin für den Patienten eine befriedigende Szene der narzisstischen, oralen oder evtl. analen Trieb- (bzw. Wunsch-)Befriedigung liegt. – Besonders lehrreich ist bei der Patientin der kleine Zwischenfall, in dem sich die archaisch befriedigende (narzisstische) Szene plötzlich in eine angstbesetzte verwandelt. Auf den Inhalt der Neigung zum Kleinerwerden brauche ich nicht einzugehen. Die Tendenz zur embryonalen Regression wird nur allzu deutlich. Man kann nie voraussagen, wann und in welcher Weise ein befriedigendes Bild einen negativen Akzent erhält oder sich sogar in ein negatives, angstbesetztes umkehrt. Aus diesem Grunde sind Selbstübungen bei Patienten nur bedingt zunächst zu empfehlen. Archaisch befriedigende Einstellungen sollten nur in Gegenwart des Therapeuten vorgenommen werden, der den Inhalt steuern und etwaige Abweichungen therapeutisch aufgreifen kann. Dieses „Umkippen" ist im Übrigen recht charakteristisch, und der Therapeut muss bei der längeren Einstellung eines besonders angenehmen Motives darauf gefasst sein. Weitere Beispiele und Schlussfolgerungen vgl. Leuner (1987).

zweite Dimension in der Routinetherapie

In der Routinearbeit der KiP lassen sich die hier geschilderten Erfahrungen der zweiten Dimension auf der Grundstufe auf zweierlei Weise nutzen.

Mangel an Konfliktmaterial

1. *Bringt der Patient entgegen aller Erwartung kein konflikthaftes Material, sondern stellen sich im Panorama weitgehend oder ausschließlich angenehme und harmonische Inhalte ein,* sollte der Therapeut nicht versuchen, ihn davon abzubringen. Es gelingt dann selbst mit Nachdruck nicht, Konflikte aufzusuchen und darzustellen. Eingedenk dieser Erkenntnis sollte er eine gewährende Haltung einnehmen und diese überwiegend positiven Inhalte breit durchleben lassen. Er mag sie hier und dort noch akzentuieren. Der Therapeut kann mit Gewissheit davon ausgehen, dass auch dieses Vorgehen eine therapeutische Bedeutung haben wird und dass er dem Patienten damit hilft. Der Weg der Hilfe geht allerdings jetzt weniger in Richtung einer inneren Auseinandersetzung durch Konfliktbearbeitung. Die Reifung der Person vollzieht sich hier durch eine Stärkung des Ich, verbunden mit der Verbesserung des Selbstbewusstseins und der Beziehungen zu Menschen oder der Umwelt überhaupt (vgl. Leuner 1985).

Verstärkung spontaner konfliktfreier Szenen

Wassermotive anbieten

Kontrolle durch Wandlungsphänomene

2. *Verläuft die Therapie auf der Grundstufe relativ routinemäßig* in der beschriebenen Weise mit der Einblendung fixierter Bilder und anderer konfliktbezogener Inhalte, wird der Therapeut aufgrund der Kenntnis dieser neuen therapeutischen Dimension bewusst alle jene Szenen, die der Patient im Verlauf des üblichen Vorgehens im Tagtraum erlebt, aufmerksam registrieren. Er wird ferner versuchen, diese Passagen beim Patienten erlebnismäßig zu verstärken, sei es, dass er ihm im Zusammenhang damit Wassermotive anbietet, um Füße, Hände oder das Gesicht zu netzen, darin zu baden, zu schwimmen oder daraus zu trinken. Wo ein angenehmes Landschaftsbild auftaucht, sollte der Therapeut den Patienten auffordern, dieses in sich aufzunehmen und die Stimmung meditierend anzureichern, gleichgültig, ob es der *Blick von einem Berggipfel,* der Anblick eines Wiesentales oder andere Gelegenheiten sind. Das Gleiche gilt natürlich von Szenen spontaner Begegnungen mit einem freundlichen Tier oder einem angenehmen, spendenden Menschen. Es ist dann ratsam, die Sitzung mit einer solchen Szene zu beenden, nachdem sie ausgekostet ist. Das jetzt bewusst gewordene Bild und seine Stimmung können

weiterklingen. In der Tat ist es bemerkenswert, welchen Grad an innerer Ruhe und Stabilität Patienten aus diesem Teil einer Therapie gewinnen. Damit verbinden sich in den weiteren Sitzungen Wandlungsphänomene im Verlauf der Imagination. Sie signalisieren keineswegs regelmäßig ein Zudecken der herrschenden Problematik, sondern häufig die Stärkung des Ich mit der Offenheit für Neues und dem vermehrten Mut zu neuen Lösungen im Tagtraum, häufig auch bei der Bewältigung der Realität. Diese zweite Dimension der KiP kann in die Kategorie der „anaklitischen Therapie" (vom Anlehnungstypus) eingereiht werden. Triebdynamisch gesehen ist die primär-narzisstische und orale Regression ihre Basis.

21. Kapitel Therapeutische Wirkfaktoren der KiP

Die zusammenfassende Beschreibung soll die Bedeutung dieser Faktoren akzentuieren.

Ich nenne sie kurz im Überblick:

8.1 Vergegenwärtigung der imaginierten Szene und ihres Gefühlstones, um sie kognitiv bewusst zu erfassen und zu formulieren,

8.2 Vergegenständlichung und Überführung der Inhalte von der fantasievollen zur realbezogenen Darstellung unter spontaner Selbstinterpretation der Symbole,

8.3 Freisetzen von Gefühlen und Affekten,

8.4 Feedback-Wirkung der zum Objekt gewordenen Konflikte und Förderung der kreativen Entfaltung,

8.5 Kontrolle der therapeutischen Schritte durch Wandlungsphänomene.

kognitive Durchdringung

8.1 Vergegenwärtigung der imaginierten Szene und ihres Gefühlstones: Hierbei handelt es sich um Folgendes: Die Wahrnehmung der katathymen Bilder kann in ausgeprägter Form der Wahrnehmung realer Gegenstände nahe kommen. Der erste Akt des Patienten im fortgeschrittenen Tagtraum bezieht sich auf die optische Wahrnehmung als solche. Was er dann mit dem aufgenommenen Gegenstand oder der Szene selbst macht, bleibt zunächst offen. Kann er sie zugunsten der nächsten und übernächsten nur flüchtig erfassen? Schiebt er sie beiseite, indem er gewissermaßen von einer Szene zur anderen eilt? Therapeutisch jedoch wesentlich wirksamer ist es, wenn der Patient allmählich lernt, sich die jeweilige imaginierte Szene *intensiv zu vergegenwärtigen.* Das wird zunächst durch die Bitte gefördert, die Szene möglichst bis in ihre Details zu beschreiben. In dieser Analyse des Wahrnehmungsfeldes liegt die kognitive Durchdringung, die sehr weit getrieben werden kann. Eine subtile Vergegenwärtigung führt zur Anreicherung der Szene durch ein breiteres Umfeld und durch vielerlei Details und hinzutretende neue Elemente. Bei den Fragen nach Einzelheiten sollte der Therapeut allzu viele Details vermeiden, ganz besonders aber solche, die nur ein „Ja“ oder „Nein“ nach sich ziehen, also „eng“ gestellt sind. Besser sind *offene Fragen,* etwa: „Was sehen Sie noch?“, „Können Sie noch genauer hinsehen?“, „Versuchen Sie doch bitte, mir Einzelheiten zu schildern, ich möchte gern ganz ins Bild kommen“ usf.

Prägnanz der Wahrnehmung

Der Patient durchläuft damit einen Lernprozess. Man kann ihn dadurch wirklich schulen, die katathymen Szenen von Sitzung zu Sitzung inhaltlich breiter anzulegen und kognitiv immer präziser zu erfassen. Diese Vergegenwärtigung ist im eigentlichen Sinn des Begriffes erst dann erfüllt, wenn der Patient ebenso gelernt hat, den Gefühlston der jeweiligen Szene wahrzunehmen und zu verbalisieren, etwa die Stimmung einer Landschaft, eines Raumes, die Qualitäten, die ein Berg, eine Waldszene usw. „ausstrahlen". Dazu kann der Therapeut einige Qualitäten zur Auswahl anbieten, um deutlich zu machen, was er meint: eine relativ naive, eher am kindlichen Erleben orientierte Wahrnehmung des schlichten emotionalen Eindruckes. – Eine andere Frage ist die nach der Gefühlssituation des Patienten selbst. Sie kann mit der katathymen Szenerie übereinstimmen. Aber auch das Gegenteil tritt (selten) ein: Der Patient wehrt sich gegen die negative Ausstrahlung einer katathymen Szene. Wie stellt er sich emotional zu ihr? Erlebt er sie sympathisch oder unsympathisch, zu sich gehörig oder fremdartig usf.? Diese Fragen sind besonders hilfreich angesichts fixierter Bilder.

Gefühlston der Szene

Gefühl des Probanden

8.2 Vergegenständlichung und Überführung der Inhalte von der fantasievollen zur realbezogenen Darstellung: Die Symbolisierung soll Schritt für Schritt durch Verbalisierung und Analyse der Wahrnehmung Gegenstand der intellektuellen Erfassung werden. Die Tagtrauminhalte gewinnen immer stärker den Charakter eines alltäglichen, begreifbaren Gegenstandes, der nicht im magisch Symbolhaften verbleibt. Mit dieser „Entmystifizierung" erhält der Tagtraum im Verlauf des therapeutischen Prozesses zunehmend realitätsbezogene Kategorien. Beispiel kann die Kurztherapie des 16-jährigen Gymnasiasten sein, bei dem der aus einer Höhle auftauchende Riese hinaus in die Welt geführt wurde. Für die Therapiegestaltung bedeutet diese Zielsetzung, das Fantasiematerial eher sachbezogen (aber keineswegs korrigierend) aufzugreifen und es genauso wie die Gefühle zum Gegenstand einer genauen, sachlichen Betrachtung zu machen. Selbst Ungeheuerlichkeiten, wie etwa ein wild schnaubender Drache, werden in der gleichen minutiösen Art beobachtet, vergegenwärtigt und beschrieben, mit der man einen technischen Apparat untersuchen würde. Zu dieser zunehmenden kognitiven Durchdringung gehören auch die spontane Selbstinterpretation der Inhalte und die Hinlenkung des Patienten auf Einfälle, so begrenzt diese auch auf der Grundstufe noch sein mögen.

Realbezogenheit und Selbstinterpretation der Inhalte

Zielrichtung

8.3 Freisetzen von Gefühlen und Affekten: Die Vergegenwärtigung von Gefühlen und Affekten kann diese verstärken. Sie können negativer Art sein, wie Angst, Unsicherheit, Entsetzen; sie können positiver Art sein, wie Beruhigung, Freude oder starke ästhetische Beeindruckung, um nur einige zu nennen. Ihr Freisetzen bis hin zur Abreaktion im Sinn leichter oder auch stärkerer Katharsis mit motorischen Reaktionen der Atmung, der Gesichtsmuskulatur usf. sowie ausgeprägten verbalen Formulierungen hat befreienden Charakter. Der Therapeut unterstützt ebenso Trauer wegen eines Verlustes wie den Ausbruch der Tränen wegen einer ohnmächtigen Situation. Die damit gelegentlich verbundene Scham soll er verständnisvoll ansprechen und die Reaktion als Akt einer therapeutischen Entlastung schätzen. Das Ergebnis solch einer „Mikrokatharsis" ist eine emotional-affektive Neutralisierung anfänglich emotional besetzter KB-Inhalte. Diese wandeln sich dabei, und der Patient gewinnt größere kognitive Klarheit über die Bedeutung dieser Inhalte und wachsende Kenntnis der Zusammenhänge. Das war ihm vor Abreaktion dieser affektiven Besetzungen noch nicht möglich. Die Freisetzung von Affekten ist also nicht Selbstzweck. Sie ist Mittel zum Zweck, um die unter 8.1 und 8.2

verfeinerte Innenwahrnehmung

Abreaktion

Mikrokatharsis

Gewinnung kognitiver Klarheit

angestrebte kognitive Klarheit gerade dort zu vertiefen, wo z. B. fixierte Bilder Störfaktoren anzeigen. Ausgeprägte kathartische Reaktionen werden in der KiP allerdings selten beobachtet. Sie treten allenfalls einmal beim Durchleben und Durchleiden frühkindlicher traumatisierender Szenen auf. Im Rahmen der Grundstufentechnik geschieht das sehr selten.

Feedback-Wirkung

Objektcharakter des Konfliktes

8.4 Rückwirkung der Bilder und ihrer Verbindlichkeit als Teile des Ich, Förderung der kreativen Entfaltung: Die Vergegenwärtigung und Versachlichung katathymer Inhalte fördert die Klarheit der Imaginationen. Die sich darstellenden Konflikte werden prägnanter hinausprojiziert. Sie scheinen etwas vor den geschlossenen Augen zu stehen. Der Konflikt als ein „greifbares Objekt" tritt also damit in Distanz. Dieses nach außen verlagerte Objekt ist Teil des eigenen konflikthaften Ich und lässt sich betrachten und kritisch durchmustern. Die Strukturen des Bildes können eingeordnet und auf ihren Gefühlston usf. untersucht werden. Wenn später eine Zeichnung (vgl. Abb. 1 und 2, S. 59 f.) davon vorliegt, können aufkommende Anmutungen und Einfälle in der gemeinsamen Betrachtung mit dem Therapeuten (oder mit einer Gruppe) das Verständnis dafür erweitern. Diese Betrachtungen und eine Fokussierung auf Details haben in der einen oder anderen Form unmittelbare Rückwirkung (Feedback) auf das Ich. Einerseits ist zwar der spontane Gestaltungsdrang durch das Hinausprojizieren des eigenen Konfliktes als Moment der natürlichen Selbstheilungstendenz (wie auch beim Nachttraum) relevant. Andererseits hat die Wiederaufnahme des herausgestellten Bildes durch das wahrnehmende und sich erneut beeindrucken lassende Ich eine Rückwirkung und damit eine wichtige therapeutische Bedeutung. Ein Kreisprozess kommt zustande. Er fördert eine unbewusste, vorbewusste oder auch kognitiv klare innere Auseinandersetzung mit dem Bild, die sich fortsetzt. Je nach dem Niveau der Klärung des herausgestellten Bildes bleibt dieser Prozess teils halb vor-, halb unbewusst im Bildhaften stehen, teils wird er bis zu Gewinnung kognitiver Einsichten hin bewusst. Die Selbstinterpretation der symbolischen Zusammenhänge und Einfälle zu den Bilddetails sind dessen Höhepunkt. Für die Grundstufe ist es also z. T. charakteristisch, dass schon im Rahmen einer Kurztherapie der Prozess der inneren Auseinandersetzung auf der vorbewussten Ebene gefördert wird. Er erhält damit Anstöße zur Weiterentwicklung der Tagtraumszenen. Diese zeigt sich in den schon erwähnten sich entfaltenden kreativen Bildgestaltungen. Die anfänglich kargen und blassen Szenen werden lebhafter, reicher, von Mensch und Tier belebt, größere Welten tun sich auf. Der Patient lernt, die anfangs schwierigen und kaum zu überwindenden Verhinderungsmotive im Probehandeln aufzulösen. Diese werden allmählich lockerer, freier und unproblematischer. – Die Folge der vorbewussten, lange Zeit noch allein vom Bild ausgehenden Feedback-Wirkung hat eine gewisse Eigenständigkeit. Man sollte sie nicht unterschätzen. Als eine *emotional getragene Auseinandersetzung* kann sie wirkungsvoller sein als die vorzeitige kognitive und intellektuelle Bearbeitung durch den Therapeuten. Boss (1953) hat in der daseinsanalytischen Bearbeitung des Nachttraumes die Bedeutung des „Im-Bild-stehen-Lassens" gezeigt. Es erlaubt, das imaginierte Bild in seiner ganzen Spannweite als Metapher mit seiner vielschichtigen Bedeutung zu begreifen, statt es durch Unterteilung und Begriffe zu entleeren. Aus diesem Grund ist die unter 1. hervorgehobene Vergegenwärtigung so bedeutsam. Sie wird noch verstärkt, indem eine imaginierte Szene länger, fast meditierend stehen gelassen wird. Damit kann sie in aller Ruhe betrachtet werden und

Selbstheilungstendenz

vorbewusste Auseinandersetzung

eigenständige emotionale Auseinandersetzung

phänomenologischer Ansatz von Boss

wirkt auf den Patienten ganz unmittelbar. Unter Umständen bahnen sich nun schon Wandlungen an, die auf einen therapeutischen Einfluss hinweisen. Das trifft für konflikthafte Inhalte ebenso zu wie für konfliktfreie. Die Feedback-Wirkung kann – wie gesagt – verstärkt werden, wenn der Therapeut die Vergegenwärtigung auf spezifische Teilinhalte des Bildes fokussiert. Ein eigentümliches Hin- und Herpendeln zwischen dem diffus gefühlshaften Anmuten, Erfahren und Erfassen von Emotionen und dem prägnanten Bild als Objekt dessen charakterisiert diesen Prozess.

Verstärkung der Feedback-Wirkung

An anderer Stelle (Leuner 1983) habe ich die Gedanken über diese Rückwirkung ausführlich erläutert und die überraschende Verbindlichkeit dieses Vorganges nachgewiesen. Experimente haben nämlich gezeigt, dass zwischen dem Symbol und dem dahinter stehenden unbewussten emotionalen Konflikt eine enge funktionale Einheit besteht. Die auf das therapeutische Bild zielende Intervention des Therapeuten wirkt von sich aus auf die unbewusste Konfliktdynamik der Person. Das hineinprojizierte Bild ist ein Teil des eigenen Ich, gewissermaßen vergleichbar einer Ausdehnung der Ich-Grenzen auf diesem Bild. Analoge Erfahrungen kennen wir vom Zen-Bogenschießen und von der Ausdehnung der Ich-Grenzen auf uns umgebende Körper, z. B. auf die Grenzen der Karosserie unseres Autos (Leuner 1983).

Verbindlichkeit dieses Vorganges

Dieser Feedback-Vorgang steht nicht im Gegensatz zu dem unter 8.2 hervorgehobenen kognitiven Klärungsvorgang. Beide wirken meist parallel: der hier abgehandelte in der ersten, der unter 8.2 besprochene in einer späteren Phase der Therapie. Beide können nebeneinander herlaufen und befruchten sich gegenseitig. – Das mag zunächst etwas theoretisch klingen, ist aber nur der Versuch einer Abstraktion der in den vorangestellten technischen Anweisungen und dazugehörigen Beispielen beschriebenen Funktionen des Symboldramas.

präverbale Auseinandersetzung und Klärung

8.5 Beobachtung der therapeutischen Entwicklung in der Imagination durch Wandlungsphänomene: Synchrone Wandlungsphänomene stellen sich im Verlauf der fortschreitenden Therapie in der Imagination an der Entwicklung des Bachlaufes, der Landschaft beim Blick vom Berg oder diskreter nach fast jeder Sitzung oder anderen therapeutischen Einflüssen durch oft schon minimale Wandlungen dar (vgl. S. 59/60). Sie bieten für den Therapeuten eine Möglichkeit, den Verlauf und die Entwicklung seiner Interventionen zu verfolgen. Aber auch für den Patienten sind sie Ermutigung und Bestätigung. Der Therapeut sollte deshalb auf sie hinweisen und sie gelegentlich verbal im Sinn einer „Belohnung“ (Reinforcement) verstärkend ansprechen. Auch im Vorfeld der vom Patienten selbst wahrnehmbaren therapeutischen Entlastung seiner Symptome ist das zweckmäßig. Bleiben vom Therapeuten erwartete Wandlungsphänomene jedoch aus, kann er dadurch diagnostisch ermessen, ob der therapeutische Prozess zurzeit an einer bestimmten Stelle stagniert oder nicht. Ich-Abwehren und Widerstände liegen vor, die in der Regel auf ein Übertragungsproblem zurückgehen. Dann wird es notwendig, die therapeutische Beziehung genauer zu untersuchen.

Beobachtung durch Wandlungsphänomene

Um darüber hinaus dem Patienten Stagnation oder Fortschritt des therapeutischen Prozesses präzise zu veranschaulichen, habe ich auf der Grundstufe ein dafür geeignetes diagnostisches Motiv angegeben. Es zeigt mit erstaunli-

Verfolgung des therapeutischen Prozesses

cher Folgerichtigkeit die Simplizität der projektiven Funktionen. Vor allem der noch unsichere Therapeut wird den Fortschritt des Behandlungsprozesses gern damit zur Darstellung bringen.

Der technische Schritt ist die Einstellung des Motives eines *Hausneubaues*. In gewissen Abständen wird dem Patienten (nach jeweils einer Reihe von Sitzungen oder bei einer passenden Gelegenheit im katathymen Panorama) nahe gelegt, sich einen „Neubau" vorzustellen. Dabei bleibt offen, was mit „Neubau" im Einzelnen gemeint ist. Mit großer Regelmäßigkeit zeigt sich zu Beginn der Therapie eine ausgehobene Baugrube. Im Verlauf der weiteren Behandlung werden dann verschiedene Baustufen deutlich: Der Keller wird ausgemauert, das erste Stockwerk und das zweite werden ausgeführt, und das Dach wird gedeckt. Die typischen Schritte des Innenausbaues folgen, bis das eingerichtete Haus fertig ist. Auch hier hat es (wie beim Motiv des Rundblickes) den Anschein, als hätte die Psyche ein inneres Maß für den Verlauf und den Abschluss einer Therapie, gewissermaßen für den unbewussten Bogen der Entwicklung der Behandlung. Prägnant sind umgekehrt aber auch Szenen, in denen der Neubau nicht fortgesetzt wird, etwa die Arbeiter streiken, Material fehlt usf. Besonders interessant sind Lösungen des neuen Baues, die unangemessen, unrealistisch oder überhaupt als illusionäre Versuche wirken.

Fehlentwicklung

Statt eines Wohnhauses entsteht ein Hochhaus mit komplizierter Betonkonstruktion, ein Schloss, ein Palast o. a. Darin zeichnen sich unreife (oft narzisstische) Entwürfe des grandiosen eigenen Selbst ab und spiegeln illusionäre Erwartungen an die Therapie wider. Die Analyse und langsame Korrektur derartiger narzisstischer Fehlerwartung bedürfen einer sehr fundierten Ausbildung in Tiefenpsychologie und im Umgang mit Imaginationen. Auch diese Szenen können eine Rückwirkung im Sinne der sich anbahnenden Einsicht und nachfolgenden Korrektur des Entwurfes haben.

22. Kapitel Übertragung und Gegenübertragung in der KiP

Therapeutenverhalten technisch betrachtet

Bislang habe ich die Leitung des Tagtraumes und die Interaktionen des Therapeuten allein von der technischen Seite beschrieben. In der KiP entsteht – analog zu anderen psychodynamischen Verfahren – eine ganz spezifische emotionale Konstellation, die mit den Begriffen von Übertragung und Gegenübertragung umrissen wird.

Übertragung von Gefühlen

In jeder Psychotherapie überträgt der Patient früher oder später, mehr oder weniger ausgeprägt, Gefühle auf den Therapeuten. Sie beruhen zum großen Teil auf einer unbewussten Wiederbelebung der Beziehungen zu wesentlichen Personen aus der Kindheit des Patienten. Das können mütterliche oder väterliche Gestalten sein oder andere, die eine bedeutsame emotionale Rolle („Liebesobjekte") gespielt haben. Diese Gefühle können in der Therapie dauernd mit im Spiel sein oder nur zeitweilig. Erst wenn sie bis zu einem gewissen Niveau angestiegen sind, können sie wahrgenommen werden. Sind sie positiver Art, spricht man verallgemeinernd von „positiver Übertragung". Sie kann ein hohes Sympathieniveau, sogar echte Verliebtheit beinhalten. Werden negative Gefühle wie Unsicherheit, Ängstlichkeit, Ärger oder Protest mobilisiert, spricht man pauschal von einer „negativen Übertragung". Einfälle zu dem herrschenden Übertragungsgefühl zeigen dann, zu welcher Person derartige Gefühlsbeziehungen in der frühen Kindheit bestanden haben. Man spricht z. B. von „Vaterübertragung", „Mutterübertragung", der Übertragung der Beziehung zu einer Großmutter usf. – Sofern es sich um eine Kurzpsychotherapie von 20 – 30 Sitzungen handelt, bedarf es selten der Bearbeitung der Übertragungsgefühle. Behindern sie aber die Therapie im Sinn einer „Übertragungsneurose", kann eine negative Übertragung ein erhebliches Störmoment im Symboldrama werden. Die Beziehung zwischen Patient und Therapeut ist dann empfindlich gestört und verzerrt. Sie behindert den Fortgang des therapeutischen Prozesses oder stellt ihn überhaupt infrage. Beispielsweise kann der Patient dadurch gehindert sein, überhaupt zu imaginieren.

„positive" und „negative" Übertragung

Übertragungsneurose

Gegenübertragung

Im Zusammenhang damit steht häufig das sich daran anschließende Gegenstück: die Übertragung vonseiten des Therapeuten auf den Patienten, die „Gegenübertragung". Statt sein therapeutisches Werkzeug souverän zu gebrauchen, reagiert der Therapeut auf die negative Übertragung des Patienten ebenfalls emotional und projiziert eigene, noch nicht ausreichend analysierte emotionale Probleme frühkindlicher Beziehungen unbewusst auf den Patienten. Zum Beispiel mag sich der Therapeut ärgern, wenn der Patient nun nicht tut, was er von ihm erwartet, etwa wenn er nur mangelhaft oder gar nicht imaginieren kann. Dadurch leidet die Kommunikation wechselseitig erneut, und die Therapie stagniert auch in anderer Weise. Treten in einer Psychotherapie Schwierigkeiten irgendwelcher Art auf, ist diese Beziehungsstörung

Störung des KB

fast immer der Grund dafür. Da dies häufig unbewusst abläuft, stößt die Klärung auf Schwierigkeiten. Allein eine subtile Analyse der Situation in der Supervision (einzeln oder in der Gruppe) kann dann die Gegenübertragung bewusst machen und die Übertragung des Patienten klären. Ist das gelungen und dem Therapeuten einsichtig geworden, kann selbst eine aussichtslos erscheinende Stockung der Behandlung überwunden werden.

spezielle Situation in der KiP

Worin liegt nun die spezielle Konstellation von Übertragung und Gegenübertragung in der KiP?

Verglichen mit überwiegend verbal orientierten Psychotherapieformen tritt die Übertragung frühkindlicher emotionaler Beziehungen auf der Grundstufe weitgehend oder doch wenigstens über sehr lange Strecken in den Hintergrund. Deshalb ist sie als beeinflussender Faktor gering zu veranschlagen und wird auch nicht – wie in der Psychoanalyse – zum Mittel der Therapie. Sie ist aber auch nicht ganz auszuschließen und tritt in zwei Situationen in den Vordergrund:

zwei Störungsformen

1. wenn die negative Gefühlsübertragung auf den Therapeuten bereits in der Phase der ersten Begegnung z. B. bei Erhebung der Vorgeschichte oder beim ersten Versuch der Anwendung von Imaginationen entsteht. Ich denke an Patienten mit Scheu, Ängstlichkeit oder Misstrauen dem Therapeuten gegenüber, die durch eine vertrauenerweckende Gesprächsführung nicht abzubauen sind.

2. wenn im Verlauf der Therapie eines schwer gestörten Patienten (z. B. narzisstische oder Borderline-Struktur) regressiv betont negative Inhalte auftreten und die Beziehung stören. Die damit verbundene, oft verdeckte Beeinträchtigung der Behandlung regt beim weniger erfahrenen Therapeuten eine ihn irritierende Gegenübertragung an.

In beiden Fällen stößt der über das Ausbildungsniveau der Grundstufe noch nicht hinausgelangte Therapeut zunächst an seine Grenzen. Er hat dann die Wahl, den Patienten an einen erfahreneren Therapeuten abzugeben oder die Behandlung einer sorgfältigen Einzel- oder Gruppensupervision zu unterziehen. Das Problem von Übertragung und Gegenübertragung habe ich sehr ausführlich in dem großen Lehrbuch (Leuner 1987) in einem speziellen Kapitel abgehandelt.

Gründe für die speziellen Verhältnisse im KiP

Ich möchte an dieser Stelle die für die Grundstufe viel wichtigere und erstaunliche Tatsache der untergeordneten Bedeutung von Übertragung und Gegenübertragung und die Gründe dafür erklären. Auf diese Weise kann ich die wichtige und sehr spezifische Beziehungsstörung des Verhältnisses Patient/Therapeut in der KiP vor Augen führen. Es gibt drei Gründe für die relativ untergeordnete Rolle der Übertragungs- und Gegenübertragungsbeziehungen in der Praxis des Symboldramas.

a) Therapie auf der Grundstufe ist allgemein auf eine Kurztherapie beschränkt.
b) Die Übertragungsgefühle des Patienten werden vorzugsweise auf die Ebene des Tagtraumes projiziert.

c) Das Setting der KiP setzt die Gefahr einer ausschließlichen Kind-Eltern-Projektion herab.

Kurztherapie

Zu a: Bereits in der psychoanalytischen *Kurztherapie von 15–30 Sitzungen* tritt selten eine ausgeprägte Übertragungsneurose auf, sondern es herrscht ein positives Übertragungsniveau vor (Loch 1967). Das ist zwar eine relativ pauschale Aussage, sie trifft aber auf die KiP auch zu.

Projektionsschirm des Tagtraumes

Zu b: Die projektiven Kräfte des Patienten (Projektionsdruck), mit denen er frühkindliche emotionale Beziehungen auf den Therapeuten überträgt, werden in der KiP weitgehend auf dem projektiven Schirm des Tagtraumes gebunden. Der Tagtraum ist der wichtigste, im Bewusstsein des Patienten vordergründigere Projektionsschirm als der neben ihm sitzende Therapeut. In der Psychoanalyse und anderen verbalen Methoden ist der Therapeut hingegen der maßgebliche Zielort der Übertragung von Projektionen (Abb. **4a** u. **b**). Die äußere Konstellation (Setting) der Psychoanalyse ist bekanntermaßen sogar spezifisch dafür gestaltet, die Übertragungsneurose zu fördern.

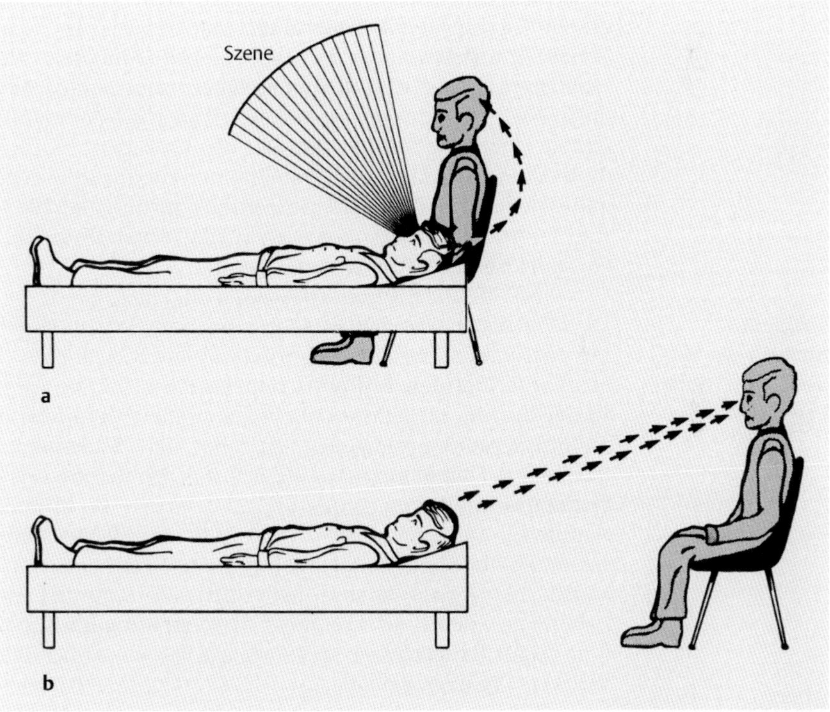

Abb. **4a** u. **b** Die projektiven Übertragungsverhältnisse in der KiP (**a**) unterscheiden sich von denen der Psychoanalyse (**b**) vor allem dadurch, dass sich die projektive Dynamik überwiegend auf dem Projektionsschirm des Tagtraumes manifestiert. Sie ist dadurch phänomenologisch sehr prägnant und nimmt das Bewusstsein des Patienten ganz überwiegend in Anspruch. Nur noch eine schwächere Nebenprojektion kann den Therapeuten treffen. Im Fall der Psychoanalyse (**b**) ist der maßgebliche Therapeut das maßgebliche Objekt der Übertragungsprojektionen.

Beispiel

Beispiel (24)

Ein erwachsener Patient mit depressiver Neurose erlebt während einer Imagination eine Altersregression. Er ist 11 Jahre alt und wird in das Weihnachtszimmer geführt. Sein Vater eröffnet ihm hier mit strengen, missbilligenden Worten, dass sein erwartetes Lieblingsgeschenk, ein Kasperletheater, nicht er, sondern der anwesende Bruder bekomme. Diese Szene wird in der KiP ganz klar als die damalige Interaktion des Elfjährigen mit seinem Vater erlebt. Die entsetzte Reaktion des Jungen in der imaginierten Szene ist eine Verdichtung der gestörten Vater-Sohn-Beziehung. Dieses revitalisierte Verhältnis ist also im Original wiedererweckt. Aufmerksamkeit und der ganze Affekt des Patienten sind in diesem Moment daran gebunden. Das Gefühl der Ohnmacht und Kränkung steht ganz im Vordergrund. Es wird aller Wahrscheinlichkeit nach nicht nur in das Tagtraumbild, sondern auch auf den neben ihm sitzenden Therapeuten im Sinn einer Vaterübertragung projiziert. Gleichzeitig aber wird er der korrigierenden Erkenntnis nicht ausweichen können, dass es sich dort (im Tagtraum) um seinen Vater und hier um seinen verständnisvollen, helfenden Therapeuten handelt.

Kommentar

Im Vordergrund des Erlebens steht die Szene des Tagtraumes, etwas vor den geschlossenen Augen. Trotz allem mag ein Teil des symboldramatischen Erlebens den Therapeuten mit einbeziehen (Abb. **4a**). Welches Ausmaß diese „Nebenprojektion" hat und in welchem Ausmaß sie die Rolle des eigentlich hilfreichen Therapeuten verzerrt und ihn analog dem Vater feindselig erscheinen lässt, muss offen bleiben. Der KiP-Therapeut in Ausbildung sollte lernen, diese Übertragungen wahrzunehmen und zu bearbeiten. Die „Nebenübertragung" schwingt wahrscheinlich immer mit und ist bei sublimer Analyse der Tagtrauminhalte auch in diesen häufig mitzulesen, ohne jedoch schon den Fortgang der Therapie zu behindern.

spezielles Setting der KiP verglichen mit Psychoanalyse

Zu c: *Das Setting der KiP, verglichen mit dem der Psychoanalyse:* Das Setting der KiP bietet eine weitere Begründung für die relative Konstanz der Übertragungsbeziehung. Ich gehe dabei wieder von einigen psychoanalytischen Vorstellungen aus. Stärker als in fast allen anderen Formen der Psychotherapie (ausgenommen Hypnose) befindet sich der Patient im Zustand des Tagtraumes auf einer regressiven, d. h. ontogenetisch sehr frühen emotionalen Ebene des bildhaften, symbolischen Erlebens. Da diese Regression in der KiP therapeutisch bewusst eingeleitet und auch wieder aufgehoben wird und da sie durch die Kontinuität des Tagtraumes (Bildbewusstsein) relativ konstant bleibt, da darüber hinaus durch den kontinuierlichen verbalen Austausch zwischen Patient und Therapeut dieser ständig im Bild über die Regressionstiefe seines Patienten ist, sprechen wir von einer *kontrollierten Regression.* Mit anderen Worten, das Ich des Patienten nimmt emotional partiell die Rolle eines Klein- oder Kleinstkindes an. In dieser Hinsicht besteht zu dem neben ihm sitzenden Therapeuten ganz überwiegend eine Kind-Mutter-Beziehung. In ihr ist die hauptsächliche Gefühlseinstellung des Patienten die vom sog. anaklitischen Hingabetypus (Spitz 1956). Diese Hingabe bezieht sich auf den Therapeuten, den erlebten Tagtraum und die durch den Tagtraum entfalteten Gefühle. – Betrachten wir diese durch die Eigenart der für die KiP typischen anaklitischen Übertragung, so liegt nahe, dass der Therapeut darauf intuitiv und von selbst eingeht, d. h. eine ergänzende, beschützende mütterliche Rolle

kontrollierte Regression

anaklitische Übertragung

übernimmt. Das geschieht bei dem noch wenig geschulten Therapeuten ganz unkontrolliert. Jedoch gibt es einen wichtigen Grund, die ausgeprägte Kind-Mutter-Beziehung nicht unreflektiert fortzusetzen. Die Gesamtbeziehung ist nämlich durch das zu betrachtende eigentümliche „Sowohl-als-auch" gekennzeichnet. Unter dem anaklitischen Schutz des Therapeuten erhält der Patient nämlich den Auftrag, die Tagtrauminhalte beobachtend zu erforschen, im Tagtraum verschiedenerlei Aktivitäten zu entfalten und Leistungen zu vollbringen. Damit setzt er sich gelegentlich auch schwierigen Situationen aus, die seine Selbstständigkeit und seine Durchsetzung fordern. Diese Rolle widerspricht der des sich ausschließlich passiv hingebenden Kleinkindes. Das Ich des Patienten ist also im Tagtraum gespalten: Einerseits werden regressive Züge angeregt, andererseits zu einem Teil aber auch partiell progressive Positionen. In der KiP werden die reiferen Anteile des Ich sukzessiv immer stärker angesprochen. Der Therapeut, dazu im Prinzip angeregt, kann und darf nicht ausschließlich eine diatrophe Sorgehaltung einnehmen, die erfahrungsgemäß die Entfaltung der Eigenständigkeit der Person behindert. Vielmehr muss er mehr Anstöße zu verschiedenerlei, wenn auch kleinen Reifeschritten des Ich in Form eigenständiger Tagtraumaktivitäten geben. Darin liegt sogar eine seiner wichtigsten Aufgaben. – Am Rand ist zu vermerken, dass die anaklitische Schutzfunktion des Therapeuten aber auch eine wichtige Hilfe ist, um einige der spät entwickelten Abwehrmechanismen, z. B. Intellektualisierung und Rationalisierung, in der Sitzung aufzugeben. Aber auch Ängste vor aufkeimenden Impulsen usf. mindern sich durch den Schutz des Therapeuten. Schon Nunberg (1975) hat auf die Bedeutung der Schutzfunktion des anwesenden Therapeuten hingewiesen. Sie ist einer der Gründe, warum Selbstübungen des Patienten mit Imaginationen problematisch sind und selten befriedigend gelingen. Tagtraumtechniken, in denen der Patient für sich allein übt, wie etwa die Oberstufe des autogenen Trainings und die aktiven Imaginationen (Jung), zeigen andere Resultate als die KiP. Das Symboldrama ist eine betont dialogische Methode in der Zusammenarbeit eines Zweipersonen-Teams zur Bearbeitung unbewusster psychischer Konflikte.

Ich-Spaltung

Um diese hier mit Begriffen der psychoanalytischen Theorie skizzierte Relation der dialogischen Dynamik zwischen Patient und Therapeut zu veranschaulichen, habe ich ein Bild als Modell gewählt.

Modell des Tauchers

Die Situation erinnert mich an die *Tauchexpedition* früherer Jahre. Ein Boot fährt hinaus, ein Taucher springt ins Wasser. Er steht in engster, vitaler Beziehung zu dem Leiter der Tauchexpedition im Boot. Er ist mit ihm durch ein Seil und einen Schlauch, der ihm die Luft zum Atmen zuführt, und durch eine Telefonleitung verbunden. Expeditionsleiter und Taucher arbeiten an einer gemeinsamen Aufgabe: der Erforschung von Dingen auf dem Meeresgrund. Sie haben aber ganz unterschiedliche Rollen. Der Taucher ist einerseits abhängig vom Expeditionsleiter, er ist andererseits aber wesentlich auf sich selbst gestellt. Durch den Telefonkontakt berichtet er dem Leiter der Expedition, was ihm auf dem Meeresboden begegnet und welche Schwierigkeiten er mit der Lösung der gestellten Aufgabe hat. Umgekehrt erhält er vom Expeditionsleiter Rat, wie er weiter vorgehen könne, bekommt u. U. auch Instrumente heruntergereicht, um zum Ziel zu gelangen. Die Analogie zwischen diesem Bild und der dialogischen Beziehung im KB besteht also in drei Momenten: Abhängigkeit des Taucher-Patienten, unabhängig davon seine selbstständige Aktivität, in

Schutz und Fürsorge eingebettet als teamartige Zusammenarbeit. Einer ist auf den anderen angewiesen, um die gestellte Aufgabe der Erforschung der Tiefsee durchzuführen. Es gibt kein Über- und Unterordnungsverhältnis, kein Verhältnis zwischen Erwachsenem und Kind, sondern nur zwischen zwei weitgehend Gleichberechtigten, in der Psychotherapie mit dem englischen Begriff der Peer-Situation charakterisiert. In Bezug gesetzt zur psychoanalytischen Begriffssprache bezieht sich der Vektor der Abhängigkeit des Taucher-Patienten auf den stark regressiven kindlichen Anteil des Ich, der Vektor der Peer-Beziehung auf den Anteil des reifen, aktiv handelnden Ich des Taucher-Patienten.

Peer-Situation

Damit komme ich zum praktischen Aspekt. Über sehr weite Strecken genügt es auf der Grundstufe, den Interventionsstil nach beschriebenem Verhalten einzurichten.

eine häufige Übertragungsreaktion in der KiP

Ich möchte hier auf die Möglichkeiten schwieriger Übertragungsreaktionen des Patienten nicht eingehen, weil das zu theoretisch bleiben würde. Lediglich der Aspekt einer in der KiP häufigen Übertragung scheint mir bemerkenswert. Jüngere Patienten, denen die Imagination zunächst fremd und vielleicht auch als eine Forderung erscheint, etwas zu leisten, erleben die Aufgabe zu imaginieren wie die Situation in der Schule. Dort wird dauernd eine Produktion gefordert. Die Schulsituation verlängert sich dann noch auf die Beziehung zu jenem Elternteil, der Schulleistung betont hatte. Der Weg, diese Situation zu lösen, liegt in der Klärung der Beziehung, d. h. in der Art, wie der Patient den Therapeuten gegenwärtig erlebt. Vielleicht gelingt es darüber hinaus zu erfahren, an wen ihn dieser erinnert.

häufige Gegenübertragungseinstellung in der KiP

Die am häufigsten auftretenden Gegenübertragungsgefühle des Therapeuten weisen in drei Richtungen:

1. die erwähnte unbewusste emotionale Identifikation mit der Rolle einer überfürsorglichen Mutter oder eines mächtigen, beschützenden Vaters. Beides kann auf Schuldgefühlen beruhen, den Patienten im Tagtraum unvorhersehbaren Szenen oder gar Gefühlen aussetzen. Der Therapeut muss bei dieser Konstellation darauf achten, nicht in der Helferrolle stecken zu bleiben.

2. Häufig haben junge Therapeuten mehr Angst bei Szenen, in denen der Patient in eine gefährliche Situation gerät, als der Patient selbst. Diese *Sorgehaltung* ist auf Dauer nicht förderlich. In Supervisionsseminaren kommt sie zur Sprache und sollte stets reflektiert werden, um zu verhindern, dass sich eine Vermeidungshaltung entwickelt, die die progressiven Möglichkeiten des Patienten blockiert.

3. Jüngere Therapeuten entwickeln angesichts der Kenntnis des neuen Verfahrens und seiner Anwendung das Gefühl von Überlegenheit oder Großartigkeit. Unter Umständen fühlen sie sich in der Rolle eines „Magiers unbewusster Bereiche". Sie mögen für eine Zeit das Gefühl ihrer „Macht" genießen. Aber darin liegen Fallstricke für den Ablauf einer Psychotherapie. Die häufige Teilnahme an Supervisions-(Fallkontroll-)Seminaren allein ist geeignet, Einblicke in diese ihnen unbewussten Fehlhaltungen zu geben.

23. *Kapitel* Indikationen und Kontraindikationen der Grundstufe

Problem der Abgrenzung

Eine wichtige Frage sind die Indikationen und Kontraindikationen eines therapeutischen Verfahrens. In der Psychotherapie stößt es auf Schwierigkeiten, knappe Angaben darüber zu machen. Bei der Behandlung von Neurosen genügt es nicht, von Diagnosen oder Krankheitsbildern auszugehen. Vielfältige Faktoren sind für die Behandlungsprognose zu berücksichtigen.

Prognosekriterien der Grundstufe

1. Art und Ausmaß der Symptomatik erlauben kein ausreichendes prognostisches Urteil.
2. Einen wichtigen Ausschlag gibt das Alter der Symptome: Sind sie älter als 3 Jahre, ist die Prognose belastet, aber auch Fälle mit einer 5 bis 10 Jahre bestehenden Symptomatik konnten mit der Grundstufe behandelt werden.
3. Ein Maß an Leidensdruck des Patienten ist erforderlich, fehlender Leidensdruck ungünstig.
4. Je länger eine Person den Wechselfällen des Lebens symptomfrei standgehalten hat, umso günstiger ist die Prognose.
5. Eine passive Erwartungshaltung dem Arzt gegenüber, Neigung zu Bequemlichkeit bereits bei der Erstuntersuchung oder sofortige, unkritische Zustimmung (Gefügigkeit) sind ungünstig.
6. Zeichen der Verwöhnung und der passiven Abhängigkeit sind dissoziale, narzisstische, spaltende und süchtige Abwehrformen und daher ungünstig.
7. Dagegen ist die Prognose bei aufrichtigen, an aktive und zähe Arbeit gewöhnten Personen günstig.
8. Die Unaufhebbarkeit einer schweren äußeren sozialen und Schicksalssituation beeinträchtigt die Prognose.
9. Eine Sonderstellung nehmen die stark finalisierten Neurosen ein (Extremfall Rentenneurose). Stehen Entschädigungsansprüche in Aussicht, ist das eine Kontraindikation.
10. Voraussetzung für die erfolgreiche Psychotherapie ist Freiwilligkeit, in der ein Teil der Verantwortung für den Behandlungserfolg dem Patienten übertragen werden kann.

Kontraindikation

Schlechte Prognosezeichen für die Grundstufe und damit auch Kontraindikationen für das Symboldrama sind folgende klinische Momente und Diagnosen:

1. mangelnde Intelligenz mit einem IQ unter 85,
2. Psychosen akuter oder chronischer Art oder psychosenahe Zustände,

3. hirnorganische Syndrome,
4. schwere depressive Verstimmung (auch neurotischer Art),
5. mangelnde Motivation, selbst für eine einfache, nicht aufdeckende Therapie.

Bei ausgesprochen hysterischen Neurosen und Borderline- und narzisstischen Syndromen sind weitergehende Techniken erforderlich.

Insofern müssen bei der Beurteilung der Kontraindikation auch der Ausbildungsstand, die Fähigkeit und Geübtheit des Therapeuten berücksichtigt werden. Von seiner Einstellung, seiner klinischen und seiner Selbsterfahrung sowie Sensibilität und Schulung zur Empathie hängt das Gelingen der Therapie ab.

nosologische Gesichtspunkte

Indikationen der Grundstufe nach Krankheitseinheiten

1. Sog. neuro- bzw. psychovegetative Störungen und psychosomatische Krankheitsbilder mittelschwerer Art,
2. Abbau der funktionalen oder psychischen Komponente bei internen oder anderen Erkrankungen,
3. Angstzustände und Phobien,
4. depressive Neurosen,
5. Neurosen mit vorwiegend psychischer Manifestation mittleren Grades,
6. charakterneurotische Anpassungsstörungen,
7. psychoneurotische und charakterneurotische Störungen im Kindesalter,
8. Anpassungsstörungen im Pubertäts- und Jugendalter,
9. Zustände nach Traumatisierungen.

Behandlungsziel

Auf der Grundstufe wird man sich mit begrenzten Ergebnissen zufrieden geben müssen. Das betrifft ganz besonders die Behandlung von Verhaltensstörungen bzw. Charakterneurosen. Eine Auflockerung der Charakterpanzerung vor allem bei kontaktgestörten und gehemmten Zwangsstrukturierten und schizoid Strukturierten ist aber mit dem Repertoire der Grundstufe möglich. Die Behandlung schwerer phobischer Ängste findet ihre Grenzen. Ein besonderes Kapitel sind die häufiger gesehenen Borderline-Fälle. Ihre Behandlung mit der KiP kann sehr erfolgversprechend sein. Diese Gruppe von Patienten gehört aber für den Grundstufentherapeuten zu den Kontraindikationen. Zum Teil ist die Diagnose schwierig, da die strukturelle Störung maskiert sein kann.

Kriterien nach den Inhalten der Imagination

Prognostische Hinweise aus den Inhalten der Imagination

Das Symboldrama hat einen diagnostischen Aspekt. Häufig gewinnen wir in den ersten 4 Sitzungen diagnostische Hinweise aus der Eigenart der fixierten Bilder und dem Ausmaß ihrer regressiven Darstellung. Eine Reihe typischer Neurose- und anderer Zeichen in der KiP verweisen auf das Maß der Gestörtheit. Mitunter sind es auch später auftretende Schlaglichter, die wegen ihrer Eindringlichkeit besonders hervortreten. Aus langer Erfahrung sind wir jedoch klüger geworden: Zeigen sich diese pathologischen Inhalte in den ersten Sitzungen, muss ihre Ursache geprüft werden. Sind sie Ausdruck einer aktuellen

Problematik oder einer Krise? Dann können sie zwar eine schwere Gestörtheit vortäuschen. Sie betrifft jedoch nicht die gesamte Person, sondern nur eine aktuelle Situation wie etwa den schmerzlichen Verlust eines Menschen. Die gegenwärtige und die zurückliegende Vorgeschichte und das Verhalten des Patienten müssen gemeinsam in Betracht gezogen werden, denn tatsächlich kann eine aktuelle Krisensituation eine schwere Gestörtheit vortäuschen. – Umgekehrt ist auch das Ausmaß der Ich-Stärke, der Fähigkeit, mit sozialen Belastungen und Symptomen fertig zu werden, zu berücksichtigen. Die gesunden Anteile des Ich müssen einbezogen werden. Dramatische und archaische Inhalte der ersten KB-Sitzungen bedeuten also nicht unbedingt eine schlechte Prognose, sind aber doch sehr suspekt. – Ich werde nachfolgend eine Reihe von typischen, extrem ausgeprägten KB-Inhalten wiedergeben, die als ungünstige Prognosezeichen gelten können.

Extremausprägungen in der KiP

Solche liegen vor, wenn beispielsweise die Inhalte der KiP an den verschiedensten Stellen überwiegend depressiver Art sind: Es regnet, oder die Wiese ist verdorrt; ein Morast, ein Konzentrationslager (in dem sich halb verhungerte Gestalten befinden) tauchen auf. Versuche, in derselben oder einer anderen Sitzung ein positives Motiv in einer vielleicht entfernteren geographischen Lage zu finden, etwa das Aufsuchen eines Strandes am Mittelmeer, führen zu keiner Veränderung. Auch dort ist es grau, das Meer bleiern, der Strand leer, weit und breit keine Menschenseele usf. Der Bach ist bald gestaut, das Wasser ist schmutzig oder brackig, aus der Quelle kommt wenig Wasser. Am Bergmotiv manifestieren sich ausgeprägte Störungen in der Unfähigkeit, den Berg zu besteigen, weil er extrem hoch oder steil ist, ringsherum aus glatten Felsen oder aus einem unnatürlichen Material, z. B. Kunststoff, besteht. Eine Auffahrt auf den Berg wird abgelehnt, er gelingt nicht, weil es auf der Spitze extrem kalt oder stürmisch ist oder negative Gefühle ausgelöst werden. Ein Blick in die Ferne ist nicht möglich. – Die Prognose ist immerhin getrübt, wenn die Landschaft beim Rundblick nichts anderes zeigt als ringsum dichte Wälder ohne Zeichen menschlicher Ansiedlung. Das Motiv des Waldrandes kann eine schwere Gestörtheit durch erhebliche Ängste schon bei der Annäherung an den Wald signalisieren.

Abstruse, bizarre und fantastische Bildungen im Symboldrama sprechen wohl immer für eine aktuelle schwere Störung, besonders wenn Anamnese und Gesamtverhalten eine gestörte Person zeigen. Dann ist die Behandlung auf der Grundstufe kontraindiziert. – Ich achte auch darauf, ob sich in der Landschaft unvereinbare Stilbrüche zeigen: Ein Teil der Landschaft ist mitteleuropäisch, ein anderer exotisch und fremdländisch (Abb. **1**, S. 59). Nicht ganz so schwer ist die Störung, wenn sich folgende Missverhältnisse zeigen: Ein sommerlicher Teil steht einem herbstlichen, ein nächtlicher einem bei Tageslicht gegenüber.

Ich begnüge mich mit diesen wenigen Beschreibungen, die nur Beispiel für die Vielfalt extrem gestörter Ausdrucksgestaltungen des Symboldramas sind. Geht man in Einzelheiten, so verdeutlicht in extremen Fällen eine Vielzahl von Verhinderungsmotiven oder fixierten Bildern, von denen sich bald eines an das andere reiht, das Ausmaß der Gestörtheit.

„lärmende Symptomatik“

Eine in der Neurosentherapie wichtige Erfahrung ist noch zu erwähnen. Die Schwere einer Symptomatik wie auch die Dramatik eines Tagtraumes, also eine „laute" oder „lärmende" Symptomatik spricht nicht unbedingt gegen eine gute Behandlungsprognose. Meist sind es hysterisch strukturierte Patienten, die sich durch hyperexpressive Tendenzen und Darstellungsweisen vor sich selbst und dem Therapeuten in Szene setzen. Daraus darf umgekehrt wieder nicht geschlossen werden, dass diskrete Inhalte in der KiP und eine diskrete Symptomatik wie etwa psychogene Kopfschmerzzustände oder charaktergepanzerte Persönlichkeiten prognostisch günstig seien.

Gefahren und maskierte Kontraindikationen

Gefahren der KiP

Solange die KiP gemäß den hier dargestellten Anleitungen von einem sachgerecht weitergebildeten Therapeuten durchgeführt wird, birgt sie keine über das normale Maß hinausgehenden Gefahren. Aber die Kontraindikationen müssen natürlich berücksichtigt werden. Schwierigkeiten können nach unserer Erfahrung dort entstehen, wo eine in ihren Abwehren brüchige Neurosestruktur oder eine maskierte narzisstische bzw. Borderline-Persönlichkeit nicht rechtzeitig erkannt wird. Durch Anwendung der KiP überschwemmen dann mitunter regressive oder infantile Anteile des Ich den Tagtraum mit archaischem Material. Dementsprechende Ängste und depressive Reaktionen können u. a. ausgelöst werden. Probleme entstehen ferner bei extrem hysterisch strukturierten Patienten und solchen mit einer hysterisch-depressiven Mischstruktur. Das zeichnet sich in der Regel schon im klinischen Verhalten, der Anamnese und in den ersten KB-Sitzungen ab. Extrem ungünstig sind neurotisch-depressive Syndrome bei Patienten, deren Ich noch unreif ist, die sich stark an Angehörige anlehnen oder ihre Unselbstständigkeit durch eine symbiotische Beziehung maskieren. – Aus diesen Zusammenhängen wird deutlich, *dass der Psychotherapeut bei der Anwendung der KiP über ausreichende klinische, d. h. auch diagnostische Erfahrungen verfügen muss.* Wie überall in der Medizin ist die Indikation der Behandlung durch die Einschätzung des Falles in seinen vielfältigen Bezügen zu stellen.

Bedeutung einer Supervisionsgruppe

Stellt man die Prognose vorsichtig, sind die Ergebnisse mit der Grundstufe recht günstig. Sie ermutigen den Therapeuten, sich mit der KiP weiter zu beschäftigen. Er sollte aber meinem wiederholten Rat folgen und sich einer Supervisionsgruppe anschließen. Er kann seine Therapie vortragen und den Horizont seiner Anschauungen und Erfahrungen erweitern. Es hat sich herausgestellt, dass auch im Fall einer zweifelhaften Prognose ein *Behandlungsversuch* mit 8 – 10 Sitzungen der KiP sinnvoll sein und die Behandlungsprognose relativ schnell klären kann. Je länger sich der Therapeut systematisch mit einer klar und folgerichtig geführten Therapie mit dem Symboldrama beschäftigt, umso sicherer wird (mit Unterstützung der Supervision) seine Urteilsfähigkeit über die Prognose und Auswahl der Patienten.

Schließlich sollte daran erinnert werden, dass nach einer wichtigen Regel der Therapeut für seinen Patienten ein notwendiges Maß an empathischer Zuwendung aufbringen muss. Besteht hingegen eine spontane negative Gegenübertragung, z. B. in Form einer hintergründigen Antipathie mit der negativen Beantwortung der naiven, an sich selbst gestellten Frage: „Magst du diesen Menschen und glaubst du, mit ihm therapeutisch zusammenarbeiten zu können?", sollte der Therapeut diesen Patienten an einen Kollegen überweisen.

Exkurs: Die Weiterentwicklung der KiP – ein Überblick

Progressionsorientierter Ansatz

Die KiP liefert einen guten Beitrag zu einer progressionsorientierten, psychoanalytisch-systemischen Psychotherapie. Aufgrund der Abschlussberichte großer, langwieriger Forschungsprojekte in den USA fand eine Revision des psychoanalytischen Therapiekonzepts statt. Seine Darstellung und die Bewertung der einzelnen Parameter dieser progressionsorientierten Therapie in Deutschland verdanken wir Fürstenau (1992). Die neue psychotherapeutische Praxeologie ist von Wallerstein (1986, 1990), Luborsky u. Mitarb. (1988) sowie der Forschungsgruppe um Weiss u. Sampson (1986) entwickelt worden. Ihre Basis ist die kritische Bewertung von Therapieprojekten nach dem psychoanalytischen Modell. Es hat sich herausgestellt, dass der Patient nicht vor allem eine Übertragungsbefriedigung und einen Zwang zur Wiederholung seiner Pathologie sucht und auch nicht nur die Interpretationen seines Analytikers. Er möchte auch seine Übertragung in der Behandlung ausdrücklich entkräften. Sein Ziel ist es, gesünder zu werden, und er sucht konkret und ausdrücklich die Gewinnung gesunder Funktionen. Gemessen daran bedeutet Therapie letztlich nichts anderes als eine „professionelle Optimierung von normalen Entwicklungsprozessen, die ihm insgesamt auch nicht ganz fremd sind“. Diese Förderung des Entwicklungsprozesses wird in der KiP vielfältig angestrebt und von selbst häufig verwirklicht etwa in der spontanen Entfaltung von Landschaftsbildern, der Ausweitung der Fantasieproduktionen und der fortschreitenden Beziehungen zu Tieren und Personen in der Imagination. Diese Fortschritte einerseits und die Abwehrformationen andererseits, die schrittweise überwunden werden, spiegeln sich im imaginativen Tagtraum wider und werden immer von neuem an den Modifikationen des Szenarios erkennbar. Die erfolgreichsten Ergebnisse der herangezogenen Studien waren die suggestiven Anteile des Psychotherapeuten, methodisch auf einer „verstehenskommunikativen und damit supportiven Ebene“, die zu einer integrierenden Therapie führen. Die supportiv begründeten Veränderungen sind weit stabiler, dauerhafter und widerstandsfähiger gegenüber zukünftigen Wechselfällen des Lebens als erwartet. Dem steht ein geringer therapeutischer Erfolg des analytisch interpretativen Aspekts gegenüber. Das trifft auch bei schwer gestörten Patienten zu, zu denen vor allem die Ich-strukturell gestörten, die psychosomatischen und narzisstischen Fälle zu rechnen sind. Supportive Prozesse sind nach dieser Vorstellung auch Manöver des Patienten oder Übertragungsheilungen „dem Therapeuten zuliebe“. Auch die Identifizierung mit dem angepassten, konstruktiven Verhalten des Therapeuten führt zu einer Stabilisierung des Patienten, ohne dass innere Konflikte regelmäßig aufgedeckt und bearbeitet werden müssen. Die Beobachtung und positive Wertung heilsamer Anregungen, die ein bekannter normaler Sachverhalt des gewöhnlichen Lebens sind (Fürstenau 1992), werden durch den supportiven und auch suggestiven Wirkungsaspekt der Empathie des Therapeuten verstärkt. Angemessenes Verständnis und Kommunikation verstärken das Gefühl des Patienten, „einen hilfreichen therapeutischen Partner" zu haben. Das wird als der Hauptfaktor der angestrebten „Verständniskommunikation" aufgefasst.

Dafür hat die KiP seit langem breite Vorarbeit geleistet. Das empathische „Mitschwingen" des Therapeuten wird durch die fortlaufenden Schilderungen der Imaginationen durch die Patienten unterstützt und gefördert und entfaltet einen dialektischen Konsens zwischen Patient und Therapeut. In dem entstehenden regressiven Milieu der Imaginationen steht dem Patienten ein intermediärer Spielraum zur Verfügung, in der KiP auch als Teil eines fantasievoll sich gestaltenden Spiels, das übergeleitet werden kann zum „tröstlichen Raum" Freuds und zur schöpferischen Kreativität des Erwachsenen (Ullmann 1988). Selbst in der prognostisch ungünstigen Gruppe der Borderline- und psychosomatisch Kranken kann das dabei häufig vorherrschende „wortlose Einverständnis" in der KiP von großer Bedeutung sein.

Supportiv wirkt allein schon der durch die KiP hervorgerufene Entspannungszustand (Entspannungssuggestionen und auch die Motivvorgabe sind heilungsfördernd). Die Patienten versenken sich häufig in den begleitenden Tagträumen in die guten Bilder. Sie können sich diese merken und dabei auch auf immanente Ressourcen zurückgreifen, die ihnen diese Therapie bietet. In diesem Zusammenhang haben die „Schrittmacher" der Imaginationen affektiv-positiv getönten Charakter und überdauern mitunter lange Perioden, selbst wenn die Inhalte vergessen werden (Leuner 1994, S. 197 ff.). Das Material bleibt „wahr und gültig" (Ullmann 1988). Selbst bisher unbekannte oder verschüttete kreative Erfahrungen können auf diese Weise in Erinnerung gerufen werden. Der supportive Ansatz der KiP erstreckt sich auch auf die gesamten Settings, wie es Bartl (1988, 1990), Jollet (1989) und Wilke (1990) empfohlen haben. Die betonte Einhaltung einer fürsorglichen, anaklitischen Übertragung von Rhythmus, Gewährung von Sicherheit und stützender Zuwendung kann hier Basis sein. Die supportive Auslegung der Therapie erstreckt sich auch auf das „kognitiv-affektive Ziel" einer klaren und vollen Erfassung der Muster normaler, gesunder Lebensmeisterung. Ergänzende und korrigierende Einstellungen gewinnt der Patient aus der Erkenntnis seiner Fehleinstellungen, demonstriert im Selbsterleben der KiP, das im Probehandeln von realen Situationen Korrekturen erfährt. Zielgerichtet können darin Verhaltenslösungen vorgestellt werden mit ihren interpersonalen und verhaltensmäßigen Konsequenzen. Zur Stützung ist nach Fürstenau (1992) auch die Identifizierung mit gesunden Ich-Anteilen und Ressourcen aus der Genese geeignet.

Das kann ebenso durch Imagination der Hier-und-Jetzt-Situation wie durch den Aufbau positiver Objektbeziehungen aus der Vergangenheit geschehen. Dieses umfangreiche Kapitel schließt auch die innerhalb der KiP mögliche Ressourcenaktivierung zum Ausgleich struktureller Ich-Defizite ein.

Die zielgerichtete progressionsorientierte Vorgehensweise in der KiP entgeht einem gewissen suggestiven Einfluss dem Patienten gegenüber nicht, was Fürstenau in Vertretung der neuen Praxeologie nicht verkennt. Die Interventionen sollen jedoch in sensibler Form an die bereitstehenden Ressourcen und positiv orientierten Tendenzen des Patienten anknüpfen, d.h. an seine sich mehr oder weniger spontan entfaltenden Einsichten.

Eine ausführliche Anleitung auf die hier zunächst nur mehr programmatisch darstellbaren Entwicklungen findet der Leser in Leuner (1994, 3. Aufl., Kapitel 5, Abschnitt 1).

Fokussierung der Hier-und-jetzt-Situation

Die Anwendung der KiP geht in der Regel vom Angebot eines einleitenden Motivs aus. Nur selten kann ein Patient auf ein solches Startmotiv verzichten (Leuner 1994). Die Technik der Imagination einer Hier-und-jetzt-Situation unterscheidet sich davon. An die Stelle der Vorgabe eines Motivs, also der Vorstellung eines optischen Kerns der frei gewählten Imagination, tritt eine verbale Formulierung. Diese wird erstaunlicherweise unschwer in eine Imagination übersetzt, wenn der Patient darum gebeten wird. Der vorgegebene verbale Anteil stammt entweder aus einer Äußerung oder einem Begriff des Patienten, oder aus der Rückübersetzung beider durch eine Formulierung oder ein Stichwort des Therapeuten. Der jeweilige Inhalt dieses verbalen „Etwas" hat sich im Prinzip als belanglos erwiesen. Jedoch wird es vom Therapeuten aus der aktuellen Situation in der Behandlungsstunde unmittelbar ausgewählt im Sinne der Bildung eines begrenzten Erlebnisfokus. Die Wahl ist dadurch bestimmt, dass der aufmerksam zuhörende Therapeut glaubt, dass in diesem Fokus die Verdichtung des vom Patienten gegenwärtig vorgetragenen Konfliktthemas enthalten ist bzw. als die Überschrift zu diesem Thema gebraucht werden kann, wenn es, literarisch gesehen, in einem Bericht oder einem Aufsatz niedergeschrieben würde. Der einigermaßen sprachlich geübte Mensch ist gewohnt und hat gelernt, emotional alles bzw. seinen inneren Zustand in verbaler Form auszudrücken, sodass darin ein Bezug zum Inhalt des Erlebten zum Ausdruck kommt: Da zeigt sich häufig eine überraschende Verstehenskommunikation. Die Einstellung eines akuten Konflikts in der KiP habe ich schon frühzeitig und in seinen technischen Möglichkeiten beschrieben (Leuner, 1994, S. 189 ff.). Der entstandene Fokus strafft den psychotherapeutischen Prozess und gibt ihm einen zielgerichteten Verlauf. Die Methode entspricht der Technik des „psychodynamischen flashs" von Balint u. Novell (1975). Sie beruht auf dem „Einstimmen" (engl. „tuning in") des Therapeuten in die Problematik des Patienten und führt bei diesem meist blitzartig zu einem „Aha-Erlebnis". Damit ist es möglich, einen Teil der Konfliktsituation des ganzen Themas ins Bewusstsein zu bringen und eventuelle Abwehrmechanismen zu unterlaufen. Geglückte „flashs" stellen für den Patienten eine Ich-Stärkung dar, ermöglichen ihm dadurch etwas mehr Freiheit und geben ihm die Chance einer Neuorientierung. Auch sind sie selbst bei Patienten mit einer Grundstörung bzw. Alexithymie mit Erfolg anwendbar (Wesiack 1990). Der Inhalt des „flashs" verdichtet sich in der KB-Imagination und enthält die darin schlummernde Entwicklungsdynamik und einen Handlungsansatz. Sie hat insofern eine deutlich progressive Note. Diese spontane Verdichtung aus der aktuellen Situation bezieht sich auf die dahinter stehende latente Dynamik von infantilen Traumatisierungen und Erlebnissen. Damit wird dieser Anteil in den Verarbeitungsprozess der gegenwärtigen Tagtraum-

Sitzung einbezogen, ohne unmittelbar in das Bewusstsein des Patienten einzudringen. Dieser neue therapeutische Ansatz der KiP dient der Verfeinerung und weiteren Spezifizierung der therapeutischen Verfahrensweisen, die im Wesentlichen bekannt sind. Es lässt sich an das Auftreten des sich anschließenden Szenarios der Imagination ein Probehandeln anknüpfen. Es hat das Ziel, den Patienten zu einer Probelösung in der Vorstellung anzuregen. Falls das möglich ist, kann dieser Erkenntnisprozess auch durch eine (Symbol-) Konfrontation fortgesetzt werden. Die Problemlösung kann aber alternativ auch durch eine Ressourcenaktivierung bzw. „Befriedigung archaischer Bedürfnisse" erreicht werden (vgl. Leuner 1994, S. 184, 187, 259).

Ein weiterer Lösungsansatz der „flash-Technik" liegt in einer begleitenden kreativen Vorstellung des Patienten, um ihm von sich aus eine Chance zur Entwicklung einer KB-Szene in einer gewissen Richtung zu geben. Durch entsprechende Anregungen kann der Therapeut Hinweise von Möglichkeiten bieten, etwa indem er dem Patienten einige alternativ zu gebrauchende Handlungen in der Imagination oder entsprechende Einfälle vorschlägt. Die Richtung der angestrebten Lösung orientiert sich dabei möglichst im Bereich des aktuell angesprochenen Themas oder des Teilthemas der gegenwärtigen Sitzung.

Die Fokussierung nach Art der „flash-Technik" ist zwar häufig leicht durchzuführen, sie bringt jedoch gelegentlich plötzliche und unerwartete Konfrontationen des Patienten, auf die er nur begrenzt oder gar nicht vorbereitet ist. Deshalb ist die Anwendung dieser interessanten und der Therapie häufig förderlichen Methode fortgeschrittenen und voll weitergebildeten KiP-Therapeuten vorbehalten, die die Technik der Mittelstufe nicht nur kennen, sondern darin geübt sind und sie souverän handhaben können. Ausführliche Darstellung in Verbindung mit 3 exemplarischen Behandlungsfällen findet der Leser in Leuner (1994, 3. Aufl., Kapitel 5.2).

Anhang I Überblick über die Mittel- und Oberstufe

Mittelstufe

Standardmotive der Mittelstufe

6. **Einstellung von Bezugspersonen:* Vater, Mutter, Geschwister, Vorgesetzte, Ehemann und Kinder können als Person oder symbolisch eingekleidet eingestellt werden. Das persönliche Erscheinen der Gestalten kann Abwehren auslösen, die durch symbolische Einkleidung vermieden werden. Platz der Begegnung können reale Orte oder die Wiese sein. Die symbolische Einkleidung kann in Landschaftsmotiven (wie häufig spontan) erfolgen, im Motiv des Berges, der Quelle, des Baches oder in Form von Bäumen, als einzeln stehender Baum, als zwei Bäume oder nach dem Drei-Baum-Test (Klessmann 1978). Die Stellung der Bäume zueinander spiegelt dann die Familiendynamik ebenso wider wie etwa die Einstellung einer Tierfamilie. Die Einkleidung in Tiergestalten gelingt mehr oder weniger zielgerichtet, etwa in einen Elefanten als väterliche, in eine Kuh als mütterliche Repräsentanz. Das Verhalten der Tiere gegenüber dem Patienten bei Versuchen, sich ihnen zu nähern, sie zu berühren und anzusprechen, ist aufschlussreich und lässt unbewusste Einstellungen ihnen gegenüber erkennen.

7. *Motiv zur Prüfung der Einstellung zur Sexualität:* Bei weiblichen Patienten wird die Fahrt mit einer Pferdekutsche oder einem Auto in folgender Form angeregt: Die Betreffende wandert auf einer einsamen Straße über Land und ist müde. Ein Fahrzeug erscheint, *hält von selbst,* und der Fahrer bietet an, die Patientin mitzunehmen. Eine Zahl verschiedener Formen von Abwehren zeigen sich in Verzerrung der Situation und spiegeln partnerschaftliche Probleme wider. – Für männliche Patienten dient das Symbol des Rosenbusches am Rand der Wiese in Anlehnung an das Gedicht von Goethe: „Sah ein Knab' ein Röslein steh'n." Der Patient wird aufgefordert, nach Betrachtung des Rosenbusches eine Rose abzupflücken. Die Ausprägung der Blüten, das Zögern des Patienten, seine Angst, sich zu stechen usw. geben wichtige Aufschlüsse. Das Motiv kann zentrale Bedeutung bei der Behandlung von Sexualstörungen haben.

Für beide Geschlechter passend und symbolisch eingekleidet ist die Einstellung eines Apfel- oder Kirschbaumes mit der Aufforderung, sich eine Frucht zu pflücken (Motiv aus dem Garten Eden). Die Art der Frucht und die Verhaltensweise des Patienten geben Aufschlüsse, die allerdings oft recht verdeckt sind.

* Nummerierung nach Tabelle **1**, S. 4 laufend.

8. Motiv zur Prüfung der Einstellung gegenüber aggressiven Impulsen: Eine Wildkatze (Löwe) wird als Ausdruck der Freiheitlichkeit und Fähigkeit zu expansivem bis zu aggressivem Verhalten vorgeschlagen. Sie kann in einem Käfig sitzen, in einem Zirkus Kunststücke vorführen oder sich frei in der Landschaft bewegen. Das Tier kann sanft und freundlich wie ein Teddybär als Ausdruck ausgeprägter aggressiver Gehemmtheit sein. Das Verhalten eines Löwen gegenüber einem imaginierten Widersacher des Patienten kann das Ausmaß der aggressiven Gehemmtheit einer spezifischen Person gegenüber demonstrieren.

9. Motiv zur Ermittlung des Ich-Ideals als einer Über-Ich-Instanz, auch Idealisierung des Ich oder einer Kontrastperson. Das ist ein Versuch, frühe Idealbildungen zu erfassen. Damit verbindet sich das Problem der Identität. Der Patient wird angehalten, sich einen gleichgeschlechtlichen Vornamen einfallen zu lassen, um dann die dazugehörige Person zu imaginieren.

Therapeutische Techniken der Mittelstufe

III. Assoziatives Vorgehen (vgl. auch die Abschnitte 17 – 19, dieses Buches)

Im Gegensatz zu der relativ strukturierenden Methode der Grundstufe wird die KiP hier unter Aufgabe des protektiven Therapeutenverhaltens der freien Entfaltung überlassen („Dimension der großen Freiheitsgrade"). Teils von einem Standardmotiv ausgehend, teils gänzlich unabhängig davon, lässt der Therapeut imaginierte Szenen frei assoziativ entfalten und aneinander reihen. Das gelingt nur bei Patienten mit ausreichender Fantasie. Nicht selten konvergieren die Inhalte dabei auf Szenen frühkindlicher Erinnerungen *traumatischer Art* oder zurückgehend vor das Trauma in eine *konfliktfreie Welt* emotional getragener Altersregressionen. Das assoziative Vorgehen erstreckt sich auch auf die Anwendung verbaler Assoziationen durch den Therapeuten, die sich teils in die Gegenwart, teils in die Vergangenheit erstrecken. Dabei hat der Gefühlston Brückenfunktion zur Anregung von Einfällen. Spontan werden im Schutz des Therapeuten traumatische Szenen durchlebt und durchlitten, oft unter Freisetzung von Ängsten und anderen negativen Affekten.

IV. Einstellung eines Nachttraumes

Ein Nachttraum oder dessen Bruchstücke werden als Eingangsmotiv benutzt, um eine Traumszene im KB zu reaktivieren und in der einen oder anderen Version fortzusetzen bzw. zu einem sinnvollen Abschluss bringen zu lassen. Oft spielt die selbstinterpretative Klärung des Traumes dabei eine Rolle.

V. Fokussierung akuter Konflikte

Zu Beginn der Sitzung wird der Patient angeregt, einen drängenden Konflikt zu verbalisieren. Dabei werden in der Regel Gefühle und Affekte freigesetzt. Wenn das Thema diesen Höhepunkt erreicht hat, wird ein dazu passendes Motiv angeboten, um das Problem im Tagtraum einzustellen. In der Regel zeigt sich dieser dann in bildhafter Form sehr plastisch und vermittelt das Problem auf der imaginierten Ebene in neuer, klar zu erfassender und damit aufschlussreicher Weise, gibt ihm einen ganz neuen Aspekt. Ergänzend kann durch Probehandlung eine Lösung oder ein Lösungsversuch durchgespielt werden.

VI. Inspektion des Körperinneren

Bei psychovegetativen und psychosomatischen Erkrankungen hat es sich bewährt, das kranke Organ oder den betroffenen Bereich des Körpers mit dem Hinweis imaginieren zu lassen, dass sich dort eine Veränderung finden lassen werde. Zwei Techniken stehen zur Verfügung: a) Die Induktion, das Organ, etwa das Innere des Schädels und andere Körperhöhlen, lasse sich von außen betrachten, als wenn es freiläge, durch ein Glas beobachtet werden könne; b) der Patient schrumpfe zu einem Däumling und begebe sich durch den Mund (oder eine andere Körperöffnung) auf dem natürlichen Weg in das Organ, etwa den Magen, den Darm, das Herz, die Lunge usf. Diese Technik gibt Aufschluss über die Objektbeziehungen, die sich in dem erkrankten Organ symbolisieren. Sowohl der wissenschaftliche Wert der Erforschung psychosomatischer Krankheitsbilder (Zepf u. Mitarb. 1983, Roth 1983) als auch der therapeutische Wert (Eibach 1982) sind demonstriert worden.

VII. Ressourcenaktivierung

Siehe 20. Kapitel dieses Buches.

VIII. Durcharbeiten

Für die Technik des Durcharbeitens der Wiederholungszwänge bei stark charakterneurotisch gestörten Patienten bzw. überall dort, wo diese Komponente bei psychosomatischen und psychovegetativen Erkrankungen zu bearbeiten ist, hält die KiP eine Sequenz imaginativer Strategien bereit: Klären, Konfrontieren, Assoziieren, Durchleben und Durchleiden, deutende Hilfen. Die Technik des Durcharbeitens auf der erweiterten Mittelstufe ist in dem genannten Lehrbuch des gesamten Verfahrens (Leuner 1987) beschrieben worden.

IX. Übertragungsanalyse

Im Gegensatz zur Grundstufentechnik, in der das Therapeutenverhalten überwiegend nach Gesichtspunkten eines Basisverhaltens gelehrt wird, soll der Therapeut auf dem Niveau der Mittelstufe in der Lage sein, die Übertragungsbeziehungen des Patienten regelmäßig mitzulesen, sie anzusprechen und zu analysieren bzw. in gleicher Weise seine Gegenübertragung wahrzunehmen, zu reflektieren und daran zu arbeiten. Auf diese Weise sollten störende Übertragungs- und Gegenübertragungsrelationen rechtzeitig erkannt und aufgelöst werden. Das gilt besonders für längere Therapieperioden mit Bearbeitung neurotischer Charakterstörungen (vgl. ebenfalls Leuner 1987).

Interventionstechniken der Mittelstufe

c) Der „innere Führer" und Ratgeber (Schrittmacher)

Im katathymen Panorama spontan auftretende oder gelegentlich auch vom Patienten gewählte positive Symbolgestalten werden benutzt, um die Führung durch das Panorama zu übernehmen. Sie leiten den Patienten in der Regel zu fixierten Bildern hin und induzieren kreative Lösungsversuche auf symbolischer Ebene. In den Helfergestalten symbolisiert sich nicht selten die Imago des Therapeuten, die zum Introjekt geworden ist. Sie können auch eine Ratgeberfunktion übernehmen (Leuner 1987, S. 197).

d) Symbolkonfrontation

Im Rahmen des Symboldramas ist diese Technik eine der hervorstechendsten und wirkungsvollsten in der Bearbeitung infantiler Objektbeziehungen. Die Konfrontation erfolgt in der Regel an feindseligen Symbolgestalten, die entweder spontan auftreten oder an geeigneten Standardmotiven evoziert werden können. Durch subtile optische Analyse und Beschreibung von Details und der begleitenden Gefühlstönung unter dem Schutz des Therapeuten werden u. U. starke Affekte freigesetzt, durchlebt und durchlitten. Ihre Neutralisierung stellt sich in Wandlung der Symbolgestalt von primitiver zu höherer Struktur dar. In der Regel wird hier das Prinzip vom Versöhnen und zärtlichen Umfangen (vgl. S. 75 f.) angeschlossen, um eine Integration negativ besetzter Introjekte zu erreichen. Projektionen werden im Verlauf abgeschwächt bzw. ganz zurückgenommen.

Oberstufe

Standardmotive der Oberstufe

10. Übungsmotiv: Höhle (a); Sumpfloch (b): Beide Motive zeichnen sich dadurch aus, dass sie in Verbindung mit dem Erdinneren stehen. Von ihrer symbolischen Bedeutung als Öffnungen zu tieferen Schichten des Unbewussten ausgehend, treten aus beiden häufig spontan Symbolgestalten hervor. Sie haben vorzugsweise archaischen Charakter. Während das Höhlenmotiv den weiblichen Genitalaspekt im Sinne des Muttermundes und die Höhle selbst den Uterus verkörpert, steht das Sumpfloch symbolisch dem Thema der unreifen bzw. stark infantilen Sexualität im Sinne der Analgenetik nahe. Dabei haben Symbolgestalten, die aus dem Sumpfloch kommen, meistens Beziehungen zum ödipalen Problem, bei weiblichen Patienten zur väterlichen, sexuellen Welt, bei männlichen zur mütterlichen. Aber auch das anale Thema im Sinne von Kot und Schmutz in seiner hochambivalenten Bedeutung einerseits als Abwehr (Ekel), andererseits als fruchtbarer und heilsamer Schlamm, muss bedacht werden. Das Motiv des Sumpfloches hat allerdings, ebenso wie das des Vulkans für die routinemäßige Therapie nur relativ geringe Bedeutung.

Motiv: Vulkan. Die Einstellung eines „Feuer speienden Berges" hat allein dort Bedeutung, wo ein Patient sich unter starkem aggressivem Impulsdruck einer aktuellen Situation befindet, in der Regel nach einer schweren Kränkung. Sofern der Vulkan in der Imagination tätig ist, kann eine relativ schnelle Entlastung von dem häufig mit einer Ich-Regression verbundenen Impulsdruck erreicht werden. Erst dann kann die Situation auf reiferer Ebene bearbeitet werden. Das Motiv schließt Momente der Autoaggression nicht aus, etwa wenn Lavamassen umliegende Ortschaften zerstören.

Motiv: Foliant. Dieses Motiv ist in der Regel weniger archaisch besetzt, jedoch wird auch hier durch Ausgraben eines alten bebilderten Buches (etwa einer Bibel) Material aus der Tiefe hervorgehoben, das häufig stark symbolisch verschlüsselt ist. Die Motive vom Vulkan und Folianten sind ergänzende Motive, die für die Therapie selten gebraucht werden, jedoch in speziellen Situationen aufschluss- und hilfreich eingesetzt werden können.

Therapeutische Techniken

X. Kombination mit Psychoanalyse

Der Patient entwickelt im Anschluss an die Imagination freie Assoziationen, d. h. die Tagtraum-Inhalte werden wie die Träume in der Psychoanalyse behandelt. Ein sich darin symbolisch darstellender Konfliktfokus wird aufgegriffen und mithilfe von Einfällen des Patienten erörtert. Das ist bei der Bearbeitung des Wiederholungszwanges von besonderer Bedeutung, sofern sich neurotische Fehlhaltungen bildhaft darstellen. Darin liegt die häufigste Form der Ausweitung der KiP in Richtung der verbalisierenden psychoanalytischen Technik.

Imaginationen werden im Rahmen einer Psychoanalyse gerne benutzt, wenn der Patient unfähig ist zu träumen oder andere Formen schwer analysierbarer Widerstände auftreten. Dann kann ein KB-Bild z. B. einen unklaren Übertragungswiderstand schlagartig klären (vgl. Leuner 1987, S. 332).

Interventionstechniken der Oberstufe

e) Erschöpfen und Umbringen

Dieses Vorgehen verlangt außerordentliche Erfahrung des Therapeuten. Er greift aktualisierte aggressive und Hassimpulse auf und lässt sie im imaginativen Probehandeln zum Zug kommen. Sie sind meist anal-sadistischer, seltener auch oral-sadistischer Art. Da bei der Freisetzung aggressiver Impulse sich leicht Schuldgefühle einstellen, wird das verzögernde Prinzip des „Erschöpfens" von Symbolgestalten bevorzugt. Die Symbolgestalten werden vom Patienten mithilfe des Therapeuten durch pausenlose motorische Aktionen zur Erschöpfung gebracht, was sich in Wandlungsphänomenen darstellt. Sie sprechen für energetische Neutralisierung. Ähnlich wie bei der Symbolkonfrontation können auch hier schnelle Verhaltensmodifikationen erzielt werden. Eine gute empathische Zuwendung des Therapeuten ist Voraussetzung.

f) Magische Flüssigkeiten

Am Beispiel von Wasser in der Imagination wird deutlich, dass seine Anwendung eine rational nicht erklärbare Wirkung auf psychovegetative Störungen hat. Experimente mit Körperflüssigkeiten, wie etwa Speichel, Muttermilch, Urin usw., haben gezeigt, dass entsprechend imaginierte Szenen eine brisante Wirkung, z. B. auf feindselige Symbolgestalten, ausüben können. Parallelen zur magischen bzw. Naturmedizin wurden deutlich. Die systematische Anwendung ist für die Routinetherapie mit dem KB nicht erprobt worden und auch wegen ihres irrationalen Gehaltes auf einer regressiven Ebene schwer bestimm- und dosierbar.

Anhang II Erweiterung der Indikationen der KiP – insbesondere ihre Bedeutung für die Traumatherapie

Eberhard Wilke

Grundsätzliches zum Indikationsspektrum wurde im Kapitel 23 beschrieben. Die Weiterentwicklung des Verfahrens bis heute hat eine gewisse Schwerpunktbildung erkennen lassen, nämlich Indikationsbereiche, in denen das Verfahren – auch im Vergleich zu anderen – in besonderer Weise indiziert ist. Dies ist begründet u. a. in der „Mittelstellung" zwischen den überwiegend verbalen und den überwiegend nonverbalen psychotherapeutischen Verfahren. Imaginationen mobilisieren Affekte in stärkerem Maße als überwiegend verbale Techniken, zugleich sind sie relativ körpernah. Zu nennen sind

1. KiP als gruppentherapeutisches Verfahren
2. KiP bei Paaren bzw. Familien
3. KiP in der Psychosomatik, insbesondere in der Behandlung von Somatisierungsstörungen
4. KiP in der Behandlung ich-struktureller Störungen
5. KiP bei der Behandlung von posttraumatischen Belastungsstörungen

1. KiP als gruppentherapeutisches Verfahren

Das Verfahren wird seit mehr als 40 Jahren auch im Gruppensetting angewandt. Eine Gruppe von 6 bis 8 Personen entwickelt dabei eine gemeinsame katathyme Fantasie. Das Motiv wird in der Gruppe nicht vom Therapeuten vorgegeben, sondern in einem Vorgespräch und manchmal langem Einigungsprozess von der Gruppe selbst entwickelt. Dann legen sich die Teilnehmer der Gruppe so auf den Boden, dass sie einen Stern bilden, d. h., dass die Köpfe dicht beisammen sind und die verbale Kommunikation leicht fällt. Jeder Gruppenteilnehmer erzählt von dem, was ihm zum gemeinsam ausgesuchten Motiv einfällt, und es kommt eine gemeinsame Gruppenfantasie im Sinne einer Kompromissbildung zwischen den Impulsen und den Abwehren aller Gruppenteilnehmer zu Stande. Hierbei werden die Gruppennormen und die basalen Gruppenfantasien wie auch individuelle Rollenübernahmen mit dem zugehörigen biografischen Hintergrund verständlich. Der Gruppenleiter interveniert nicht, sondern teilt seine Beobachtungen im Nachgespräch mit. Die gruppendynamischen Dimensionen im Verlauf einer solchen Gruppenfantasie werden rasch deutlich.

Diese Fantasien konkretisieren sich im Nachgespräch weiter, welches zunächst im Sitzen auf dem Boden, dann im Sitzen im Stuhlkreis vorgenommen wird. Als Motive sind grundsätzlich alle Situationen denkbar, in die sich eine Gruppe von 6 bis 8 Personen hinein fantasieren kann. Häufig sind gemeinsame Bootsfahrten, gemeinsame Besteigungen eines Berges, Besuche im Theater oder auf dem Marktplatz. Nach der Themenfindung, deren Modalitäten schon sehr von der momentanen Gruppendynamik geprägt sind, folgt die gemeinsame Fantasie von etwa 20 bis 30 Minuten. Danach setzt sich die Gruppe hin, um die Imaginationen nachzubesprechen. Dies ist eine Klärungsphase, in der die Teilnehmer noch einmal ausführlich mitteilen, wie sie sich selbst und die anderen in der Gruppe erlebt haben. Nach einer Pause setzt sich die Gruppe erneut in einen Kreis, um das imaginative Material weiter vor dem Hintergrund der jeweiligen individuellen Biografie durchzuarbeiten.

Der Vorteil dieses Settings liegt in der klaren und strukturierten Trennung von Erlebnisraum und Reflexionsraum. Das Wissen darum, dass die imaginativen Erlebnisse ausführlich und gründlich nachbesprochen werden, ermöglicht es den Gruppenteilnehmern, während der Gruppenfantasie tief zu regredieren und auch Wagnisse einzugehen, die in einem anderen Gruppensetting ausbleiben. Es bedarf einer gewissen Ich-Stärke, um an einer solchen Gruppe teilzunehmen und von ihr zu profitieren.

Modifikationen für Patientinnen und Patienten, die diese Ich-Stärke nicht mitbringen, sind vor allem in psychosomatischen Kliniken entwickelt worden. Dort ist es manchmal nötig, dass der Therapeut unmittelbar in das imaginative Geschehen der Gruppe eingreift, um den einzelnen Patienten zu stützen, ihm mitzuteilen, dass er begleitet wird, nicht ganz allein ist. Das geschieht in der Form, dass die Fantasien gerade dieser Teilnehmerinnen und Teilnehmer strukturiert und verdichtet werden, wodurch es zu einer Verschiebung der narzisstischen Balance in der Gruppe kommt. In der Nachgesprächsphase liegen die Schwerpunkte dann auf der Bearbeitung der Defizite und der Wahrnehmungsverzerrungen, die Abwehrhaltungen deutlich machen.

2. KiP bei Paaren bzw. Familien

In gemeinsamen katathymen Imaginationen eines Paares oder einer Familie werden nicht nur die bewussten Interaktionsformen, sondern auch die verdeckten und latenten Bestrebungen, Ängste und Handlungsimpulse rasch evident. Kottje-Birnbacher (1992) formuliert ein progressiv orientiertes „psychoanalytisch-systemisches Konzept". Sie schaut auf die Toleranzgrenzen beider Partner, versucht die Selbstverantwortlichkeit zu fördern und regt gemeinsame Aktionen an.

Beispiel: Während der Behandlung einer 32-jährigen Frau mit einem depressiven Syndrom wird deutlich, dass ein wesentlicher Teil der Konfliktdynamik in der Beziehung zum Partner wurzelt. Dieser ist bereit, zu mehreren Paargesprächen zu kommen. Im Gespräch zu dritt wird deutlich, dass von beiden Partnern verbale und nonverbale Signale oft missverstanden und fehlinterpretiert werden. Und zwar sowohl, wenn es sich um die Äußerung von Nähewünschen, als auch, wenn es sich um Distanzierungswünsche handelt. Ich (E. W.) erkläre beiden kurz das Setting der imaginativen Paartherapie. In der Einzeltherapie mit der Patientin hatte ich bisher keine Imaginationen angeregt, so dass sie das Verfahren genau so wenig wie ihr Partner kannte. Ich bat beide, ihre Sessel nebeneinander zu stellen, sie parallel auszurichten, es sich bequem zu machen und die Augen zu schließen. Als Motiv bot ich an, sich einen See vorzustellen, auf den ein Weg zuführt, der sich dann kurz vor dem See gabelt und um den ganzen See herumführt. An der Gabelung möge sich das Paar trennen, entscheiden, wer links und wer rechts herum geht, dies dann – jeder in seinem Tempo – zu tun und besonders auf die Gefühle zu achten, die entstehen, wenn sie beide wieder aufeinander träfen. Die beiden gingen sehr langsam auf die Gabelung zu, verzögerten den Schritt. Es fiel ihnen sichtlich schwer, sich voneinander zu trennen. Ich forderte beide wechselweise auf, von ihren individuellen Imaginationen so detailliert wie möglich zu berichten und auch immer zu erwähnen, wo der/die andere sich momentan befindet. Der Mann sah dann einen sehr großen See, an dessen gegenüberliegendem Ufer seine Frau kaum mehr zu sehen war. Er konnte kaum noch erkennen, „ob sie es ist". Er hingegen schritt munter aus und hatte seinen großen See schon fast umrundet, als ihm die Frau entgegen kam. Sie war sehr langsam gegangen, hatte den See auch viel kleiner erlebt als ihr Mann, so dass die beiden ein sehr unterschiedliches Wegstück zurückgelegt hatten, als sie sich trafen. Nach dieser gemeinsamen Imagination waren sie nachdenklich über das unterschiedliche Erleben, hörten sich auch das Tonband noch einmal an mit den sehr unterschiedlich erlebten Rückmeldungen über ihre jeweilige Befindlichkeit. Das vorbewusste Erleben auf der Imaginationsebene, in dem sich stärker unbewusste Strebungen abbildeten, unterschied sich deutlich vom bewussten Erleben im Nachgespräch. Die gemeinsame Imagination war ein erster Schritt, den Partner auch in seinen hintergründigen Motivationen und Ängsten besser zu verstehen.

Das beschriebene Motiv enthält eine gemeinsame Wegstrecke, dann eine mehr oder weniger erzwungene Trennung, eine sukzessive räumliche Distanzierung, vorgegeben durch die Gestalt des Sees, einen Moment maximaler Entfernung voneinander und daran anschließend eine ebenso sukzessive und am Schluss schneller werdende Phase der Wiederannäherung. Dieser Bildablauf ist hervorragend geeignet, die zentralen Themen von Trennung und Wiederannäherung abzubilden, erleben zu lassen und – wie es in diesem Fall gelang – zu einem gemeinsamen Erlebnis werden zu lassen. Ein solches Paar-KB ist fast immer Ausgangspunkt langer häuslicher Diskussionen. Der erwähnten Patientin ging es nach sechs Wochen klinischer Behandlung sehr viel besser. Sie äußerte den Wunsch, zusammen mit ihrem Ehemann noch weiter kommen zu dürfen, und wir hatten drei weitere Paar-KB's im Abstand von jeweils drei Monaten, in denen eine Entwicklung deutlich wurde.

Das Setting lässt sich auch auf Familien übertragen, auch wenn die Bereitschaft von vielleicht vier bis fünf anwesenden Familienmitgliedern, sich auf ein regressives Erleben einzulassen, primär geringer ist als bei Paaren. Es erfordert eine längere Aufklärung und Einführung in die therapeutische Technik. Wenn aber dann ein gemeinsames Bild möglich ist, zeigen sich oft schlagartig Geschwisterrivalitäten, oder es wird deutlich, dass es um Konflikte zwischen Vater und Mutter geht, die ein Kind als Symptomträger stellvertretend trägt. Beschrieben sei ein Familien-KB im Rahmen der Therapie eines 15-jährigen magersüchtigen Mädchens, was mir in besonderer Erinnerung ist, da daran sogar die Großmutter teilnahm. Es war ein Drei-Generationen-Tagtraum. Die Patientin war der „Sonnenschein" ihrer Familie gewesen, bis die Magersucht begann. Sie hatte sich bis zum Beginn der Erkrankung kaum aggressiv innerhalb der Familie abgrenzen können und dies – wenn es ihr überhaupt gelang – nur in Verbindung mit starken Schuldgefühlen. Ich schlug als Motiv der Imagination eine gemeinsame Fahrradfahrt vor. Zunächst versuchte die Familie, eng zusammen zu bleiben, dann entfernte sich der Vater von der Mutter und fuhr voraus. Meine Patientin war unentschlossen, fuhr zwischen beiden hin und her und hatte Angst, einen von beiden aus dem Auge zu verlieren. Der Großmutter ging das alles zu schnell, sie fuhr weit hinterher, beobachtete aber das Geschehen aus der Ferne genau. Die Familie, die vorher immer so eng beieinander gewesen war, erlebte den Abstand, der entstand, durchaus bedrohlich. Sie war sehr erleichtert, als die Patientin von sich aus vorschlug, man möge doch einmal rasten. Dies überraschte mich als Therapeut, da ich sie als Patientin kennen gelernt hatte, die in der für Magersüchtige typischen Weise nur eine unterentwickelte Fähigkeit besaß, stillzuhalten. Dem Vorschlag zu rasten schlossen sich alle an, und es wurde ein Picknick vorbereitet. Die Fahrräder standen etwas abseits. Nach einiger Zeit stand die Patientin – von den anderen unbemerkt – auf und machte sich an den Rädern zu schaffen. Sie ließ die Luft aus allen Reifen, zunächst etwas schuldbewusst, dann zunehmend lustvoll. Die Luftpumpe nahm sie von den Rädern ab und versteckte sie im Gebüsch. Sie hatte mit dieser symbolischen Handlung die Familie gezwungen, „einmal anzuhalten“, ein Prozess, den sie zuvor mit ihrer Krankheit schon vorweggenommen hatte.

Diese Imagination war Ausgangspunkt von fünf Familiengesprächen, die einen wesentlichen Parameter in der Behandlung dieser Patientin darstellten. Auch hier war die Trennung von Erlebnisraum und Verarbeitungsraum in der KiP ein wesentlicher strukturierender und auch entängstigender Faktor. Die Familie konnte regressiv in ihre innere Welt eintauchen und anschließend die dort gemachten Erfahrungen reflektieren.

3. KiP in der Psychosomatik und in der Behandlung von Somatisierungsstörungen

Ein Indikationsschwerpunkt der KiP liegt in der Behandlung psychosomatischer und psychovegetativer Störungen (Wilke, 1990). Patienten mit diesen Erkrankungen sind mit einem primär konfliktzentrierten Behandlungssetting oft überfordert. Sie verarbeiten Deutungen – und gerade die zutreffenden – als Kränkungen und reagieren fast immer mit somatischen Verschlimmerungen, die die Beziehung zum Therapeuten belasten. Sie sind oft ausschließlich und intensiv mit ihren Körpersymptomen beschäftigt und sind nicht in der Lage, psychische Konflikte bewusst zu erleben. Die Symbolisierung findet überwiegend im Sinne der körperlichen Symptombildung statt. Die Möglichkeit, Konflikte bewusst zu erleben, über sie zu sprechen, frei zu assoziieren und somit Lösungen vorzubereiten, ist deutlich eingeschränkt. Psychischer Leidensdruck als motivierendes Agens jeder überwiegend tiefenpsychologisch fundierten Therapie, besteht überwiegend sekundär als Folge von Schmerzen bzw. ist in Form reaktiver Depressivität wahrnehmbar. Die notwendige Abstinenz des Therapeuten wird vom Patienten als mangelnde Zuwendung erlebt, bei nicht modifiziertem Vorgehen kommt es oft zu Therapieabbrüchen. Dies ist u. a. darin begründet, dass Behandlungsmethoden, die sich der Deutung als wichtigem therapeutischen Mittel bedienen, beim Patienten ein autonomes Ich und auch Reflexionsfähigkeit voraussetzen.

Fürstenau (1992) beschreibt als eine wichtige Voraussetzung für eine gelingende Psychotherapie, dass es möglich ist neue Beziehungserfahrungen anzuregen, neue Einstellungen und Haltungen einzuüben. Das Symptom sei dabei nicht nur als Widerstand zu verstehen, sondern auch als Angebot des Patienten an seinen Therapeuten im Sinne eines Kommunikationsangebotes.

Die Zwischenstellung der KiP zwischen den supportiven und konfliktaufdeckenden Verfahren

Bei den ersten Versuchen, psychosomatisch Erkrankte mit der KiP zu behandeln, machten ganz verschiedene Behandler unabhängig voneinander die überraschende Beobachtung, dass diese Patienten hartnäckig in konfliktfreien, symbiotischen und im positiven Sinne narzisstisch getönten Fantasien verharrten. Wir haben dies als den Versuch unserer Patienten verstanden, auf konfliktarme Lebensphasen **vor dem für sie schmerzhaften Konflikt zu regredieren**. Es war erstaunlich zu sehen, dass es vielen Patienten gelang, in ihren Imaginationen eine für die Therapeuten unerwartete Erlebnis- und Ausdrucksfähigkeit zu entwickeln und zwar gerade jene Patienten, mit denen es zunächst schwer fiel, einen guten verbalen Kontakt herzustellen. Weiter war eindrucksvoll, dass die körperliche Entlastung mit der angenehm erlebten Regression zumindest zeitlich zusammenfiel. Es handelte sich also um eine besondere Form positiv erlebter Regression. Während dieser regressiven Prozesse oder bald danach ließen die Symptome nach. Wir entwickelten dann Motive, die den oral-regressiven Einstellungen der Patienten entgegenkamen und ihnen eine bildhafte Ausgestaltung ermöglichten, so z. B. das Ausruhen auf einer sonnigen Wiese, das Trinken von Wasser aus einer Quelle, das Baden in einem Bach. Die dabei auftretenden klinischen Besserungen waren anhaltend und wir bildeten die Hypothese, dass sich durch längeres Imaginieren konfliktfreier, überwiegend guter und bedürfnisbefriedigender katathymer Bilder innerhalb einer anaklitischen Übertragung zum Therapeuten ein Entwicklungsdefizit kompensieren lässt. Die Haltung des Therapeuten war dabei zunächst überwiegend protektiv.

Beispiel:

Eine Patientin mit Asthma bronchiale erlebte sich in der Mitte einer schönen Wiese und fühlte sich wohl. Bei genauerer Betrachtung begann die Wiese jedoch an den Rändern abzubröckeln, wurde immer kleiner und war schließlich winzig. Sie lag schließlich auf der Spitze eines Hügels inmitten einer unwirklichen Landschaft. Von den Seiten näherten sich bedrohliche Gestalten. Ich hätte die Patientin nun – im Sinne einer Symbolkonfrontation – mit diesen Gestalten konfrontieren können, mit ihren Gesichtern und Augen. Ich wählte jedoch in dieser frühen Phase der Therapie – auch wegen der noch bestehenden starken körperlichen Symptomatik – einen anderen Weg und fragte sie, ob es ihr möglich sei, sich in irgendeiner Weise gegen diese Gestalten zu schützen. In der Tat wuchsen dann rund um die Wiese eine Art von Palisaden hervor, die zu einer Barriere aus oben angespitzten Hölzern wurde, die diese bedrohlichen Gestalten nicht überwinden konnten. Sie fühlte sich geschützt, nahm hinter dem Zaun allerlei Lärm wahr, hatte aber Zeit zur Konzentration und zum Kräfte sammeln. Im Nachgespräch fiel ihr die Krankenhaussituation mit vielen Besuchern ein. Dann wurde ihr deutlich, dass sie sich überhaupt nur schwer vor böswilligen oder gutwilligen Eindringlingen schützen konnte.

In einem typischen Verlauf einer gelingenden KiP bei psychosomatisch Erkrankten kommt es zunächst zu einer Phase narzisstischer Regression im Rahmen der anaklitischen Übertragung. Beim Patienten kommt es zu einer Ich-Stärkung durch symbiotisches Erleben, dies zeigt sich in der KiP als Verschmelzungsfantasie, als Omnipotenzfantasie, als Badeszene. Der Therapeut verhält sich protektiv, er nutzt das Prinzip des Nährens und Versöhnens, gibt stützende averbale Signale. Wichtig ist in dieser Phase eine tragende Stimme, eine gewisse Konstanz der Präsenz und das Ausbilden eines Rhythmus. In dieser Phase klingen die körperlichen Symptome der Patienten ab.

In einer zweiten Phase kommt es früher oder später zur Mobilisierung von Ambivalenzkonflikten auf der Symbolebene. Hier tauchen dann im Tagtraum Symbole der Verhinderung, möglicherweise auch der Aggression und Destruktion auf. Diese fordern erste konfrontierende Interventionen des Therapeuten, wobei sehr darauf zu achten ist, ob der Patient symptomarm bleibt oder ob er mit erneuten körperlichen Symptomen reagiert.

Bei Gelingen der Therapie ist dann in einer dritten Phase ein wiederholtes symbolhaftes Durcharbeiten pathogener Konflikte mit dem Einüben von Lösungsmöglichkeiten indiziert.

Schützende Imaginationen sind Wiesenstücke, die eine bergende und wohltuende Funktion innerhalb einer möglicherweise feindlichen Welt haben, geschützte Lauben, etc. Wir sehen in solchen Imaginationen weniger den Aspekt einer Konfliktabwehr, als vielmehr einen Versuch, symbolhaft Kontakt zu guten Primärobjekten aufzunehmen. Hier gibt es viele Parallelen zur Hypnotherapie. Solche psychischen Regressionen führen zu tiefer psychophysischer Entspannung. Die Atmung wird dann regelmäßig, die Muskeln entspannen sich, die Patienten fühlen sich wohl. In einer solchen Situation psychophysischer Entspannung werden dann auch die Imaginationen klarer und auch emotional reicher. Es beginnt ein sich selbst verstärkender Kreisprozess mit deutlicher werdenden Bildern, die auch in ihrem Affektgehalt wahrgenommen werden und über die Therapiestunde hinaus fortwirken. Bedeutsam ist, dass sie in dieser Form nur in Gegenwart des Therapeuten erlebbar sind, wir verstehen sie als Handlungs- und Erlebnisvollzüge autonomer Natur in Gegenwart der Mutter (Sachsse und Wilke, 1987). Solche Imaginationen können auch die Funktion eines „tröstenden Raumes“ bekommen, in die sich die Patienten zurückziehen können, wenn die Realität zu belastend wird.

Progression

Das Nachlassen von Körpersymptomen ist zunächst an eine Realisierung von Imaginationen mit einer solch bergenden und entlastenden Funktion gebunden. Früher oder später hängt der Verlauf allerdings davon ab, ob es gelingt, eine Reifung aus der therapeutischen symbiotisch gefärbten Situation heraus zu vollziehen. In der Regel klingen regressive Bedürfnisse der Patienten nach einiger Zeit von selbst ab. Es setzen dann Separation und Individuationsprozesse ein, die durchaus mit einer erneut angstauslösenden Dynamik verbunden sind. Es können auf der Symbolebene Ambivalenzkonflikte mobilisiert werden. In den katathymen Bildern tauchen Symbole von Verhinderung, Aggression und möglicherweise auch Destruktion auf. Der Therapeut sollte in dieser Situation maßvoll die progressiven Impulse seines Patienten unterstützen, andererseits die protektive Rolle, die er bis dahin inne hatte, nicht aufgeben. In diesen ersten progressiven Momenten kann es zu einer zeitweiligen Überlastung des Selbst kommen und es ist gut, wenn die Patienten auf – gleichsam eingeübte – regressive Bilder zurückgreifen können, die sie abrufen und deren Imagination und Erleben eine unmittelbar spannungsmindernde Funktion haben. Diese imaginativen Abläufe stellen entlastende, vom Patienten selbst entwickelte und eingeübte dynamische Reaktionsmuster dar, die enorm stabilisierend wirken und auch in der Traumatherapie (s. u.) von zentraler Bedeutung sind. Der Therapeut greift konfrontierende und selbstkonfrontierende Bestrebungen auf, begleitet sie und versucht zugleich einzuschätzen, ob die Ich-Stärke und auch die somatische Situation bei dem Patienten geeignet sind, diese inneren Prozesse fruchtbar werden zu lassen. Es entwickelt sich in der Regel ein eigenartiger fluktuierender Rhythmus zwischen regressiv-symbiotischen und progressiv-konfliktzentrierten Einstellungen. Im symbiotischen Erleben bereitet sich ein Patient auf die anschließende Konfliktbearbeitung vor. Eine ständige „Bemutterung" oder eine ausschließlich passiv stützende Behandlung hindert den Patienten an einer Weiterentwicklung, insofern ist das beschriebene Vorgehen auch nicht als überwiegend supportiv zu verstehen, denn die Aufforderung zu einer Imagination ist immer auch die Aufforderung zu einer Entwicklung, d. h. Progression.

Zum Umgang mit aggressiven Impulsen bei psychosomatisch Erkrankten

Viele Patienten mit psychosomatischen Störungen sind zu offener aggressiver Auseinandersetzung nur eingeschränkt in der Lage, da sie überaus große Ängste vor Verlusten oder Liebesentzug haben. Sie neigen, ähnlich wie depressiv Erkrankte, zur Wendung der Aggression nach innen, gegen das Selbst und ihren Körper. Auf der anderen Seite erfordert jede psychische Entwicklung zwangsläufig eine aggressive Abgrenzung von primären Objekten. Die KiP bietet eine sehr gute Möglichkeit für die Entwicklung der Fähigkeit zur aggressiven Auseinandersetzung. Dies gilt auch für depressiv Erkrankte. Es ist möglich, sich auf der Bildebene unter dem Schutz des Therapeuten und mehr noch unter dem Schutz der symbolhaften Ausdrucksform der Imagination probeweise aggressiv zu äußern. Aggressive Impulse werden dann an den imaginierten Objekten spürbar, dabei bleibt der Therapeut zunächst in der Rolle eines schützenden und unterstützenden Begleiters. So kann das hohe unterdrückte aggressive Potenzial teilweise erfahren werden, ohne dass die Aggression den „bis dahin guten" Therapeuten unmittelbar treffen muss. Wenn nämlich ein Patient im Verlauf einer negativen Übertragungsentwicklung spürt, dass er seinen Therapeuten negativ besetzt, womöglich gar zu hassen beginnt, löst dies Angst aus und ist zwangsläufig mit der Fantasie verbunden, das gute und bislang schützende Objekt anzugreifen, womöglich zu vernichten. Dieser Prozess ist für ich-schwache Patienten besonders heikel.

Die imaginierte aggressive Auseinandersetzung mit einem bösen Objekt unter dem Schutz des Therapeuten stellt einen wichtigen Zwischenschritt im Verlauf der Behandlung aggressionsgehemmter oder real autoaggressiv agierender Patienten dar. Das heißt nicht, dass die unmittelbare aggressive Auseinandersetzung mit dem Therapeuten um jeden Preis vermieden werden sollte, aber sie kann später erfolgen, wenn nämlich der Patient erfahren hat, dass Aggression nicht zwangsläufig mit dem Verlust des geliebten Objektes verbunden ist.

Symptom und Symbol

Körperliche Symptome haben ein Doppelgesicht. Sie sind einerseits Ausdruck der Überforderung psychischer Regulationsmöglichkeiten, stellen im Fall der Chronifizierung pathologische Fixierungen dar. Dabei drücken sie mehr oder weniger unbewusste, ungelöste Konflikte aus, bedeuten oft Widerstand gegen Einsicht und psychische Reifung.

Andererseits sind sie auch Ich-Leistungen, die ein neues Gleichgewicht auf einem niedrigeren Entwicklungsniveau ermöglichen. Symptome dienen so einer vorläufigen psychischen Sicherung des Selbst. Symptome drängen ebenso wie Symbole zugleich auf Wandlung. Sie weisen auf ein Spannungsgefälle hin. Vor allem der letzte Aspekt lässt sich therapeutisch nutzen, wenn das Symptom mit dem imaginierten Symbol in eine Beziehung tritt. So ist das Ziel einer Psychotherapie körperlich Kranker nicht nur die Symptombeseitigung, sondern auch ein vertieftes und differenziertes Symptomverständnis.

Beispiel:

Ein 44-jähriger Patient mit chronischer Polyarthritis und vielfachen, schmerzhaften Bewegungseinschränkungen imaginierte eine Wüste, die zunächst unendlich erschien. Irgendwo im Niemandsland tauchte dann eine Mauer auf, die an Struktur gewann und schließlich fest gefügt vor ihm stand. Er spürte dabei eine große und anwachsende Spannung im Mauerwerk, die bei längerer Betrachtung auch auf mich als Therapeut überging und auch mich erfasste. Der Patient brachte diese noch im Verlauf der Imagination mit seinen chronischen Schmerzen in Verbindung. „Der Mauer tut es wahrscheinlich genau so weh wie mir immer“ und etwas später: „Auf der Mauer scheint ein ungeheurer Druck zu liegen, es scheint eine Staumauer zu sein, hinter der ein See liegt“.

Ich fordere ihn auf, sich dem Wall aus Ziegelsteinen zu nähern, der hoch vor ihm aufragt. Durch die Mauerritzen sickert Wasser, bei deren Berührung der Patient Traurigkeit spürt. Er beginnt – erstmals seit langer Zeit – zu weinen.

„Ich hätte nicht gedacht, dass durch diese dicken Steine etwas hindurchdringen kann, ich habe Angst, dass die Mauer dem Druck nicht standhält“. Ich fordere ihn auf, sich seitwärts auf eine Anhöhe in Sicherheit zu bringen. In diesem Moment beginnt die Mauer zu bröckeln, wie in Zeitlupe einzustürzen, und der See entleert sich in das Wüstental, durch das der Patient kurz zuvor gegangen ist. Er beginnt hemmungslos zu weinen, entspannt sich dann aber.

Dann steigt er auf meine Aufforderung hin hinunter zu den Steintrümmern und beginnt sie zu untersuchen. Später kehrt er dann immer wieder an diesen Ort zurück; über die Trümmer der Mauer hinweg gelangt er in einen verwilderten Garten, in dem er Kindheitsszenen wieder erlebt.

Dieser Tagtraum zeigt exemplarisch eine Einheit von Symptom (schmerzhafte Bewegungseinschränkung) und Symbol (Staumauer, die dem starken Druck standhalten muss und es schließlich nicht mehr kann). Als dieser Patient in die Klinik kam, war er nicht mehr in der Lage, den auf ihm lastenden familiären und beruflichen Druck auszuhalten. Er hatte über Jahre in Immobilität verharrt, dabei intensive innere Spannungszustände erlebt, die dann zu Schmerzen wurden, ohne ihnen einen psychischen Ausdruck geben zu können. Dies war dann symbolisch erstmals in diesem Tagtraum möglich, der einen wichtigen Zwischenschritt in seiner Entwicklung darstellte.

Imaginative Prozesse in der KiP als Übersetzungshilfe vom körperlichen zum sprachlichen Ausdruck

In der Imagination der Staumauer besteht einerseits eine Beziehung zum Symptom, andererseits wird auch der unbewusste Konflikt symbolisch dargestellt und in Sprache gefasst. An dieser Stelle muss angemerkt werden, dass Erlebnisse und Entwicklungen im Verlauf einer Imagination oft nur teilweise sprachlich erfassbar sind. Imaginierende beschreiben immer nur die Oberfläche eines vielschichtigen, weit in den präverbalen Bereich hinabreichenden Erlebnisprozesses. Therapeuten sind aber auch auf nichtverbale Äußerungen wie die Körpersprache angewiesen, auf Mimik, Stimmfärbung und körperlich sichtbare Zeichen vegetativer Schwankungen. Sofern ein Therapeut darin geschult ist, und die Wahrnehmung eigener Körperempfindungen bei sich selbst zulässt, wird er – besonders in nichtsprachlichen Momenten – selbst jenes Körpergefühl und ziemlich genau jene Stimmung wahrnehmen, die beim Patienten latent vorhanden ist bzw. abgewehrt wird. Gerade bei sehr regressiven und narzisstischen Fantasien gelangt die Sprache an Grenzen, wenn es um die Übermittlung des komplexen imaginativen Erlebnisses und seiner körperlichen Begleitphänomene geht. In diesen Phasen schweigen Patienten oft lange und beginnen –manchmal erst viel später – stockend zu berichten. Die Sprache kann sich eigenartig verändern, die Beobachtung der Stimme kann in solchen Momenten wichtiger sein als der Inhalt des Gesprochenen.

Die Sprache ist aber auch in solchen Entwicklungsphasen von eminenter Bedeutung, denn sie ist Trägerin der Integration in die bewusste Wahrnehmung eines Patienten. Diese Integration von Körpererleben und entsprechender Imagination in die bewusste Wahrnehmung eines Patienten bedarf letztlich der Sprache. Deshalb ist auch die Unterscheidung zwischen Imaginationstherapien und verbalen Therapien nicht zweckmäßig, wie auch die Unterscheidung von Körpertherapien und verbalen Therapien letztlich nicht sinnvoll ist, da auch in Körpertherapien natürlicherweise gesprochen wird. Die Aufforderung zum Imaginieren bedeutet Aufforderung zu einem inneren Dialog beim Patienten, in dem immer auch seine verbal-kognitiven Strukturen aktiviert werden, diese bereiten die Übersetzung der Imagination in Sprache vor. Der Schwerpunkt der Wirksamkeit ist auf einer vorsprachlichen Ebene zu vermuten, auf der wir die Symbolbildungen als Vorbereitung von Sprache verstehen können. Dieser Prozess der Symbolisierung wird sprachlich vermittelt, und zwar nicht als nachträglicher Bericht über ein imaginatives Erlebnis, sondern im Sinne eines dialogischen Miteinander, das den Ablauf dieses Erlebnisses anregt, es begleitet, eingrenzt und schließlich beendet. Die imaginative Szene kann flüchtig sein, wenn sie sich zu Worten verdichtet, gewinnt sie Gestalt, wird bereit zum Dialog und in diesem Dialog dauerhaft festgeschrieben. Die verbale Codierung einer Szene ist ein wichtiger Entwicklungsschritt, der ein Ereignis formuliert und in eine – wenn auch vorläufige – Form bringt.

4. KiP in der Behandlung ich-struktureller Störungen

Um bei Patienten den imaginativen Raum zu öffnen und für die Therapie fruchtbar werden zu lassen, bedarf es einer gewissen Stabilität und Differenziertheit der Ich-Struktur. Bei stark ausgeprägten ich-strukturellen Störungen kommt das Verfahren ähnlich wie andere tiefenpsychologisch fundierte Verfahren an seine Grenzen, selbst wenn Modifikationen vorgenommen werden. Diese Grenzen sind individuell zu definieren. Sie sind auch keineswegs nur abhängig von der Persönlichkeit des Patienten, seiner Ich-Stärke und von der Ausprägung seiner Störung, sondern ebenso abhängig von der Person und den Fähigkeiten des Therapeuten und mehr noch von der Beziehung zwischen dem Patienten und seinem Therapeuten. Grenzen können früh erreicht sein, wenn das Vertrauen noch nicht ausgeprägt und somit die Fähigkeit zu therapeutisch fruchtbarer Regression gering ist. In einer solchen Konstellation ist die Kommunikation noch störbar und es ist nicht sicher, ob es gelingt, eine positive Übertragung zu etablieren, die unabdingbare Voraussetzung einer fruchtbaren Arbeit mit Imaginationen ist. Es sei hier nochmals wiederholt, dass ein therapeutisch wirksames Imaginieren dauerhaft nur möglich ist, wenn eine solche positive Übertragung zumindest im Ansatz entsteht. Wenn eine ausgeprägt negative Übertragung zum Therapeuten von Anfang an vorherrscht und auch deutend nicht zu bearbeiten ist, werden die oben und auch im Weiteren geschilderten therapeutischen Abläufe nicht gelingen. Gelingen sie allerdings, ist ihre entlastende Wirkung beeindruckend und der therapeutische Fortschritt in der Regel rasch. Patienten mit schweren ich-strukturellen Störungen neigen zu abrupt einsetzenden negativen Übertragungsreaktionen, deren Bearbeitung immer vorrangig ist. Auch übermäßige Idealisierungen des Therapeuten sind in ihren negativen Aspekten wahrzunehmen. Sie treten bei der Arbeit mit ich-strukturell gestörten Patienten häufig auf. Fast immer geht eine solche Idealisierung mit einer Entwertung der „bösen Welt draußen" einher. Es kommt zu pathologischen Spaltungen, die sich in Imaginationen durchaus stabilisieren können, aber der Bearbeitung bedürfen. Wenn in katathymen Bildern ausschließlich lustvolle Befriedigungen womöglich in süchtig gefärbter Intensität gesucht werden, kann sich eine Realitätsflucht im Verlauf einer Therapie verfestigen, Imaginationen sind dann kontraproduktiv.

Wir haben gute Erfahrungen damit gemacht, Imaginationen bei diesen Patienten relativ stark zu strukturieren, immer wieder schützende und bergende Räume aufzusuchen (s. u.) und imaginativ auszugestalten. Dies gelingt allerdings nicht immer. Wenn intensive, frei flottierende Ängste entstehen, die sich auch im Nachgespräch nicht strukturieren oder an bestimmte Szenen binden lassen, ist die Aufforderung zu einer Regression in die Imagination nicht mehr indiziert. Es können sich nämlich symbolhaft Fragmentierungen, Organverluste, autoaggressive Handlungen darstellen. Es ist zu vermuten, dass an dieser Grenze die Selbstregulation der Patienten versagt, die in der Regel in einer tiefenpsychologisch fundierten Therapie dafür sorgt, dass vom Unbewussten des Patienten nur so viel in das Bewusstsein oder auch Traumbewusstsein freigegeben wird, wie in der bestimmten therapeutischen Situation getragen und bearbeitet werden kann. In solchen Grenzsituationen ist darauf zu achten, ob die Fähigkeit des Ich zu Selbstbeobachtung und somit zur therapeutischen Ich-Spaltung ausreicht.

Die KiP ist geeignet, das Identitätsgefühl, die Emotionalität und Kreativität zu entwickeln, sich der sinnlichen Wahrnehmung von Innen- und Außenwelt zuzuwenden. Voraussetzung hierfür ist, dass Ich-Grenzen zuverlässig wahrgenommen werden. Bei unzureichend stabilen Ich-Grenzen erzeugt die Aufforderung zum Imaginieren überwiegend Angst, es kann zu selbstdestruktiven Szenen kommen. Wenn dies auftritt, ist es wichtig, dass sich der Therapeut nicht über eine längere Zeit zum Zuschauer einer selbstdestruktiven Szene macht, denn seine ursprüngliche Botschaft, dem Patienten Schutz zu geben, ihm einen heilenden Entwicklungsraum zur Verfügung zu stellen, wird dadurch in Frage gestellt. Darüber hinaus sind wir KiP-Therapeuten der Ansicht, dass dramatische Szenen mit archaischen Inhalten und dauerhaft starken Affekten keineswegs bedeuten, dass eine Therapie besonders wirksam ist. Kathartische Reaktionen sind selten dauerhaft heilsam, sie verstärken und verfestigen oft hindernde Abwehrmechanismen. Wichtiger für den Erfolg einer Therapie ist die schrittweise (eher kleinschrittige) Bearbeitung der bestehenden Konflikte.

5. KiP in der Behandlung von posttraumatischen Belastungsstörungen

Für die Behandlung von Patienten mit posttraumatischen Belastungsstörungen gelten viele Behandlungsprinzipien, die unter Punkt 3 und 4, d. h. bei der Behandlung von psychosomatisch Erkrankten und von Patienten mit strukturellen Störungen wichtig sind. Darüber hinaus gibt es Besonderheiten. Innerhalb der KB-Dozentenschaft haben sich Jollet, Krägeloh und Krippner (1997) mit Konzepten für die Behandlung Traumatisierter beschäftigt (S. 216 ff.). Auch Sachsse und Reddemann (1997) haben über katathym-imaginative Psychotherapie in der Behandlung traumatisierter Patientinnen publiziert. Sie stellen in Frage, ob Säuglings- und Kleinkindbeobachtungen wirklich belegen, dass mit dem 3. bis 5. Lebensjahr die grundlegenden Objektbeziehungsmuster wirklich feststehen. Schwere Traumatisierungen scheinen ich-strukturelle Störungen zu erzeugen, hierfür gibt es mittlerweile viele Belege. Am häufigsten sind frühkindliche Vernachlässigung bis hin zur Deprivation, früher Verlust der Mutter, massive Gewalt in der Familie, körperliche Kindesmisshandlung und sexueller Kindesmissbrauch. Traumatisierungen finden sich gehäuft bei Essstörungen, Suchterkrankungen und bei Borderline-Persönlichkeitsstörungen. Die immer häufiger in Kliniken auftauchenden Patientinnen mit selbstverletzendem Verhalten sind zu einem hohen Prozentsatz Traumatisierungen ausgesetzt gewesen und zwar in durchaus unterschiedlichen Lebensphasen. Ein Trauma ist dadurch definiert, dass es die Reizverarbeitungsfähigkeit des Ich durch seine Heftigkeit und/oder Plötzlichkeit überfordert. Das Ich entwickelt dann Bewältigungs- und Copingmechanismen wie Dissoziation, Depersonalisation, Derealisation und Abwehrmechanismen wie die Aufteilung der Welt in Gutes und Böses. In der Fantasie dieser Patienten werden „nur gute" Objekte hergestellt als Träger von Hoffnung. Es werden Paradiese imaginiert, die schlechten Erfahrungen werden auf der anderen Seite im „nur bösen" Objekt personifiziert. Die Anwendung der KiP bei dieser Patientengruppe erfordert Modifikationen. Sie haben zum Ziel, zunächst eine haltende therapeutische Beziehung zu installieren, die es ermöglicht, neue innere Bilder zu erschaffen. Zu vermeiden ist ein zu frühes empathisches Eindringen in den traumatischen Komplex und somit eine zu frühe Konfrontation mit der traumatischen Erfahrung. Die Konfrontation mit dem Trauma bedarf immer einer längeren Vorbereitung. Hilfreiche Motive für eine solche Vorbereitung sind der sichere Ort und die inneren Helfer. Die Induktion des sicheren Ortes lautet in etwa wie folgt: „Stellen Sie sich einen Ort vor, an dem sie sicher und geschützt sind und den nur Sie und kein anderes menschliches Wesen erreichen kann". Manchmal werden Therapeuten in diesen Ort einbezogen, zumeist ist es aber ein Ort, der nur dem Patienten gehört. Nicht immer gelingt es, einen sicheren inneren Ort der Kindheit zu finden oder wiederzufinden, er kann auch im Rahmen der therapeutischen Beziehung geschaffen werden, auch in einer ganz anderen Welt oder in der Märchenwelt. Hier gibt es Analogien zu dem „nur guten" Erfahrungsbereich bei psychosomatischen Patienten (Wilke, 1990, Sachsse und Wilke, 1987). Erst wenn dieser sichere innere Ort zuverlässig zur Verfügung steht, kann eine erste vorsichtige Traumakonfrontation versucht werden.

Das Motiv der inneren Helfer beinhaltet die Imagination von Zauberern, Kuscheltieren, magischen Figuren, Tieren oder Steinen. Sie sollen wiederholt imaginiert werden, um als innere Dialogpartner zur Verfügung zu stehen, letztlich stellen sie innere Ressourcen dar, die auch der Einsamkeit entgegenwirken. Durch wiederholtes Imaginieren von sicheren Orten und innerer Helfer entstehen eine Art sichere Inseln in einem Meer von Unsicherheit und Ausgeliefertsein. Diese Übungen können durchaus auch im Gruppen-Setting stattfinden, hierdurch wird die Autonomie des Patienten gefördert. Erst wenn diese sicheren Orte und Räume einigermaßen zuverlässig zur Verfügung stehen, kann das versucht werden, was man Traumaexposition nennt, nämlich das gezielte und auch dosierte, vom Therapeuten begleitete Wiederaufsuchen der traumatischen Situation. Geschieht dies zu früh, besteht die Gefahr einer retraumatisierenden Ich-Überflutung, auch die therapeutische Beziehung kann durch das mobilisierte Übertragungsgeschehen negativ besetzt werden. Hierdurch wird die weitere Verarbeitung der traumatischen Erfahrung im imaginären Raum dauerhaft erschwert. Eine bewährte Technik im Verlauf einer Traumaexposition ist die Screen-Technik, in deren Verlauf sich der Patient vorstellt, die negative Erinnerung auf einer Leinwand oder auf einem Fernsehschirm wie einen alten Film zu betrachten. Dabei hat er eine imaginäre Fernbedienung in der Hand, kann den Film anhalten, kann Standbilder betrachten, den Film vergrößern, verkleinern, etc. Dieses Vorgehen ist aus der Symbolkonfrontation als therapeutisches Vorgehen innerhalb der KiP lange bekannt. Das Verfahren der KiP stellt insofern schon länger therapeutische Techniken zur Verfügung, die in jüngerer Zeit von Traumatherapeuten angewandt werden. Ein wesentlicher Unterschied zwischen der KiP und anderen Techniken der Traumabearbeitung liegt darin, dass innerhalb der KiP zumindest bei der klassischen Symbolkonfrontation das Trauma in mehr oder weniger symbolisierter Form dargestellt wird, bei der Traumaexposition nach der Bildschirmtechnik hingegen das Trauma möglichst realitätsnah fokussiert wird. Die symbolische Darstellung hat generell einen entlastenden Effekt, denn das Symbol ist nicht das Gleiche wie das originäre Geschehen, es stellt es dar, verfremdet es, macht es oft erst ausdrückbar, ähnlich wie eine Zeichnung eines traumatisierten Kindes, welches zu einem verbalen Bericht nicht in der Lage ist, womöglich das traumatische Geschehen auch gar nicht mehr in Einzelheiten erinnert, aber über die symbolische Darstellung der Zeichnung eine – wenn auch vorläufige – Ausdrucksmöglichkeit findet. Im Verlauf der Traumaexposition ist die Dosierung von entscheidender Bedeutung. Es kommt zu einem Durchleben und Durchleiden über eine mehr oder weniger lange Strecke mit den entsprechenden vegetativen und körperlichen Begleiterscheinungen. Hier sind neben den imaginativen auch körpertherapeutische Techniken hilfreich. Hilfreich sein kann auch die Arbeit mit dem inneren Kind, durchaus auch auf der imaginativen Ebene. Diese Technik soll hier nicht weiter vertieft werden, weil sie an anderen Stellen ausführlicher beschrieben wurde. Sannwald (2000) hat darauf hingewiesen, wie wichtig es ist, dass die KiP auch die Möglichkeit beinhaltet, traumatische Szenen zunächst in symbolisch verkleideter Form zu durchleben. Für eine wirkliche Traumasynthese scheint es aber erforderlich, sich zumindest einige Male möglichst konkret den realen Geschehensablauf vorgestellt zu haben.

Abschließend sei ein Beispiel für einen geschützten Raum zitiert aus Jollet, Krägeloh u. Krippner (1997, S. 218):

Ein Patient, dessen erste Bilder abwechselnd durch eine getriebene, ängstlich-gespannte Ruhelosigkeit und Aggressivität oder durch paradiesische Ruhe und Friedlichkeit gekennzeichnet waren, erblickte auf einer Wiese unvermittelt einen Gang, der nach unten führte. Ein Gang zu einer langgestreckten Höhle, die er sofort betrat und in der er sich lange aufhielt. Die Höhle erwies sich zunächst als dunkler Gang, an dessen Ende er einen Lichtschein erblickte. Beim hoffnungsvollen Zugehen darauf veränderte sich der Abstand jedoch nicht. Er rückte in immer weitere Ferne, je mehr er sich ihm nähern wollte. Der Abstand zum Licht blieb also immer gleich. Voller Verzweiflung, diesen „Hoffnungsschimmer" nicht erreichen zu können, wollte er sich resigniert wieder aus dieser Höhle entfernen. Durch die beharrliche therapeutische Intervention, in der Höhle zu bleiben, kauerte er sich nieder. Ein tiefes Gefühl von Hoffnungslosigkeit und Leere machte sich in ihm breit. Nach mehreren Sitzungen spürte er wieder einen Handlungsimpuls, ging den Gang weiter. Er kam schließlich zu einer großen, hallenartigen Höhle, in der er oben ein Fenster entdeckte. Mühsam erreichte er dieses und konnte von dort aus eine Gruppe Menschen sehen, die draußen ein gemeinsames Mahl einnahmen. Nachdem er sich aus dem Kellerfenster nach draußen gewagt hatte, nahm er Kontakt zu dieser Gruppe auf und wurde dort, zu seiner großen Überraschung, auch geduldet.

Nach dieser Sequenz war es diesem Patienten erstmals möglich, Kontakt zu anderen Menschen in der Realität einigermaßen angstfrei zu erleben. In diesem Bild kam es praktisch zu einer Regression von außen nach innen (von der Wiese in die Höhle). Der Patient sah sich zunächst mit seinen Gefühlen von Leere und Depression konfrontiert, die er im schutzgebenden Raum auszuhalten lernte, um sich danach der Außenwelt wieder zuwenden zu können. Solche spontan imaginierten Schutzräume können Patienten ein großes Maß von Sicherheit bieten. Sie können als Symbole für den bestehenden eigenen inneren Schutzraum verstanden werden, der gegen das Gefühl von Hilflosigkeit und Ausgeliefertsein eingesetzt werden kann.

Bei Patienten mit ausgeprägten Traumatisierungen und mit konsekutiven ausgeprägten Ich-Störungen bzw. Borderline-Organisationen kann es sinnvoll sein, eine KiP-Therapie mit dem Motiv des Schutzraumes zu beginnen.

Anhang III Weiterbildung zum KiP-Therapeuten

Anschriften der Organisationen, die Seminare zur Weiterbildung zum Therapeuten in der KiP veranstalten bzw. die Teilnahme an Seminaren vermitteln:

DACHORGANISATIONEN

1. Internationale Gesellschaft für Katathym-imaginative Psychotherapie und imaginative Verfahren in Psychotherapie und Psychologie (IGKB)
   (Mitglieder: alle KiP-Gesellschaften)
   Sekretariat: Bunsenstr. 17,
   D-37073 Göttingen
2. Deutsche Gesellschaft für Katathym-imaginative Psychotherapie und imaginative Verfahren in der Psychotherapie (DGKiP)
   (Mitglieder: AGKB und MGKB)
   Sekretariat: Bunsenstr. 17,
   D-37073 Göttingen
3. Arbeitsgemeinschaft für Katathymes Bilderleben und imaginative Verfahren in der Psychotherapie (AGKB) e. V. mit Institut
   Bunsenstr. 17, D-37073 Göttingen,
   Telefon (05 51) 4 67 54
   (Mo., Do., Fr. 8.00 – 12.00 Uhr,
   Di. und Mi. 8.00 – 16.00 Uhr),
   Telefax (05 51) 48 79 30,
   E-Mail: agkb.goettingen@t-online.de,
   Internet: www.agkb.de

ANDERE KiP-GESELLSCHAFTEN

1. Mitteldeutsche Gesellschaft für Katathymes Bilderleben und imaginative Verfahren in der Psychotherapie und Psychologie (MGKB) e. V. mit Institut
   Neuwerk 10, D-06108 Halle/Saale,
   Telefon (03 45) 2 90 28 17
   (Mo. 17.00 – 20.00 Uhr),
   Telefax (0345) 478 99 61,
   E-Mail: MGKB.eV@t-online.de
2. Österreichische Arbeitsgemeinschaft für Katathym-Imaginative Psychotherapie (ÖAGKIP) in der Österreichischen Gesellschaft für Autogenes Training und allgemeine Psychotherapie (ÖGATAP)
   Kaiserstr. 14/13, A-1070 Wien,
   Telefon (00 43) (1) 5 23 38 39
   (Mo.–Do. 9.00 – 12.00 Uhr),
   Telefax (00 43) (1) 5 23 38 39 10,
   E-Mail: office@oegatap.at
3. Schweizer Arbeitsgemeinschaft für Katathymes Bilderleben (SAGKB)
   Marktgasse 55, Postfach, CH-3000 Bern 7,
   Telefon (00 41) (31) 3 52 47 22,
   Telefax (00 41) (31) 3 26 76 77,
   E-Mail: sagkb@freesurf.ch
4. Stichting ter bevordering van Symbooldrama Nederland
   Wilhelminastraat 67,
   NL-2411 CX Bodegraven,
   Telefon (00 31) (1 72) 61 40 28,
   Telefax (00 31) (1 72) 61 06 84,
   E-Mail: bakzeil@xs4 all.nl
5. Svenska föreningen för Symboldrama (SFS)
   Fågelvägen 3, S-772218 Västerås,

Telefon (00 46) (21) 12 47 49,
E-Mail: k.hemlin-bjerkehag@telia.com

6. Česká společnost pro katatymně imaginativni psychoterapii (ČSKIP)
   Tschechische Arbeitsgemeinschaft für Katathym-imaginative Psychotherapie
   Psychologická ambulance,
   Martinovská 3168,
   CZ-72302 Ostrava-Martinov,
   Telefon (00 42) (0 59) 6 90 15 27,
   E-Mail: bajger@post.cz
7. Slovenská spoločnosť pre katatýmne imaginativnu psychotherapiu (SSKIP)
   Slowakische Arbeitsgemeinschaft für Katathym-imaginative Psychotherapie
   Lazaretská 11, SK-81108 Bratislava,
   Telefon (0 04 21) (2) 52 96 19 43 + Fax,
   E-Mail: sskip@stonline.sk
8. Öffentliche überregionale Organisation zur Förderung der Entwicklung des Symboldramas
   (Russland, Ukraine, Weißrussland)
   101000 Moskau, a/ja 299,
   Telefax: (0 07) (0 95) 9 45 85 18,
   E-Mail: jakov@obuchov.msk.ru

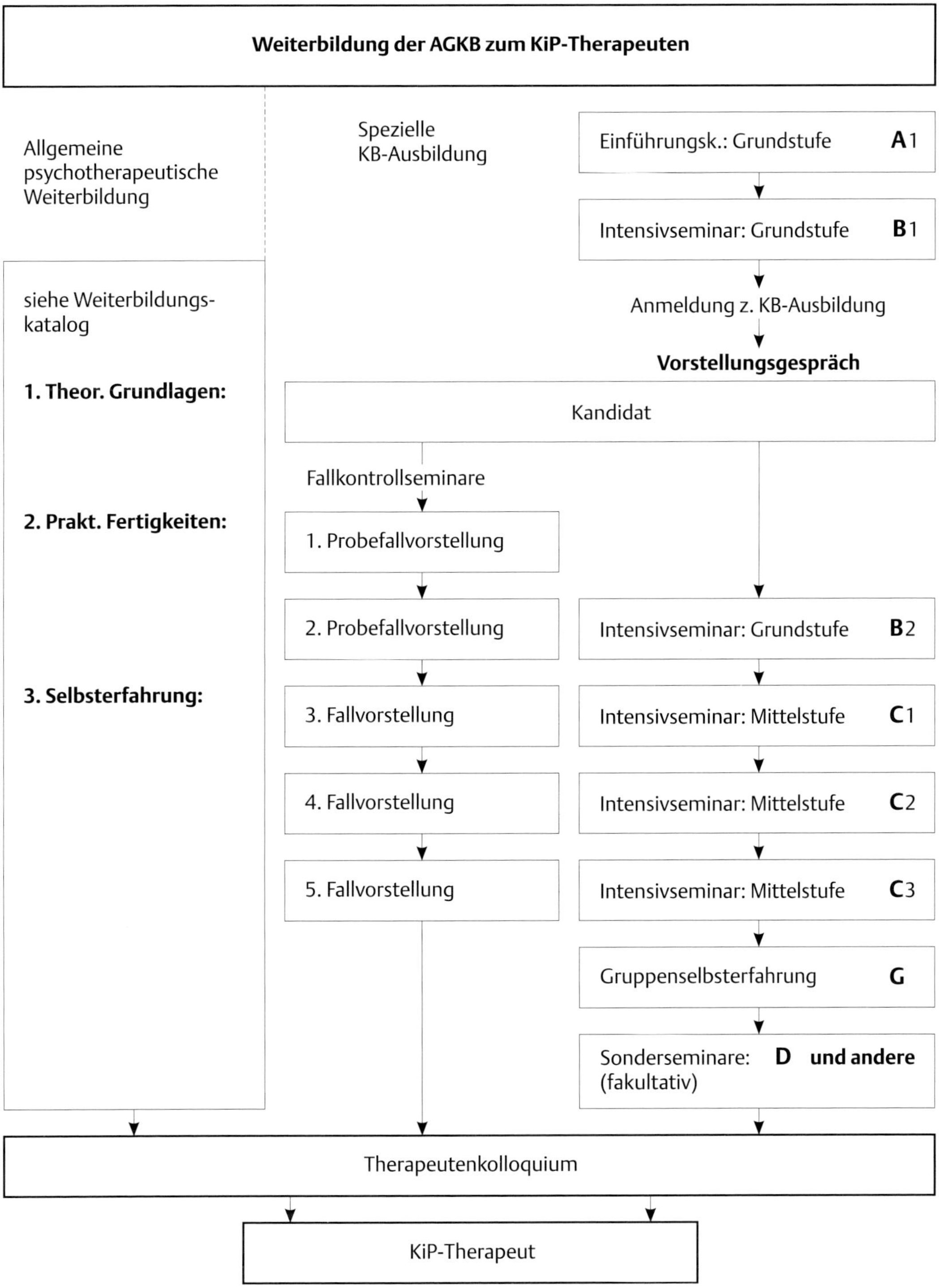

Fortbildung für Therapeuten:
- Fallkontrollseminare
- Sonderseminare

Anhang IV Verzeichnis der Originalarbeiten vom Autor zur Katathym-imaginativen Psychotherapie in chronologischer Reihenfolge

Leuner, H.: Kontrolle der Symbolinterpretation im experimentellen Verfahren. Z. Psychother. med. Psychol. 4 (1954) 201

Leuner, H.: Experimentelles Katathymes Bilderleben als ein klinisches Verfahren der Psychotherapie: Grundlegungen und Methode. Z. Psychother. med. Psychol. 5 (1955) 185

Leuner, H.: Experimentelles Katathymes Bilderleben als ein klinisches Verfahren der Psychotherapie: Ergebnisse. Z. Psychother. med. Psychol. 5 (1955) 233

Leuner, H.: Symbolkonfrontation, ein nichtinterpretierendes Vorgehen in der Psychotherapie. Schweiz. Arch. Neurol. Psychiat. 76 (1955) 23

Leuner, H.: Symboldrama, ein aktives nichtanalysierendes Vorgehen in der Psychotherapie. Z. Psychother. med. Psychol. 6 (1957) 221

Leuner, H.: Das Landschaftsbild als Metapher dynamischer Strukturen. In: Festschrift zum 70. Geburtstag von E. Speer, hrsg. von H. Stolze. Lehmann, München 1959

Leuner, H.: Die Verifizierung der existentiellen Bedeutung des Symbols durch Symbolprovokation. In: Aktuelle Fragen der Psychotherapie, Bd. 3. Karger, Basel 1960 (S. 45)

Leuner, H.: Leistungen. Indikationen und Grenzen des Symboldramas. Z. Psychother. med. Psychol. 10 (1960) 45

Leuner, H.: Das assoziative Vorgehen im Symboldrama. Z. Psychother. med. Psychol. 14 (1964) 196

Leuner, H., K. Nerenz: Das musikalische Symboldrama und seine psychotherapeutische Wirkung. Heilkunst 77 (1964) 330

Leuner, H.: Guided Affective Imagery (GAI): A Method of Intensive Psychotherapy. Amer, J. Psychother. 23 (1969) 4

Leuner, H.: Das Katathyme Bilderleben in der Psychotherapie von Kindern und Jugendlichen. In: Handbuch der Kinderpsychotherapie, hrsg. von G. Biermann. Reinhardt, München 1969

Leuner, H.: Über den Stand der Entwicklung des Katathymen Bilderlebens. Z. Psychother. med. Psychol. 19 (1969) 177

Leuner, H.: Katathymes Bilderleben – Unterstufe – ein Seminarkurs. Thieme, Stuttgart 1970

Leuner, H.: Indikationen zur Psychotherapie. Ringelheimer Biologische Umschau, H. 5 (1970) (unveröff.)

Leuner, H.: Das Katathyme Bilderleben in der Psychotherapie von Kindern und Jugendlichen. Prax. Kinderpsychol. 19 (1970) 212

Leuner, H.: Therapeutische Möglichkeiten mit dem Katathymen Bilderleben (Tagtraumtechnik) bei RM-Konsumenten. Ref. Fortbildungsveranst. Nervenklinik Tübingen 1971 (unveröff.)

Leuner, H.: Grundzüge der tiefenpsychologischen Symbolik (unter Berücksichtigung des Symbolismus im Katathymen Bilderleben). In: Ausgewählte Vorträge der Zentralen Weiterbildungsseminare der AGKB (Selbstverlag) Göttingen 1974

Leuner, H.: Die Bedeutung der Musik in imaginativen Techniken der Psychotherapie. Vortrag gehalten auf dem Ostersymposium der Herbert von Karajan-Stiftung, Salzburg 1972. In: Neue Wege der Musiktherapie, hrsg. von W. J. Revers, G. Harrer, W. C. H. Simon. Econ, Düsseldorf 1974

Leuner, H.: Imagination als Spiegel unbewußten Seelenlebens. Angelsachsen-Verlag, Bremen 1974

Leuner, H.: The Role of Imagery in Psychotherapy. In: New Dimensions in Psychiatry: A World View, hrsg. von S. Arieti, G. Chrzanowski, John Wiley & Sons, New York 1975

Leuner, H.: Stellung des Katathymen Bilderlebens (KB) im Rahmen der aktiv-klinischen Verfahren der Psychotherapie. Referat gehalten auf dem 1. Internationalen Kongreß f. Aktiv-klinische Psychotherapie, Innsbruck 1975 (unveröff.)

Leuner, H.: Guided Affective Imagery: An Account of its Development. J. Mental Imagery (USA) 1 (1977) 73

Leuner, H.: Basic Principles and Therapeutic Efficacy of Guided Affective Imagery. In: The Power of Human Imagination, hrsg. von J. W. Singer, K. S. Pope. Plenum Press, New York 1978

Leuner, H. (Hrsg.): Katathymes Bilderleben – Ergebnisse in Theorie und Praxis. Huber, Bern, 2. Aufl., 1983

Leuner, H.: Lehrbuch des Katathymen Bilderlebens, 3. Aufl. Huber, Bern 1994

Leuner, H., G. Horn, E. Klessmann: Katathymes Bilderleben mit Kindern und Jugendlichen, 4. Aufl. Reinhardt, München 1990

Leuner, H., O. Lang: Psychotherapie mit dem Tagtraum, Katathymes Bilderleben, Ergebnisse II, Fallanalysen, Theorie. Huber, Bern 1982

Zusammenfassende lexikalische Darstellungen des KB von H. Leuner in:

1. Bastine, R. (Hrsg.): Grundbegriffe der Psychotherapie. Edit. Psychologie, Verl. Chemie, Weinheim 1982
2. Corsini, R. J. (Hrsg.): Handbuch der Psychotherapie. Beltz, Weinheim/Basel 1983
3. Battegay, R. (Hrsg.): Handwörterbuch der Psychiatrie. Enke, Stuttgart 1984
4. Toman, W.: Egg, R. (Hrsg.): Handbuch der Psychotherapie. Kohlhammer, Stuttgart 1985

Anhang V Verzeichnis der kasuistischen Beispiele im Text

Nummern, Seitenzahl, Diagnose; Zweck des Beispieles

Nr. 1, S.7, Werkmeister. 35 J. Herzphobie: Behandlungsergebnis

Nr. 2, S. 8, Hausfrau, 52 J. Neurotische Depression; Behandlungsergebnis

Nr. 3, S, 9, Berufstätige Frau, 38 J. Platzangst Behandlungsergebnis

Nr. 4, S. 9, Konditor, 19 J. Zwangsneurose: Behandlungsergebnis

Nr. 5, S. 50, Patientin, 70 J. Hyperhydrosis universalis; Motiv des Baches

Nr. 6, S. 50, Studentin, 23 J. RM-abhängig, Arbeitsstörung, Depression: Motiv des Bades

Nr. 7, S. 50, Mädchen, 9 J. Rezidivierende Urtikaria, Motiv des Bades

Nr. 8, S. 55, Adoleszent, 18 J. Stotterneurose; Motiv des Berges

Nr. 9, S. 67, Adoleszent, 19 J. Kontaktstörung: Hausmotiv

Nr. 10, S. 67, Adoleszentin, 19 J. Charakterneurose, kreative Ausgestaltung des Hausmotives

Nr. 11, S. 70, weibl. Versuchsperson, Eintritt in den Wald: gefährliches Hausmotiv

Nr. 12, S, 75, Chemiestudent, 21 J. Examensstupor; Regieprinzipien der Grundstufe

Nr. 13, S. 106, Student, 24 J. Zwangsneurose: Motiv des Baches, extremes Verhinderungsmotiv

Nr, 14, S, 107, Patientin, Motiv des Tunnels, Bach: Klärung von Details, Bearbeitung eines Verhinderungsmotivs

Nr. 15, S. 109, Patient, 23 J. Zwangsstruktur; Widerstandsreaktion, fehlerhafte Bearbeitung

Nr. 16. S. 116, Gymnasiast, 17 J. Hebephrenes Bild; Kongruenz zwischen Verhaltensänderung im Tagtraum und in der Realität

Nr. 17, S. 118, Akademikerin, 32 J. Akutes Durchsetzungsproblem; Rollenspiel im KB

Nr. 18, S. 120, Arzt, 31 J. Arbeit an Realsituationen; Vergangenheit, Altersregression

Nr. 19, S. 125, Patientin, 22 J. Zwangsneurose: Transkript einer assoziativen Passage

Nr. 20, S. 137, Patient, 19 J. Charakterneurose: Altersregression, frühe traumatisierende Szene

Nr. 21, S. 142, Patientin, 39 J. Acné excoriée, neurotische Depression; Thema: Konfliktfreie Inhalte

Nr. 22, S. 144, Arzt, 50 J. Akuter postoperativer Stress: Sedierung durch konfliktfreie Szene, Wasseranwendung

Nr. 23, S. 144, Patientin, 40 J. Colitis ulcerosa: Krisenintervention durch Befriedigung archaischer Bedürfnisse

Nr. 24, S. 158, Patient, depressive Neurose: Altersregression (11 J.): die Hauptprojektion des traumatisierenden Vaters, nicht im Bild, nicht in der Übertragung

Literaturverzeichnis

Alexander, F.: Zwei Formen der Regression und ihre Bedeutung in der Therapie. Psyche 9 (1955/1956), 668

Amann, A. N.: Aktive Imagination, 2. Aufl. Walter, Freiburg 1979

Balint, E., J. S. Novell: Fünf Minuten pro Patient. Suhrkamp, Frankfurt/M. 1975

Barolin, G.: Spontane Altersregression im Symboldrama und ihre klinische Bedeutung. Z. Psychoth. med. Psychol. 11 (1961) 77

Bartl, G.: Die Auswirkungen körperlicher Berührungen auf Beziehung und Deutung. In Teinelt, T., W. Datler: Beziehung und Deutung im psychotherapeutischen Prozeß. Springer, Berlin 1988

Bartl, G.: Die aktive Technik im KB bei der Behandlung von Psychosomatikern und Frühgestörten. In Wilke, E., H. Leuner: Das Katathyme Bilderleben in der Psychosomatischen Medizin. Huber, Bern 1990

Boss, M.: Der Traum und seine Auslegung. Huber, Bern 1953

Brengelmann, J. C., L. Brengelmann: Deutsche Validierung von Fragebogen der Extraversion, neurotischer Tendenz und Rigidität. Z. exp. angew. Psychol. 7 (1960) 291

Breuer, J., S. Freud: Studien über Hysterie. Wien 1895; Fischer Taschenbuch 6001, Frankfurt/M. 1981

Desoille, R.: Introduction à une psychothérapie rationelle. P.U.F., Paris 1945

Dührssen, A.: Analytische Psychotherapie in Theorie, Praxis und Ergebnissen. Vandenhoeck & Ruprecht, Göttingen 1972

Ehebald, U.: Stellungnahme bei der Diskussion des Plenums der 8. Norddeutschen Psychotherapietage. Lübeck 13.–19. 10 1979

Eibach, H.: Ein Fall von Herzneurose (zugleich ein Beitrag zur Frage der endlichen Analyse). In Leuner, H., O. Lang: Psychotherapie mit dem Tagtraum, Katathymes Bilderleben – Ergebnisse II, Fallanalysen, Theorie. Huber, Bern 1982

Frank, L.: Über Affektstörungen. Berlin 1913

Freud, S. (1895): Studien über Hysterie. GW I, Imago London 1942

Freud, S. (1900): Die Traumdeutung. GW II/III, Imago, London 1952

Freud, S. (1912): Ratschläge für den Arzt bei der psychoanalytischen Behandlung. GW VIII (1909–1913), Imago, London 1952

Freud, S. (1913): Bemerkungen über die Übertragungsliebe. GW X (1913–1917) Imago, London 1952 (S. 313)

Fürstenau, P.: Entwicklungsförderung durch Therapie. Pfeiffer, München 1992

Greenson, R. R.: Technik und Praxis der Psychoanalyse, 2. Aufl., Klett, Stuttgart 1975

Happich, C.: Das Bildbewußtsein als Ansatzstelle psychischer Behandlung. Zbl. Psychother. 5 (1932) 633

Haronian, F.: The ethical relevance of a psychotherapeutical technique. J. Relig. Health 6 (1967) 148

Heigl, F.: Indikation und Prognose in der Psychoanalyse und Psychotherapie, 2. Aufl. Vandenhoeck & Ruprecht, Göttingen 1974

Heiss, R.: Allgemeine Tiefenpsychologie. Huber, Bern 1956

Holfeld, H., H. Leuner: Die Behandlung einer chronisch rezidivierenden psychogenen Psychose. In Leuner, H., O. Lang: Psychotherapie mit dem Tagtraum, Katathymes Bilderleben, Ergebnisse II, Fallanalysen, Theorie. Huber, Bern 1982

Jollet, H., Ch. Krägeloh, K. Krippner: Das KB bei Objektbeziehungsstörungen. In Bartl, G., F. Pesendorfer: Strukturbildung im therapeutischen Prozeß. Literas, Wien 1989

Jung, C. G.: Über psychische Energetik und das Wesen der Träume. Rascher, Zürich 1948

Jung, F. M., Ch. Kulessa: Katamnestische Untersuchungen einer 20-Stunden-Therapie mit dem Katathymen Bilderleben – Eine testpsychologische Studie. In Leuner, H.: Katathymes Bilderleben – Ergebnisse in Theorie und Praxis, 2. Aufl. Huber, Bern 1983

Klessmann, E., H. A. Klessmann: Ambulante Psychotherapie der Anorexia nervosa unter Anwendung des Katathymen Bilderlebens. In Leuner, H., G. Horn, E. Klessmann: Katathymes Bilderleben mit Kindern und Jugendlichen. Reinhardt, München 1978

Klinger, E.: Katathymes Bilderleben und die neuere Vorstellungsform. In Wilke, E., H. Leuner: Das Katathyme Bilderleben in der psychosomatischen Medizin. Huber, Bern 1990

Koch, W.: Kurztherapie einer zwangsstrukturierten Neurose mit dem Katathymen Bilderleben. Z. Psychoth. med. Psychol. 19 (1969) 187

Kohut, H.: Narzißmus. Eine Theorie der psychoanalytischen Behandlung narzißtischer Persönlichkeitsstörungen, 2. Aufl. Suhrkamp. Frankfurt/M. 1976

Kornadt, H. J.: Experimentally excited images as function of dynamic systems. Proceedings of the XIIth Congress Ing. Ass. Applied Psychol. Rome 1958

Kornadt, H. J.: Der Zusammenhang zwischen allgemeinem Anspruchsniveau und bestimmten Merkmalen bild-

hafter Vorstellungen. Ref. Int. Kongr. Psychol., Bonn 1960, Kongreßberichte
Kosbab, P.: Symbolismus, Selbsterfahrung und die didaktische Anwendung des Katathymen Bilderlebens in der psychiatrischen Ausbildung. Z. Psychother. med. Psychol. 22 (1972) 210
Kretschmer, E.: Medizinische Psychologie. 14. Aufl., hrsg. von W. Kretschmer, Thieme, Stuttgart 1975
Kulessa, Chr., F. Jung: Effizienz einer 10 stündigen Kurzpsychotherapie mit dem Katathymen Bilderleben im testpsychologischen prae/post-Vergleich. In Leuner, H.: Katathymes Bilderleben – Ergebnisse in Theorie und Praxis. Huber, Bern ^{2}1983
Landau, E.: Psychologie der Kreativität. Reinhardt, München 1971
Landau, E., H. Leuner: Seminare über Katathymes Bilderleben und Kreativität. Göttingen 1976 (unveröff.)
Leuner, H.: Kontrolle der Symbolinterpretation im experimentellen Verfahren. Z. Psychother. med. Psychol. 4 (1954) 201
Leuner, H.: Experimentelles Katathymes Bilderleben als ein klinisches Verfahren der Psychotherapie. Z. Psychother. med. Psychol. 5 (1955) 185 u. 233
Leuner, H.: Symboldrama, ein aktives nichtanalysierendes Vorgehen in der Psychotherapie Z. Psychother. med. Psychol. 7 (1957) 221
Leuner, H.: Das Landschaftsbild als Metapher dynamischer Strukturen, In Stolze, H.: Festschrift E. Speer. Lehmann, München 1959
Leuner, H.: Guided affective imagery: An account of its developmental history. J ment. Imagery (USA) 1 (1977) 73
Leuner, H.: Grundzüge der tiefenpsychologischen Symbolik I. Mater. Psychoanal. anal. Psychother. 5 (1978) 166
Leuner, H. (Hrsg.): Katathymes Bilderleben – Ergebnisse in Theorie und Praxis, Huber, Bern ^{2}1983
Leuner, H.: Der Tagtraum des Katathymen Bilderlebens als Form der Sterbehilfe. In Spiegel-Rösing, I., H. Petzold: Die Begleitung Sterbender. Jungfermann, Paderborn 1984
Leuner, H.: Lehrbuch des Katathymen Bilderlebens, 2. Aufl. Huber, Bern 1987
Leuner, H.: Lehrbuch der Katathym-imaginativen Psychotherapie, 3. Aufl. Huber, Bern 1994
Leuner, H., O. Lang: Psychotherapie mit dem Tagtraum. Katathymes Bilderleben, Ergebnisse II, Fallanalysen. Theorie. Huber, Bern 1982
Lienhard, P.: Hypnotisch vermittelte Gefühle und ihre Auswirkungen auf die Imaginationen des Katathymen Bilderlebens. Arbeit Liz. philos. Fak. Univ. Freiburg/Schweiz 1983
Loch, W.: Die theoretischen Voraussetzungen einer psychoanalytischen Kurztherapie. In Jahrb. Psychoanal. 4, Huber, Bern 1967
Luborsky, L.: Einführung in die analytische Psychotherapie. Springer, Berlin 1988
Luborsky, L., P. Crits-Christoph, J. Mintz, A. Auerbach: Who Will Benefit From Psychotherapy? Predicting Therapeutic Outcomes. Basic Books, New York 1988
Maier, H. W.: Über katathyme Wahnbildung mit Paranoia. Z. Ges. Neurol. Psychiatr. 1912
Malan, H. D.: Psychoanalytische Kurzpsychotherapie. Huber, Bern/Klett, Stuttgart 1965
Murray, H. A.: Explorations in Personality. Oxford Univ. Press, New York 1938. Dtsch. in Revers, W. J., K. Taeuber: Der thematische Apperzeptionstest (TAT). Huber, Bern ^{2}1968
Nerenz, K.: Das musikalische Symboldrama als Hilfsmethode in der Psychotherapie. Z. Psychother. med. Psychol. 19 (1969) 28
Niederland, H.: River symbolism. Psychoanalyt. Quart. 15 (1956) 469
Nunberg, H.: Allgemeine Neurosenlehre auf psychoanalytischer Grundlage. Huber, Bern 1932, 4. Aufl. 1975
Pahl, J.: Über narzißtische Entwicklungslinien während des Katathymen Bilderlebens. In Leuner, H.: Katathymes Bilderleben – Ergebnisse in Theorie und Praxis, Huber, Bern ^{2}1983 (S. 481)
Prindull, E.: Die Manifestationen der depressiven Verstimmung im Katathymen Bilderleben. Med. Diss., Göttingen 1964
Pszywyj, A.: Die imaginative Anwendung des Wassers im Katathymen Bilderleben. In Leuner, H.: Katathymes Bilderleben – Ergebnisse in Theorie und Praxis, 2. Aufl. Huber, Bern 1983
Riedel, I.: Der Tagtraum in der schönen Literatur. In: Ausgewählte Vorträge der Zentralen Weiterbildungsseminare der AGKB, Göttingen 1974
Roth, J. W.: Das Katathyme Bilderleben bei psychosomatischen Frauenkrankheiten und bei Sexualstörungen beiderlei Geschlechts. In Leuner, H.: Katathymes Bilderleben – Ergebnisse in Theorie und Praxis. Huber, Bern ^{2}1983
Roth, J. W.: Über die Bedeutung der introspektiven Imagination des Katathymen Bilderlebens, dargestellt am Beispiel des Spannungskopfschmerzes. In Leuner, H.: Katathymes Bilderleben – Ergebnisse in Theorie und Praxis, 2. Aufl. Huber, Bern 1983
Roth, J. W.: Körpersensationen während des Katathymen Bilderlebens – ihr Einsatz als therapeutische Technik. In Roth, J. W.: Konkrete Phantasie, neue Erfahrungen mit dem Katathymen Bilderleben. Huber, Bern 1984
Roth, J. W.: Konkrete Phantasie, neue Erfahrungen mit dem Katathymen Bilderleben. Huber, Bern 1984
Schultz-Hencke, H.: Lehrbuch der analytischen Psychotherapie. Thieme, Stuttgart 1951, 4. Aufl. 1985
Silberer, H.: Bericht über die Methode, gewisse symbolische Halluzinationserscheinungen hervorzurufen und zu beobachten. Jb. psychoanalyt. psychopathol. Forsch. 1 (1909) 302
Silberer, H.: Symbolik des Erwachens und Schwellensymbolik überhaupt. Jb. psychoanal. psychopatholog. Forsch. 3 (1912) 621
Singer, J. L., K. S. Pope: The Power of Human Imagination. Plenum Press, New York 1978
Spiegel-Rösing, I., H. Petzold: Die Begleitung Sterbender. Jungfermann, Paderborn 1984
Spitz, R.: Übertragung und Gegenübertragung. Psyche 10 (1956/1957) 63

Stamm, S.: Die psychodynamische Wirkung der Hypnose im Spiegel des Katathymen Bilderlebens. In Leuner, H.: Katathymes Bilderleben – Ergebnisse in Theorie und Praxis, 2. Aufl. Huber, Bern 1983

Sterba, R. E.: The fate of the ego in analytic therapy. Int. J. Psychoanal. 15 (1934) 117

Stierlin, H.: Conflict and Reconciliation. Doubleday-Anchor, New York 1969

Stolze, H.: Das obere Kreuz. Lehmann, München 1953

Sturm, M.: Über die Kasuistik der psychotherapeutischen Behandlung mit dem Katathymen Bilderleben und ihre Auswertung. Med. Diss. Göttingen 1984

Taylor, J.: A personality scale of manifest anxiety. J. abnorm. soc. Psychol. 48 (1953) 285

Thomas, K.: Praxis der Selbsthypnose und des autogenen Trainings. Thieme, Stuttgart 1967, 6. Aufl. 1983

Ullmann, H.: Übergangsphänomene und restitutive Phantasiebildung im KB. Ein Ansatz zur Nachreifung des frühen Vaterbildes psychosomatisch Kranker. Ärztl. Prax. Psychother. 33 (1988) 249–257

Vogt, O. (1896): Zit. n. H.J. Schultz: Die seelische Krankenbehandlung. Fischer, Stuttgart 1958 (S. 168).

Vogt, O.: Die direkte psychologische Experimentalmethode in hypnotischen Bewußtseinszuständen. Leipzig 1897

Wächter, H.-M.: Möglichkeiten des Katathymen Bilderlebens in der Behandlung psychosomatischer Krankheiten. In Roth, J. W.: Konkrete Phantasie, neue Erfahrungen mit dem Katathymen Bilderleben. Huber, Bern 1984

Wächter, H.-M., V. Pudel: Kurzpsychotherapie von 15 Sitzungen mit dem Katathymen Bilderleben (eine kontrollierte Studie). In Leuner, H.: Katathymes Bilderleben – Ergebnisse in Theorie und Praxis, 2. Aufl. Huber, Bern 1983

Wallerstein, R. S.: Forty-two Lives in Treatment. A Study of Psychoanalysis and Psychotherapy. Guilford, New York 1986

Wallerstein, R. S.: Zum Verhältnis von Psychoanalyse und Psychotherapie. Psyche 44 (1990) 967

Weiss, J., H. Sampson et al.: The Psychoanalytic Process. Guilford, New York 1986

Wesiack, W.: Die Flash-Technik. In Uexküll, Th. von: Psychosomatische Medizin. 4. Aufl. Urban u. Schwarzenberg, München 1990

Wilke, E.: Katathymes Bilderleben (KB) in der Behandlung von Colitis ulcerosa. Schriftenreihe der AGKB, Bd. 2. Eigenverlag AGKB, Göttingen 1979

Wilke, E.: Die Klinik. In Wilke, E., H. Leuner: Das Katathyme Bilderleben in der Psychosomatischen Medizin. Huber, Bern 1990

Zaro, J. S., R. Barach, D. F. Nedelmann, J. S. Dreiblatt: Einführung für angehende Psychotherapeuten. Enke, Stuttgart 1980

Zepf, S.: Das Katathyme Bilderleben in der Erforschung der Psychodynamik des Asthma bronchiale. In Leuner, H.: Katathymes Bilderleben – Ergebnisse in Theorie und Praxis, 2. Aufl. Huber, Bern 1983

Weiterführende Literatur

Bahrke, U. (1997): Imagination in der Psychoanalyse – erläutert an einem Behandlungsfall einer narzißtischen Persönlichkeitsstörung. In: Imagination, 3/2003

Bahrke, U. (1997): Angst und Symbol – Erfahrungen mit der Kathathym-imaginativen Psychotherapie. In: Kottje-Birnbacher, L., Sachsse, U., Wilke, E. (Hrsg.): Imagination in der Psychotherapie. Huber, Bern

Bahrke, U., Rosendahl, W. (2001): Psychotraumatologie und Katathym-imaginative Psychotherapie. – Pabst Science Publishers, Lengerich

Bahrke, U. (2003): Zum Begriff der Regression im Kontext Katathym-imaginativer Psychotherapie. In: Imagination 3/2003

Bartl, G., Pesendorfer, F. (1989): Strukturbildung im therapeutischen Prozeß. – Schriftenreihe Ärztliche Praxis und Psychotherapie, Literas Universitätsverlag

Brömmel, B., Dammann, G. (2004): Katathym-imaginative Psychotherapie (KiP) und übertragungsfokusssierte Psychotherapie (TFP) in der Behandlung von Borderline-Störungen. Persönlichkeitsstörungen; 8: 161–174

Corsini, R. J. (1987): Handbuch der Psychotherapie. – Psychologie Verlags Union, München-Weinheim

d'Arcais-Strotmann, M. (1997): Der Tagtraum – Tor zu Vergangenheit, Gegenwart und Zukunft. In: Kottje-Birnbacher, L., Sachsse, U., Wilke, E. (Hrsg.): Imagination in der Psychotherapie, Huber, Bern

Dieter, J. (2000): Symbolbildung und ihre Bedeutung für die Psychotherapie. In: Imagination 1/2000

Dieter, W. (1993): Katathym-imaginative Psychotherapie bei depressiven Störungen. In: Imagination 4/1993

Dieter, W. (1995): Das innere Bild von Mann und Frau – geschlechtsspezifische Gegenübertragung von Mann und Frau in der Imagination. In: Imagination 3/1995

Dieter, W. (1998): Der unterschiedliche therapeutische Umgang mit Träumen bei neurotischen und ich-strukturell gestörten Patienten. In: Imagination 3/1998

Dieter, W. (2000): Katathym-imaginative Psychotherapie bei Borderline-Störungen. Psychotherapeut 45: 90–98

Dieter, W. (2000): Zur Bedeutung der Selbstpsychologie für die KiP-Behandlungstechnik. In: Imagination 4/2000

Dieter, W. (2001): Die Katathym-imaginative Psychotherapie – eine tiefenpsychologische Behandlungsmethode. In: Imagination 3/2001

Dieter, W. (2003): Katathym-imaginative Psychotherapie bei Angstneurosen. In: Imagination 4/2001

Erlanger, A. (1997): Katathym-imaginative Psychotherapie mit älteren Menschen. Reinhardts Gerontologische Reihe, München, Basel

Fikentscher, E., Küster, H. (1999): Katathym-imaginative Psychotherapie im Gruppensetting bei ich-strukturell gestörten Patienten. In: Hennig, H., Rosendahl, W. (Hrsg.): Katathym-imaginative Psychotherapie als analytischer Prozeß. Pabst Science Publishers, Lengerich

Fürstenau, P. (1990): Erweitertes psychoanalytisches Paradigma und Katathymes Bilderleben. In: Wilke, E., Leuner, H.: Das Katathyme Bilderleben in der Psychosomatischen Medizin; Huber, Bern, Stuttgart, Toronto

Gerber, G., Sedlak, F. (1994): Katathymes Bilderleben innovativ. Motive und Methoden. Ernst Reinhardt Verlag, München, Basel

Hennig, H., Rosendahl, W. (Hrsg.) (1999): Katathym-imaginative Psychotherapie als analytischer Prozeß. Pabst Science Publishers, Lengerich 1999

Horn, G. (1998): Kindheit und Phantasie. Entwicklungsphasen im Spiegel innerer Bilder. Pabst Science Publishers, Lengerich 1998

Horn, G. (1990): Selbsterfahrung des Therapeuten durch Regression in das Kindes- und Jugendalter. In: Leuner, H., Horn, G., Klessmann, E.: Katathymes Bilderleben mit Kindern und Jugendlichen. Reinhard, München, Basel

Jollet, H., Krägeloh, C., Krippner, K. (1997): Der schutzgebende Raum in seiner Bedeutung für Patienten mit Objektbeziehungsstörungen in der Katathym-imaginativen Psychotherapie – ein praxisorientierter Beitrag. In: Kottje-Birnbacher, L., Sachsse, U., Wilke, E. (Hrsg.). Imagination in der Psychotherapie, Huber, Bern, Göttingen, Toronto

Klessmann, E. u. H.-A. (1988): Heiliges Fasten – Heilloses Fressen. Die Angst der Magersüchtigen vor dem Mittelmaß. – 1. Aufl., Hans Huber Verlag, Bern/Stuttgart/Toronto

Klessmann, E., Eibach, H. (1993): Wo die Seele wohnt. 1. Auflage; Hans Huber Verlag, Bern/Göttingen/Toronto

Klessmann, E., Eibach, H. (1996): Traumpfade. Weg-Erfahrungen in der Imagination. Hans Huber Verlag, Bern/Göttingen/Toronto

König, K. (1990): Objektbeziehungstheorie und Katathymes Bilderleben. In: Wilke, E., Leuner, H. (Hrsg.): Das Katathyme Bilderleben in der psychosomatischen Medizin. Huber, Bern

Kottje-Birnbacher, L. (2000): Katathym-imaginative Psychotherapie. In: Reimer, C., Rüger, U.: Psychodynamische Psychotherapien. Springer, Heidelberg, S. 151 – 176

Kottje-Birnbacher, L. (1990): Tiefenpsychologische und systemische Gesichtspunkte bei der Behandlung psychosomatisch Erkrankter mit dem Katathymen Bilderleben. In: Wilke, E., Leuner, H. (Hrsg). Das Katathyme Bilderleben in der psychosomatischen Medizin. Huber, Bern

Kottje-Birnbacher, L. (1992): Strukturierende Faktoren des Katathymen Bilderlebens; In: Praxis der Psychotherapie und Psychosomatik 37, S. 164–173

Kottje-Birnbacher, L. (1993): Über den Führungsstil in der Paartherapie mit dem KB. In: Leuner, H., Hennig, H., Fikentscher, E. (Hrsg.). Katathymes Bilderleben in der therapeutischen Praxis. Schattauer, Stuttgart

Kottje-Birnbacher, L. (1997): Tiefenpsychologisch-systemische Arbeit mit der Katathym-imaginativen Psychotherapie. In: Kottje-Birnbacher, L., Sachsse, U., Wilke, E. (Hrsg.). Imagination in der Psychotherapie. Huber, Bern

Kottje-Birnbacher, L. (2000): Paarbeziehungen und Paartherapie bei Borderline-Persönlichkeiten. In: Kernberg, O., Dulz, B., Sachsse, U. (Hrsg.). Handbuch der Borderline-Störungen. Schattauer, Stuttgart

Kottje-Birnbacher, L., Sachsse, U., Eberhard, W. (Hrsg.) (1997): Imagination in der Psychotherapie. Hans Huber Verlag, Bern, Göttingen, Toronto, Seattle, 1997

Krippner, K. (1993): Behandlung Ich-struktureller Störungen in der ärztlichen Praxis. In: Leuner, H., Hennig, H., Fikentscher, E.: Katathymes Bilderleben in der therapeutischen Praxis. Schattauer, Stuttgart, New York

Ladenbauer, W. (1999): Systematik der Techniken in der Begleitung katathymer Bilder. In: Imagination 1/1999

Ladenbauer, W. (2000): Der andere (Anteil): im KB. Imagination 2/2000

Leuner, H., Hennig, H., Fikentscher, E. (1993): Katathymes Bilderleben in der therapeutischen Praxis. 1. Auflage; Schattauer, Stuttgart/New York

Leuner, H., Kottje, L., Sachsse, U., Wächter, M. (1986): Gruppenimagination: Gruppentherapie mit dem Katathymen Bilderleben. – 1. Aufl., Hans Huber Verlag, Bern/Stuttgart/Toronto

Leuner, H., Horn, G., Klessmann, E. (1990): Katathymes Bilderleben mit Kindern und Jugendlichen. Ernst Reinhardt Verlag, 3. Auflage, München/Basel 1990

Lippmann, R.-W. (1990): Übergangsphänomene im Katathymen Bilderleben. In. Wilke, E., Leuner, H.: Das Katathyme Bilderleben in der Psychosomatischen Medizin. Huber, Bern, Stuttgart, Toronto

Maxeiner, V., Krägeloh, C. (2000): Die sprachlose Inszenierung von Gewalt und Macht. Gegenübertragungsprobleme und spezifische therapeutische Interventionen in der Arbeit mit traumatisierten Patienten und Patientinnen. In: Salvisberg, H., Stigler, M., Maxeiner, V. (Hrsg): Erfahrung träumend zur Sprache bringen. Grundlagen und Wirkweisen der KiP. Huber, Bern, Göttingen, Toronto

Reimer, C., Rüger, U. (2000): Psychodynamische Psychotherapie. Springer Verlag, Berlin, Heidelberg

Revenstorff, D. (1985): Kritik der „Struktur der Magie". In: Peter, B. (Hrsg.): Hypnose und Hypnotherapie nach Miltone H. Erickson. Pfeiffer, München, S. 238–270

Rosenberg, L. (1998): Kraftquellen und Ressourcen in der KB-Therapie. Imagination 20

Roth, J. W. (1984): Konkrete Phantasie: Neue Erfahrungen mit dem Katathymen Bilderleben. Hans Huber Verlag, Bern/Stuttgart/Wien

Rust, M. (Hrsg.) (1993): Katathyme Symbolik und die Kunst des Hörens – Wahrnehmungseinstellungen in Psychotherapie und Psychiatrie. 1. Auflage; Neuzeit-Verlag, Bonn 1993

Sachsse, U., Wilke, E. (1987): Die Anwendung des Katathymen Bilderlebens bei psychosomatischen Erkrankungen. Theoretische Éberlegungen zu Erfahrungen in der Praxis. In: Praxis der Psychotherapie und Psychosomatik 32: 46–54

Sachsse, U. (1990): Von der psychosomatischen Reaktion zum emotionalen Erleben. In: Wilke, E., Leuner, H.: Das Katathyme Bilderleben in der psychosomatischen Medizin. Huber, Bern, Stuttgart, Toronto

Sachsse, U., Reddemann,L. (1997): Katathym-imaginative Psychotherapie in der Behandlung traumatisierter Patientinnen. In: Kottje-Birnbacher, L., Sachsse, U., Wilke, E. (Hrsg). Imagination in der Psychotherapie. Huber, Bern

Salvisberg, H. et al. (2000): Erfahrung träumend zur Sprache bringen. Grundlagen und Wirkungsweisen der KiP. Verlag Hans Huber, Bern, Göttingen, Toronto 2000

Sannwald, R. (1995): Besonderheiten der Katathym-imaginativen Psychotherapie bei sexuell mißbrauchten weiblichen Jugendlichen. Katathymer Bilderbote 7: 21–28

Sannwald, R. (2000): Die Katathym-imaginative Psychotherapie in der Praxis des Kinder- und Jugendpsychiaters. In: Imagination 1/2000

Schnell, M. (1997): Der imaginative Raum – vom Übergangsobjekt zur Objektbeziehung. In: Kottje-Birnbacher, L., Sachsse, U., Wilke, E. (Hrsg): Imagination in der Psychotherapie. Huber, Bern, Göttingen, Toronto

Schultz-Zehden, W., Bischof, F. (1986): Auge und Psychosomatik. Deutscher Ärzte-Verlag, Köln

Schultz-Zehden, W. (1989): Sehen – Ganzheitliches Augentraining. Gräfe und Unzer, München

Seithe, A. (1997): Die Verwendung von Sprachbildern in der Katathym-imaginativen Psychotherapie. In: Kottje-Birnbacher, L., Sachsse, U., Wilke, E. (Hrsg). Imagination in der Psychotherapie. Huber, Bern

Stigler, M., Pokorny, D. (2000): Vom inneren Erleben über das Bild zum Wort. KiP-Texte im Lichte computergestützter Inhaltsanalyse. In: Salvisberg, H., Stigler, M., Maxeiner, V. (Hrsg): Erfahrung träumend zur Sprache bringen. Grundlagen und Wirkweisen der KiP. Huber, Bern, Göttingen, Toronto

Ullmann, H. (1997): Katathym-imaginative Psychotherapie im Entwurf – Handhabung und Verständnis der initialen Tagtraumübung. In: Kottje-Birnbacher, L., Sachsse, U., Wilke, E. (Hrsg): Imagination in der Psychotherapie. Huber, Bern,Göttingen, Toronto

Ullmann, H. (Hrsg.) (2002): Das Bild und die Erzählung in der Psychotherapie mit dem Tagtraum. Hans Huber, Bern, Göttingen, Toronto

v. Wietersheim, J., Wilke, E., Röser, M., Meder, G. (2001): Die Katathym-imaginative Psychotherapie – Evaluationsstudie – erste Ergebnisse. In: Bahrke, U., Rosendahl, W. (Hrsg): Psychotraumatologie und Katathym-imaginative Psychotherapie. Pabst Science Publishers, Lengerich

Wilke, E. (1996): Katathym-imaginative Psychotherapie – eine spezielle Form tiefenpsychologisch fundierter Psychotherapie. In: Reimer, C., Eckert, J., Hautzinger, M., Wilke, E.: Psychotherapie. Ein Lehrbuch für Ärzte und Psychologen. Springer Verlag, Berlin, Heidelberg, New York, S. 77 – 123

Wilke, E., Leuner, H. (1990): Das Katathyme Bilderleben in der Psychosomatischen Medizin. 1. Auflage; Hans Huber Verlag, Bern/Stuttgart/Toronto

Wollschläger, M.-E., Wollschläger, G. (1998): Der Schwan und die Spinne: Das konkrete Symbol in Diagnostik und Psychotherapie. Huber, Bern, Göttingen, Toronto

Sachregister

S

T

U

V

W

Z